高职高专"十三五"规划教材

医药商品储运管理

伍丽娜 ■ 崔立勋　主编　　　孟高飞 ■ 副主编

化学工业出版社

·北京·

《医药商品储运管理》以医药卫生、食品药品行业从业人员职业资格准入为指导编写。内容主要包括：药品仓储设备与物流装备、药品仓储的安全技术、化学原料药的储运管理、各种剂型的储运管理、生物药物的储运管理、中药及中成药的储运管理、特殊管理药品的储运管理。

　　本书既可供高职药品经营与管理、药品生产技术、食品类、药学、应用化工技术类、化工安全技术类专业使用，也可作为工程技术人员的参考资料。

图书在版编目（CIP）数据

医药商品储运管理/伍丽娜，崔立勋主编 . —北京：
化学工业出版社，2017.9
高职高专"十三五"规划教材
ISBN 978-7-122-30058-4

Ⅰ.①医… Ⅱ.①伍…②崔… Ⅲ.①药物贮藏-高
等职业教育-教材②药品管理-高等职业教育-教材
Ⅳ.①R954

中国版本图书馆 CIP 数据核字（2017）第 154132 号

责任编辑：于　卉	文字编辑：焦欣渝
责任校对：王素芹	装帧设计：关　飞

出版发行：化学工业出版社（北京市东城区青年湖南街 13 号　邮政编码 100011）
印　　装：三河市延风印装有限公司
787mm×1092mm　1/16　印张 13¼　字数 338 千字　2017 年 9 月北京第 1 版第 1 次印刷

购书咨询：010-64518888（传真：010-64519686）　　售后服务：010-64518899
网　　址：http://www.cip.com.cn
凡购买本书，如有缺损质量问题，本社销售中心负责调换。

定　　价：35.00 元

前　言

近年来，随着药事法规的不断发展和完善，药品的经营与临床用药日趋规范，对药品生产、流通企业的仓库储存和运输的高素质技术技能人才的需求量越来越大。

本教材在编写过程中的突出特点，主要体现在以下几点：

1. 采用"项目引导、任务驱动"型教材编写体例，以任务为主线、教师为主导、学生为主体，将所要学习的新知识隐含在一个或几个任务之中，通过任务的实施来学习新知识，掌握新技能。

2. 教材编写降低知识难度，大量引进现代技术。

3. 体现理实一体化教学相适应。

4. 突出"工学结合、产学结合"。

5. 教材改革与教学改革相一致，以教材改革带动教学方式改变。

本书教材的内容包括7个项目：项目一，药品仓储设备与物流装备；项目二，药品仓储的安全技术；项目三，化学原料药的储运管理；项目四，各种剂型的储运管理；项目五，生物药物的储运管理；项目六，中药及中成药的储运管理；项目七，特殊管理药品的储运管理。

本教材由天津渤海职业技术学院伍丽娜和黑龙江生物科技职业学院崔立勋主编，河北化工医药职业技术学院张雪荣主审，河北化工医药职业技术学院孟高飞为副主编，曹璐参编。其中，绪论和项目二由伍丽娜编写；项目一和项目四由崔立勋编写；项目三和项目七由孟高飞编写；项目五和项目六由曹璐编写。

在本书编写过程中，参考了部分药品储存与养护方面的教材、专著和论文等资料，在此向有关专家、作者表示由衷的谢意。同时也感谢编者所在单位领导和同事的大力支持与热情帮助。

由于编写时间仓促及编者水平、经验所限，书中难免存在不妥之处，敬请广大读者和专家批评指正，以便进一步完善。

编者
2017 年 2 月

目　录

项目二　药品仓储的安全技术 / 35

项目三　化学原料药的储运管理 / 64

项目四　各种剂型的储运管理 / 85

项目五　生物药品储运管理 / 116

项目六　中药及中成药储运管理 / 143

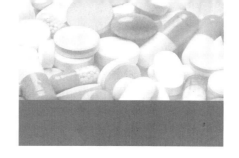

绪　论

由于药品是特殊商品，有其特殊的理化性质，在储存运输过程中，受内在因素和外在因素的影响，会发生质量变化。因此，药品储运是药品质量管理工作的重要环节，也是维护药品使用价值的一项重要工作。

一、药品的特殊性

（一）药品医用的专属性

医药的密切结合体现了药品医用的专属性。

药品是专用于防病治病的，其经营者必须经有关部门认可；其使用者应在医生或药师的指导下进行合理用药，即医学和药学是紧密结合的；不同药品的作用不一样，不像一般商品那样彼此间可以相互替代。

处方药（Rx）是必须凭执业医师或执业助理医师处方才可调配、购买和使用的药品。药物作为维护人类健康的特殊物品，在研制、生产、销售、使用的各个环节都受到相应法规的严格控制，参与这些环节的组织机构或者个人都要经过政府主管部门授予相应的权限，国际上西欧、北美等发达地区已经建立了比较成熟的处方药和非处方药的分类管理制度。1999年6月1日，我国《处方药与非处方药分类管理办法（试行）》经国家药品监督管理局审议通过，并由国家药品监督管理局于1999年6月18日公布，管理办法自2000年1月1日起施行。

（二）药品使用的两重性

药品的两重性是指药品在防病治病的同时，也会使人体产生不良反应，如：毒性反应、继发性反应、后遗症反应、特异反应、耐受与成瘾性、致畸作用等。

药品管理使用得当，可以达到治病救人的目的；反之，则可危害人民健康甚至致命。例如链霉素，使用得当可以抗菌治病；使用不得当，会导致病人永久性耳聋。又如阿片类，作为药物可以镇静，管理不善，滥用则是成瘾的毒品，有碍健康和危害社会。

据资料报道，在美国住院患者中有1/7是由于用药不当而住院。据统计，全美有3％～5％的患者由于药物反应而住院，18％～30％的住院患者发生药物反应，在住院的死亡患者中，3％以上是药疗事故造成。

上海市调查了聋哑学校1168名学生，其中有948名（占82.58％）是因用药不当造成的。在药物导致聋哑的儿童中，有7％是由于母亲在妊娠和哺乳期用药引起的。

（三）药品质量的严格性

药品的质量与其他商品的质量要求相比，更有其独特的地方。药品质量的严格性，是药品监督部门提出的最基本要求。药品虽然是商品，但不像一般商品有一级品、二级品或等外品、副品之分。依据国家药品标准，药品只有合格品与不合格品之分。标示量差 0.1% 都不能标合格，药品制定的优级品标准也只是企业内部标准，属合格范围。《药品管理法》规定，所有不合格药品不准出厂、不准销售、不准使用。

药品质量包括以下 4 个特性：

（1）有效性　药品的有效性指在规定的适应证、用法和用量的条件下能满足预防、治疗、诊断人的疾病，有目的地调节人的生理机能的要求。疗效确切，适应证肯定，是药品质量的根本要求，是药品的基本特征。若对防治疾病没有效，则不能成为药品。有效性也必须在一定的前提条件下，即有一定的适应证和用法、用量。我国对药品的有效性分为"痊愈""显效""有效"。国际上有的采用"完全缓解""部分缓解""稳定"来区别。

（2）安全性　药品的安全性是指按规定的适应证和用法、用量使用药品后，人体产生毒副反应的程度。大多数药品都有不同程度的毒副反应，因此，安全性也是药品的固有特性，只有在衡量有效性大于毒副反应，或可解除、缓解毒副作用的情况下才能使用某种药品。如各国政府在新药的审批中都要求研制者提供急性毒性、长期毒性、致畸、致癌、致突变等数据，就是为了保证药品的安全性。

（3）均一性　药品的均一性是指药物制剂的每一单位产品都符合有效性、安全性的规定要求。即指药剂制剂的每一片、每一支、每一包、每一瓶都具有相同的品质，主要表现为物理分布方面的特性，是体现药品质量标准的质量特性。由于人们在服用药品时是按每单位剂量服用的，若每单位药物含量不均一，就可能造成患者用量不足或用量过大而中毒，甚至死亡。所以，均一性是在制剂过程中形成的药物制剂的固有特性。

（4）稳定性　指药品质量的稳定程度，在规定的条件下保持其有效性和安全性的能力。所谓规定的条件是指在规定的效期内，以及生产、储存、运输和使用的条件下，药品的各项质量检查指标仍在合格范围内。稳定性是药品的重要质量特征。如某些物质虽然具有预防、诊断疾病的有效性和安全性，但极易变质，不稳定，不便于运输储存，所以不能作为药品流入医药市场。

（四）药品时限性

药品的时限性有两个方面含义：一是人到病时方用药，药品生产部门和经营部门平时应有适当数量的生产和储备，只能药等病，不能病等药；二是药品都有失效期，一旦有效期到达，即报废销毁，绝不能使用，有的药品有效期很短，且用量少，无利可图，即使如此也要保证生产、供应，适量储备，以防急用。

二、药品管理相关法律法规

中华人民共和国成立后，国家十分重视药品管理法制建设，制定了一系列有关药品管理的法规文件。这是中国立法史上为某一种商品专门制定的法律。

1950 年，经政务院批准，卫生部制定并公布了我国药品管理的第一个行政法规《管理麻醉药品暂行条例》。

1963 年，卫生部、化工部和商业部联合颁布了《关于加强药政管理的若干规定》，这是关于药品管理的第一个综合性规章。

1978 年，党的十一届三中全会后，我国药品管理立法工作迈上了新台阶。一系列药品管理条例、法规相继颁布并实施。

1978 年，国务院颁布和批准颁布了《药政管理条例（试行）》《麻醉药品管理条例》。由于《药政管理条例（试行）》没有规定相应的处罚条款，内容简单，几乎全是义务性规定，再加上当时法制建设不健全，一些违法行为没有得到及时处理。

1980 年，在全国药政处长、药检所长工作会议上，针对某些地方乱售伪劣药品的现象，国务院在批转卫生部、公安部、国家工商行政管理局、国家医药管理总局的《关于加强药政管理禁止制售伪劣药品的报告》中，明确要求由卫生部牵头，会同有关部门，以《药政管理条例（试行）》为基础，拟订"药政法"，使药品在生产、供应、使用、检验、标准和外贸进出口等方面具有一部完整的法律加以规范。于是，我国第一部关于药品管理法律的起草工作在这一年的 12 月 16 日拉开了序幕。

经过多次修改，1984 年 4 月 17 日，经国务院常务会议讨论决定，同意将药政法（草案）提请全国人大常委会审议。

1984 年 9 月 20 日，全国人大法律委员会副主任委员沈鸿在第六届人大常委会第七次会议上作了《关于〈中华人民共和国药政法（草案）〉（修改稿）两点修改意见的说明》，同日，《中华人民共和国药品管理法》经审议通过，自 1985 年 7 月 1 日起施行。至此，经过 7 次重大修改的《中华人民共和国药品管理法》终于诞生了。

截至目前，国务院共颁布了 17 部与药品相关的行政法规。根据《中华人民共和国药品管理法》国家药品监管部门制定了 44 个部门规章。特别是 2006 年以来，针对整顿和规范药品市场秩序中出现的新情况、新问题，国家药品监管部门改进立法方式，立法质量得到不断提升。

（一）中华人民共和国药品管理法

《中华人民共和国药品管理法》于 1984 年 9 月 20 日第六届全国人民代表大会常务委员会第七次会议通过，1985 年 7 月 1 日起执行。

随着我国医药事业的飞速发展，《中华人民共和国药品管理法》逐渐暴露出了一些缺点与不足，1998 年国家药品监管局成立，整个药品管理体制开始发生深刻变革。于是，国家药品监管局在 1998 年 10 月启动了《中华人民共和国药品管理法修正案（草案）》的起草工作。不到 3 年时间，修订后的《中华人民共和国药品管理法》于 2001 年 2 月 28 日在第九届全国人大常委会第二十次会议上审议通过。修订后的《中华人民共和国药品管理法》明确了药品监管部门的执法主体地位，统一了对新开办企业和药品的审批，规定了实行药品认证制度、药品分类管理制度和药品不良反应报告制度等内容。根据 2015 年 4 月 24 日第十二届全国人民代表大会常务委员会第十四次会议《关于修改〈中华人民共和国药品管理法〉的决定》，对此法进行第二次修正。

《中华人民共和国药品管理法》是以药品监督管理为中心内容，深入论述了药品评审与质量检验、医疗器械监督管理、药品生产经营管理、药品使用与安全监督管理、医院药学标准化管理、药品稽查管理、药品集中招投标采购管理，对医药卫生事业和发展具有科学的指导意义。

《中华人民共和国药品管理法》（2015 年）共 10 章，具体法律条文见本书附录。

（二）药品质量标准——药典

药典是一个国家记载药品标准、规格的法典，一般由国家药品监督管理局主持编纂、颁布实施，国际性药典则由公认的国际组织或有关国家协商编订。制定药品标准对加强药品质量的监督管理、保证质量、保障用药安全有效、维护人民健康起着十分重要的作用。药品标准是药品现代化生产和质量管理的重要组成部分，是药品生产、供应、使用和监督管理部门共同遵循的法定依据。药品质量的内涵包括三方面：真伪、纯度、品质优良度。三者的集中表现是使用中的有效性和安全性。因此，药品标准一般包括以下内容：法定名称、来源、性状、鉴别、纯度检查、含量（效价或活性）测定、类别、剂量、规格、贮藏、制剂等。

我国药典始自 1930 年出版的《中华药典》。1949 年中华人民共和国成立后，编订了《中华人民共和国药典》（简称《中国药典》）1953、1963、1977、1985、1990、1995、2000、2005、2010、2015 年版共十个版次。

1949 年 10 月 1 日中华人民共和国成立后，卫生部召集在京有关医药专家研讨编纂药典问题。1950 年 1 月组建中国药典编纂委员会和处理日常工作的干事会，筹划编制新中国药典。

1950 年 4 月在上海召开药典工作座谈会，讨论药典的收载品种原则和建议收载的品种，并根据卫生部指示，提出新中国药典要结合国情，编出一部具有民族化、科学化、大众化特点的药典。并成立了第一届中国药典编纂委员会。

1951 年 4 月 24~28 日在北京召开第一届中国药典编纂委员会第一次全体会议，会议对药典的名称、收载品种、专用名词、度量衡问题以及格式排列等作出决定。根据全会讨论的意见，对药典草案进行修订，第一部《中国药典》1953 年版由卫生部编印发行。

1957 年出版《中国药典》1953 年版第一增补本。根据传统中医药的理论和经验，增加中药材和中药成方（即中成药）的标准。

1963 年版药典共收载药品 1310 种，分一、二两部，各有凡例和有关的附录。一部收载中医常用的中药材 446 种和中药成方制剂 197 种；二部收载化学药品 667 种。此外，一部记载药品的"功能与主治"，二部增加了药品的"作用与用途"。

1977 年版药典共收载药品 1925 种。一部收载中草药材（包括少数民族药材）、中草药提取物、植物油脂以及一些单味药材制剂等 882 种，成方制剂（包括少数民族药成方）270 种，共 1152 种；二部收载化学药品、生物制品等 773 种。

1985 年 7 月 1 日《中华人民共和国药品管理法》正式执行，该法规定"药品必须符合国家药品标准或者省、自治区、直辖市药品标准"。1985 年版《中国药典》共收载药品 1489 种。一部收载中药材、植物油脂及单味制剂 506 种，中药成方 207 种，共 713 种；二部收载化学药品、生物制品等 776 种。

1990 年版《中国药典》分一、二两部，共收载品种 1751 种。一部收载 784 种，其中中药材、植物油脂等 509 种，中药成方及单味制剂 275 种；二部收载化学药品、生物制品等967 种。与 1985 年版药典收载品种相比，一部新增 80 种，二部新增 213 种（含 1985 年版药典一部移入 5 种）；删去 25 种（一部 3 种，二部 22 种）；对药品名称，根据实际情况作了适当修订。药典二部品种项下规定的"作用与用途"和"用法与用量"，分别改为"类别"和"剂量"，另组织编著《临床用药须知》一书，以指导临床用药。有关品种的红外光吸收图谱，收入《药品红外光谱集》另行出版，该版药典附录内不再刊印。

1995 年版《中国药典》收载品种共计 2375 种。一部收载 920 种，其中中药材、植物油脂等 522 种，中药成方及单味制剂 398 种；二部收载 1455 种，包括化学药、抗生素、生化药、放射性药品、生物制品及辅料等。一部新增品种 142 种，二部新增品种 499 种。二部药品外文名称改用英文名，取消拉丁名；中文名称只收载药品法定通用名称，不再列副名。编制出版《药品红外光谱集》第一卷（1995 年版）。《临床用药须知》一书经修订，随 1995 年版《中国药典》同时出版，经卫生部批准，其中的"适应证"和"剂量"部分作为药政和生产部门宣传使用和管理药品的依据。

2000 年版《中国药典》共收载药品 2691 种，其中一部收载 992 种，二部收载 1699 种。一、二两部共新增品种 399 种，修订品种 562 种。这版药典的附录作了较大幅度的改进和提高，一部新增附录 10 个，修订附录 31 个；二部新增附录 27 个，修订附录 32 个。二部附录中首次收载了药品标准分析方法验证要求等六项指导原则，对统一、规范药品标准试验方法起指导作用。现代分析技术在这版药典中得到进一步扩大应用。

2005 年，完成了《中国药典》2005 年版英文版，为加强国际合作与交流，本届委员会期间，与美国药典委员会联合举办了首届中美药典论坛。

2010 版《中国药典》于 2010 年 10 月 1 日正式实施。

2015 年 6 月 5 日，国家食品药品监督管理总局正式颁布《中华人民共和国药典》2015版，12 月 1 日起实施。

三、药品储运管理的必要性和任务

由于药品的特殊性，在储存和运输过程中不同于其他商品，有其特殊性。比如疫苗、生物试剂、血液制品等，对储存、运输的环境温度有着严格的要求。

（一）我国药品储运业的现状

2010 年是我国新医改取得显著成效的一年，国家在推进医改的同时，也拉动了医药流通行业的改革。虽然当时我国的《药品经营质量管理规范》（GSP）还没有发布，但很多药监部门已经参照新版 GSP（征求意见稿）里的一些条款按照从严的原则对药品仓储环节进行监管。随着各地"现代医药物流"指导文件纷纷出台，迫使医药流通企业不得不进行储运的更新。不仅国内大型医药流通企业，很多中小医药流通企业也开始参照"现代医药物流"的相关要求改建、新建物流中心。这种政府导向、企业积极贯彻执行的方式，将从根本上改变医药行业原有的落后仓储设施。

从仓储规模上看，据不完全统计，2010 年新建的大型现代化医药物流中心超过 25 座，面积超过 30 万平方米。如果加上改建、新建中小规模的医药仓库，全国新增医药仓储面积超过 50 万平方米。在新增的同时还淘汰了一些落后的仓库。

原有的医药仓储设施随着城市化进程的发展，不仅自身老化，交通条件和周围环境也已经恶化和严重污染，不再适合用于医药仓储了。于是，在具有良好的上下游关系和适合于医药仓储的与当地医药相关的产业园或开发区，一些医药仓储逐渐聚集。

随着医药经营领域的日益繁荣，生产流通的发展为人民带来好处的同时，也存在着明显的隐患。不规范的生产储运环境会使药物品质恶化，影响疗效，甚至对患者的健康造成损害。我国的仓储物流技术水平和环境监测控制水平也日益提高，完全有能力把生产流通环节的环境管好。大量仓储设施设备的投入，如多层货架、AS/RS、输送机、分拣机、RF、电子标签（PTL）等，除了提高作业效率外，更重要的是减少了药品的差错率和破损率。目前国内已投入使用的几十座现代化医药物流中心，绝大部分都产生了良好的经济效益和社会效益。未来的医药仓储设施，将告别传统的纯手工模式。

我国 GSP 的实施，使得仓储管理水平也明显提高。绝大部分医药流通企业在仓储管理上已经形成了较严密的管理、稽核体系。除了接受药监部门的检查外，大部分企业都自觉进行各种检查，确保药品在仓储、运输各个环节符合 GSP 的要求，从而确保药品的质量。

虽然医药物流在市场需求和国家政策的推动下得到了快速发展，医药物流市场也上演了整合大战和大规模的现代化设施建设场面。然而，规模不经济和流通费用过高仍是医药商业发展的主要瓶颈，主要表现在以下几个方面：

（1）医药仓储整体状况仍然落后。医药流通企业数以十万计，而全国药监系统的稽核专家只有数千，面对这么多的企业，监管无法到位，很大程度上只能靠企业的自觉。不少企业在执行力度上打折扣，仓储条件、环境以及管理没有达到 GMP 和 GSP 的要求。

（2）法规执行力度不够。GSP 中对药品存储的温度、湿度有明确的要求，过去很多企业都没有严格执行。现在很多地方明确要求制冷系统要有双电源，温湿度监测系统要自动记录。而且法规的不完善导致很多企业在这方面花很多冤枉钱。比如如何确保仓库内存储温湿度不超标，目前在国内还没有相关的设计规范和施工规范。仓库内温度 20℃ 和 25℃ 的要求，在夏季能耗相差 40% 以上。由于这一项要求的不合理，据估算造成的能耗损失以亿元计，而这些成本最终还是体现在药价上面。

（3）第三方物流不成熟。主要体现在：配送网络单一，配送网络主要从以前的药品进、销的路线和节点演化，分布不合理，没有从第三方物流系统规划配送网络的角度设计；信息化能力低下，医药物流信息化建设落后，目前还没有一个适应国内市场的成熟的信息化方案。许多企业还没有能力利用信息化来提高效率；医药物流企业采用的是仓库、车辆和人员的堆积方式，实现以人工为主的商品储运，人员素质不高，当面对更大的商品吞吐时，效率、速度、准确与成本等因素对发展造成影响。

（4）专业管理人才缺乏。目前有业内专家估计，能够真正称得上医药高级物流人才的仅超过百人，当前全国急需高级医药物流人才 2000 人左右，并且随着医药物流的持续升温，这个差距还会更悬殊。

医药仓储业作为朝阳产业，未来有很大的发展空间。

国家将进一步加强药品流通行业的管理，实现药品流通企业的优胜劣汰，对于规范药品流通行业经营行为、促进药品流通行业健康发展、保障国家医药卫生体制改革顺利实施、完善安全用药和方便购药的市场体系具有重大意义。

《2010—2015 全国医药流通行业发展规划》草案表明，"十二五"期间医药流通领域的工作重点是鼓励药品流通企业兼并重组，鼓励零售连锁业态的发展，培育国家级、地市级龙头航母企业，希望能产生 1～2 家千亿企业及 20 家百亿企业。医药现代物流企业将会成为主流。随着医药流通体制改革的深入，加快发展医药现代物流是应对国际竞争的一项重要手段。

电子监管的全面推行，对药品生产、流通、消费的全程监管，以及实现药品真假判断、质量追溯、召回管理与全程跟踪等有重要作用。通过覆盖全国的网络，政府从源头实现质量监管建立电子档案，对市场实现跟踪追溯、索证索票、实施进货检查验收、建立购销电子台账和缺陷产品召回提供了信息技术保障。

第三方医药物流、医药电子商务的兴起，将对传统医药仓储提出挑战。长期以来，我国许多医药企业都建有自己的物流系统。然而，医药企业成立的物流公司，由于其上游企业生产的产品有限，因而除了销售自己的产品外，必然会代理其他企业的产品。每个企业都有自己的核心竞争力，只有专业化分工才更有利于提高效率，所以医药物流公司有必要向第三方物流转变。第三方物流作为联结厂家和批发商、零售商的桥梁，通过专业化分工，专注于自己的业务，更有可能降低成本，提高服务质量。使用第三方物流是国际上的惯例，而我国的有关政策也预示着第三方物流在医药行业将会有大的发展，形成社会物流与医药物流的共同竞争。

（二）药品储运管理的必要性

药品由生产到消费往往存在一定的时间间隔，虽然各种药品的生产与消费的时间间隔长短不同，但都会有一段或长或短的时间停留在储存运输流通领域，必然使一部分药品停留在仓库中或者运输途中。而药品作为一种特殊商品，有其不同的理化性质，在储存过程中，受内在因素和外在因素的影响，会发生质量变化，它的有效性、安全性、均一性关系着人们的身体健康和安全。因此，药品储存和保管也是药品质量管理工作的重要环节。国家食品药品监督管理总局为加强药品经营质量管理，规范经营行为，保障患者用药安全有效，根据《中华人民共和国药品管理法》《中华人民共和国药品管理法实施条例》，制定了《药品经营质量管理规范》，要求药品经营活动按规范执行。新版 GSP 的推行，对提高药品经营企业素质、规范药品经营行为、保障药品质量安全起到重要的推动作用。

（三）药品储运的原则

医药商品的储运要遵循以下原则：

（1）质量原则　要求各个环节要有严格的制度和详细的工作程序，保证到货药品批批验收，库存药品定期循环检查和经常性抽查，出库药品批批质量复核，把好储运三道关，杜绝假劣及不合格药品通过流通环节流向市场。

（2）安全原则　为不同属性的药品提供适宜、良好的储存环境和运输条件。

（3）市场原则　既要保持合理的库存结构，不人为造成药品的积压浪费，又要满足顾客需要，提高企业的市场竞争力。

（4）服务、高效原则　树立"顾客至上"的思想，将合格、优质的药品及时、完好地送到客户手中。

概括起来就是：储存适当、进出勤快、安全保管、节省费用、减少损失，满足客户需求，以保证药品质量为前提，促进药品的生产和流通。

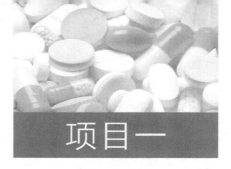

项目一
药品仓储设备与物流设备

药品仓库的建筑与设施是药品经营单位不可缺少的硬件条件，也是药品仓储和物流业务活动的重要物质技术基础。为了能适应药品经营和仓储物流业务快速发展需要，在保障药品的安全前提下，提高仓储物流的经济效益，药品经营企业和仓储部门必须重视仓库设计与建筑的研究，同时，还要加强药品仓库的建筑与设备以及仓储使用定额的管理，以便取得更好的经济效益。

一、职场环境

（一）环境、场地

1. 药品仓储设备与物流设备要求

仓库除主体建筑以外，所有进行仓储业务使用的设备、工具、用品和仓库管理系统，统称为仓储与物流设备。仓库设备有硬件和软件之分。仓储与物流设备是仓库业务必不可少的物质条件。仓库如能合理配置各种软硬件设备，对提高劳动效率、减轻劳动强度、缩短药品进出库时间、改进药品堆码、维护药品质量、充分利用仓容和降低保管费用等，都有重要作用。

2. GSP 对药品仓储设备与物流设备管理要求

GSP 规定药品仓库必须配备药品与地面之间保持一定距离的设施；应有避光、通风设备；应有检测和控制温湿度的设备；应有防潮、防尘、防霉变、防污染以及防虫、防鼠、防鸟等设备；应有符合安全用电要求的照明设备；应有适宜拆零及拼箱发货的工作场所及包装物料等储存场所和设备。

仓储设备和物流设备的管理包括设备购置、保管、使用、养护、维修等内容。仓库设备管理的主要目的就是通过科学的管理，能够为仓库提供既适用又先进的技术装配，使仓储业务活动建立在最好的物质技术基础上。具体来说，主要包括合理地选择设备，使用、保养和维修好设备，以及做好设备的改造和更新等。

（二）设备、用具

1. 装卸搬运设备

（1）起重机（图 1-1）

起重机操作规程如下：

① 工作前准备　对制动装置、吊装挂钩、钢缆绳和安全装置等部件都要按要求检查，如发现异常情况，应予排除。

② 作业中　吊装中第一次起吊货物时或负荷达到最大重量时，应在吊离地面高 0.5m 后重新将货物放下，以此来检查制动器的可靠性，确认可靠后，再进行正常作业。操作人员在作业中，应按规定对以下各项情况鸣铃报警：

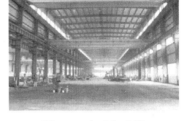

图 1-1　大型起重机

a. 起升、降落重物；

b. 起重机行驶在视线不清的通道时，要连续鸣铃报警；

c. 起重机行驶接近另一起重机时；

d. 吊运重物接近人员时。

操作进行中要按统一规定的指挥信号进行。

如遇突然断电，应将所有的控制器手柄放于"零"处，在重新工作之前应检查起重机操作是否正常。

起重机大、小车在正常作业中，禁止开反车制动停车；更换大、小车运动方向时，必须将操作手柄归于"零"处，使机器完全停止运转后，才能反向开车。

有两个吊钩的起重机，当主、副钩换用时和两钩高度接近时，主、副钩必须单独作业，以免两钩相撞。两个吊钩的起重机不允许两钩同时吊两个物件。

严格执行"十不吊"的制度：

- 指挥人员指令不明或乱发指挥不吊；
- 超过限定起重量时不吊；
- 吊具使用不合理或物件固定不牢不吊；
- 吊装物上有人或有其他固定不牢物件不吊；
- 抱闸或其他制动安全装置失灵不吊；
- 行车吊装重物直接进行加工时不吊；
- 歪拉斜挂不吊；
- 具有爆炸性危险物品不吊；
- 埋于地下物件不拔吊；
- 有棱角缺口物件、未垫好不吊。

如发现异常，立即停车，检查原因并及时排除。

③ 工作结束后　将吊钩升高至一定高度，大车、小车停靠在指定位置，控制器手柄置于"零"处；拉下保护箱开关手柄，切断电源。进行日常维护保养。做好交接班工作。

（2）叉车（图 1-2）　仓储叉车主要是为仓库内药品搬运而设计的叉车。除了少数仓储叉车（如手动托盘叉车）是采用人力驱动的，其他都是以电动机驱动的，这类叉车车体紧凑，移动灵活，自重轻，环保性能好，因而在药品仓储业得到广泛应用。在长时间作业时，电机驱动的仓储叉车需要有备用电池。

仓储叉车主要分为：电动托盘搬运车、电动托盘堆垛车、前移式叉车、电动拣选叉车、低位驾驶三向堆垛叉车、高位驾驶三向堆垛叉车、平衡重式电动叉车、三支点式叉车。

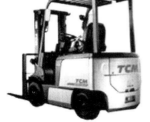

图 1-2　叉车

① 电动托盘搬运车　载重能力 1.6～3.0t，作业通道宽度为 2.3～2.8m，货叉提升高度

一般在 21cm 左右。主要用于仓库内的水平搬运及货物装卸。

②　前移式叉车　载重能力 1.0～2.5t，门架可以整体前移或缩回，缩回时作业通道宽度一般为 2.7～3.2m，上升高度最高可至 11m 左右。常用于仓库内中等高度的堆垛、取货工作。前移叉车可根据操作形式分为大前移和小前移。

③　电动拣选叉车　有些情况下，不需要整托盘出货，而是按照订单拣选多种品种的货物组成一个托盘，此环节称为拣选。按照拣选货物的高度，电动拣选叉车可分为低位拣选叉车（2.5m 内）和中高位拣选叉车（最高可达 10m）。载重能力 2.0～2.5t（低位）、1.0～1.2t（中高位，带驾驶室提升）。

④　低位驾驶三向堆垛叉车　通常配备一个三向堆垛头，叉车不需要转向，货叉旋转就可以实现两侧的货物堆垛和取货，通道宽度 1.5～2.0m，提升高度可达 12m。叉车的驾驶室始终在地面不能提升，考虑到操作视野的限制，主要用于提升高度低于 6m 的。

⑤　高位驾驶三向堆垛叉车　与低位驾驶三向堆垛叉车类似，高位驾驶三向堆垛叉车也配有一个三向堆垛头，通道宽度 1.5～2.0m，提升高度可达 14.5m。其驾驶室可以提升，驾驶员可以清楚地观察到任何高度的货物，也可以进行拣选作业。高位驾驶三向堆垛叉车的效率和各种性能都优于低位驾驶三向堆垛叉车，因此该车型已经逐步替代低位驾驶三向堆垛叉车。

（3）堆码机（图 1-3）　又名码垛机，以最小超速运行；节省人力、物力、堆码时间；堆码站可与堆码升降台和塑料链传送系统联合使用，实现高质量堆码，堆码过程还可以延续到输送车上；塑料链传送系统防止对堆码底层纸板的损害。堆码机可对传感器（充电开关、接近开关、磁开关）感应信号的判断进行自动化工作。

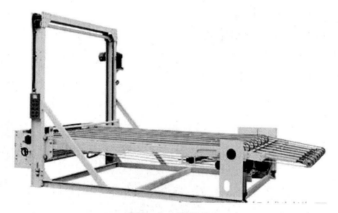

图 1-3　堆码机

①　工作准备　操作人员对堆码机要进行初检，由于机器连续工作振动和现场工作环境等因素的影响会造成传感器螺丝松动或被灰尘、纸屑等物质遮挡住传感器发光源，致使传感器误判断造成堆码机工作故障。该堆码机上使用的全部是反射板光电，正常时（没有东西遮挡）光电的指示灯会呈现绿色且不闪动；如有闪动或指示灯为黄灯时，用毛巾或软布将其擦干净，再将其支架固定紧。接近开关有铁感应块感应时，指示灯为红灯；若没有接近则开关固定螺丝松动或感应距离不够。汽缸上的磁开关有感应时，指示灯为绿灯；如没有指示、灯不亮则可能是固定支架松动。

每天必须给堆码机各个工作汽缸导杆加油 1 次，以免因不加油造成汽缸工作时出现时间延长或导杆卡死，导杆汽缸工作速度变缓，使得与其他速度搭配不好造成故障。

② 停止操作 堆码机上装有堆码区急停开关、转向区急停开关、进箱区急停开关。当堆码机正常工作中有故障时,哪个区域产生故障就按该区域急停开关;故障排除后,打开急停开关,按启动按钮堆码机继续工作。

在栈板升降区域,要禁止人员逗留。检修时必须扯断电源,防止爆瓶或掉箱伤人。

2. 计量设备

磅秤又称电子磅秤,也称台秤、地磅、汽车衡。通常由秤体、传感器和仪表三部分构成。固定的底座上有承重的托盘或金属板。磅秤按结构来分可以分为单层磅秤、双层磅秤、三层磅秤(又称缓冲秤),按照功能来分可以分为普通型磅秤、防水磅秤、防爆磅秤、缓冲磅秤和汽车衡等。

磅秤的不同功能一般是由磅秤的仪表来实现的,比较常见的功能有计重、计数、连接计算机、打印磅单、防爆、防水等,比较特殊的功能有定量控制开关阀门、上下限声光报警等。选配防滑引坡,便于上下,负载可任一方向驶向称台。方便搬运,直接铺设在水泥地上,并配有活动的引坡(选配),空间可以充分利用。

3. 检测调节温湿度的设备:温湿度计

测定调节温湿度的常用设备是温湿度计(图1-4),用来测定环境的温度及湿度,以确定产品生产或仓储的环境条件。温湿度计也应用于人们日常生活,应用较为广泛。

温湿度计的种类很多,按测量方法分类,分为干湿球湿度计、露点湿度计、毛发湿度计、库伦湿度计、电化学湿度计、光学型湿度计;按显示分类,分为指针温湿度计和数字温湿度计;按精度级别分类,分为民用温湿度计和工业温湿度计。

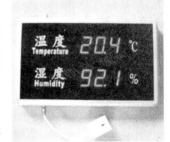

图1-4 温湿度计

4. 验收养护设备

水分测定仪用于检测各类有机及无机固体、液体、气体等样品中的含水率。

检测各类有机及无机固体、液体、气体等样品中含水率的仪器叫做水分测定仪。

(1)水分测定方法分类 水分测定原理可以分为物理测定法和化学测定法两大类。物理测定法常用的有失重法、蒸馏分层法、气相色谱分析法等,化学测定方法主要有卡尔·费休法(Karl Fischer)、甲苯法等。

国际标准化组织把卡尔·费休法定为测微量水分国际标准,我国也把这个方法纳入测微量水分的国家标准。

(2)水分测定仪 常用的失重法水分仪有红外线水分测定仪、微波水分测定仪等。

红外线水分测定仪是采用热解重量原理设计的,是一种新型快速水分检测仪器。水分测定仪在测量样品重量的同时,红外加热单元和水分蒸发通道快速干燥样品。在干燥过程中,水分测定仪持续测量并即时显示样品水分含量(%),干燥程序完成后,最终测定的水分含量值被锁定显示。

与国际烘箱加热法相比,红外加热可以最短时间内达到最大加热功率,在高温下样品快速被干燥,其检测结果与国标烘箱法具有良好的一致性,具有可替代性,且检测效率远远高于烘箱法。一般样品只需几分钟即可完成测定。

5. 小型打包机

小型打包机(图1-5)也称小型捆扎机,分自动打包机和半自动打包机、手提打包机。

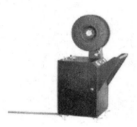

图1-5　打包机

小型打包机的原理是使用捆扎带缠绕产品或包装件，然后收紧并将两端通过热效应熔融或使用包扣等材料连接的机器。打包机的功用是使塑料带能紧贴于被捆扎包件表面，保证包件在运输、储存中不因捆扎不牢而散落，同时还应捆扎整齐美观。

性能特点：微电子线路控制，性能可靠；光电开关控制操作，使用简单、方便；具有手动、全自动工作方式，操作自如，可根据用户要求选配脚踏开关；捆紧力和带圈大小可调，满足不同需要；整机小巧、美观大方；捆扎形式包括单道、双道、十字等，操作方便。

二、工作目标

（1）能够设计药品仓库库区的基本布局；

（2）依据GSP要求，能对药品仓库分类；

（3）会使用仓储设备；

（4）能对仓储设备进行管理及维护；

（5）能独立完成药品的仓储物流作业管理；

（6）树立"药品质量第一"的仓储工作理念和安全意识。

三、基础知识

（一）药品仓库的分类

1. GSP对库房分类的要求

（1）按一般管理要求　分为待验药品库（区）、待发药品库（区）、退货药品库（区）、合格药品库（区）、不合格药品库（区）。经营中药饮片还应划分零货称取专库（区）。以上各库（区）均应设有明显的色标标志，色标标志为红、黄、绿3种颜色。待验药品库（区）、退货药品库（区）为黄色；合格药品库（区）、待发药品库（区）为绿色；不合格药品库为红色。

（2）按温度管理要求　分为冷库（2～10℃）、阴凉库（≤20℃）、常温库（0～30℃）。各类库房相对湿度均应控制在35%～75%。

（3）按特殊管理要求　分为麻醉药品库、一类精神药品库、医疗用毒性药品库、放射性药品和危险品库。此类仓库为专用，建筑为砖钢混结构且无窗、无通风孔，安装钢制保险防门，并与附近派出所建立联系，以便做好重点防护的准备。

2. 按照仓库的主要业务职能分类

仓库储存的药品种类繁多，性能各异，根据仓库承担的任务和储存量大小的不同，以及仓储业务情况的复杂性，结合GSP的规定，可将药品仓库的种类划分为以下几种：

（1）采购仓库　采购仓库指设在药品生产区的各种采购供应企业的仓库，地点一般设置在运输集中的大中城市、沿海进口口岸或药品运转的集散地，规模较大。此类仓库主要职能为分批接收从生产部门收购的药品，经过集中和集聚再分批发运各地。

（2）批发仓库　批发仓库指设在药品供应区的各种批发企业的仓库，地点一般设置在药品的销售地，即药品的最终消费地区，规模较小。此类仓库的主要职能为将从外地和当地收购的药品，按照供应合同或调拨供应凭证，分批发货，并根据要货单位的要求办理药品的编配、分装、改装、整理等业务。仓库的业务特点是批次多、数量少、进出忙。

（3）零售仓库 零售仓库指为保证药品日常销售而进行短期药品储存的仓库，地点一般设置于零售企业内或药店附近，归零售企业直接管理。此类仓库的主要职能为将零售企业购进的药品进行短期储存，并担负药品验收、拆包、挑选、分类、加工等业务。

（4）加工仓库 加工仓库指将药品储存与加工业务结合在一起的仓库，地点可设置在药品生产区或供应区。此类仓库的主要职能是对某些药品进行必要的挑选、分类、整理、分装、改装、组装和简单的流通加工，以弥补生产过程加工不足，更有效地满足用户或本企业的需要，使产需双方更好地衔接，以方便储存和适应销售需要。

（5）储备仓库 储备仓库指为储存国家的某些重要储备药品和季节性储备药品而设立的专门仓库。它的业务特点是接受和发运药品的批次量较少，药品较长时期脱离周转。其主要用来调整国民经济计划过程中可能出现的重大失调以及补救大自然灾害所造成的损失或战争急需。它主要对药品进行较长时期的保管和养护业务。

（6）中转仓库 中转仓库指为适应药品在运输途中进行分运或转换运输工具而建立，作为药品短暂停留的仓库。设置地点一般在铁路、公路、航运等交叉汇集点，要求有齐全的装卸设备；若是大型中转仓库，应有铁路专用线直达仓库站台或有专用航运码头，方便业务开展。

3. 按照仓库建筑的技术设备条件分类

（1）通用仓库 通用仓库亦称普通仓库，指用于储存性能相近并在保管上没有特殊要求的药品仓库。它只要求有一般的保管场所，以及进出库、装卸、搬运、堆码和药品养护的普通设备。此类仓库特点为技术装备比较简单，建造比较容易，适用范围广泛。

（2）保温、冷藏、恒温恒湿仓库 有些药品较易受外界温湿度影响而发生变质和失重，因而要求用保温、冷藏、恒温恒湿仓库加以储存。在技术设备方面，有制冷设备，并有良好的保温隔热性能以保持所需的温湿度。

（3）危险品库 危险品库是指用以储存易燃、易爆、有毒和有辐射的药品仓库，它要求有一定特殊技术的装备和装卸、搬运、保管条件，并能对危险品起一定防护作用。

（4）气调仓库 气调仓库是指能够控制库内氧气和二氧化碳浓度的药品仓库。通常用以存放有控制氧气和二氧化碳浓度要求的药品。

4. 按照仓库的建筑结构分类

（1）平房仓库 平房仓库指单层建筑仓库，小型企业及农村、小城镇适宜建造。优点为建筑结构简单、造价较低，移仓作业方便；缺点为土地利用率低。

（2）多层楼房仓库 多层楼房仓库指两层或两层以上建筑的楼房仓库，大中城市和规模较大的仓库适宜建造。优点为可提高仓容量和土地利用率；但建筑结构复杂，造价较高。

（3）高层货架立体仓库 高层货架立体仓库亦称自动化立体仓库，是指采用几层乃至几十层高的货架储存单元药品，并且可用相应起重运输设备进行药品入库和出库作业的仓库。此类仓库可以实现计算机网络管理，实现物流仓储的自动化、智能化、快捷化、网络化、信息化。优点是提高了土地利用率、单位面积储存量，有利于提高仓库的出入库频率，提高仓库的管理水平；有利于仓储最合理、最有效、最经济的流动，并能较好地适应黑暗、有毒等特殊场合的需要。自动化立体仓库是众多高技术集成工程，涉及的领域有巷道堆垛机、自动导向搬运车系统、条码技术、图像识别、网络通信、数据采集、数据库系统、自动分拣系统、实时监控系统、计算机集成管理系统、机器人技术等。自动化立体仓库是未来药品仓库发展的主要趋势之一。

5. 按照仓库的建筑面积规模分类

大型药品批发企业仓库内建筑面积不应低于 1500m²；中型药品批发企业仓库内建筑面积不应低于 1000m²；小型药品批发企业仓库内建筑面积不应低于 500m²。

此外，还可按照仓库使用的建筑材料分类，有土石仓库、砖木仓库及钢筋混凝土仓库等；按照仓库建筑形式分类，有地上仓库、半地下仓库及地下仓库等；按照仓库的使用年限分类，有永久性仓库、半永久性仓库及简易仓库等。

（二）GSP 对仓库设置及布局的规定

GSP 要求医药经营企业仓库内、外环境要好。其中，外环境良好指仓库选点远离居民区，无大量粉尘、有害气体及污水等严重污染源，库房所在地应地势高，雨季能迅速排水，无被淹没危险，地质坚固能承受较大压力，干燥且采光良好；内环境良好指库房内墙壁、顶棚和地面光洁平整、门窗结构严密。库区应有符合规定要求的消防、安全措施。

1. 药品仓库的设置

仓库设置地区及地址的选择，不仅影响仓库的经济效益和仓库的使用期限，而且会影响药品的安全和民众的健康，所以仓库的选址要综合考虑以下各方面因素：

（1）交通方便，运输通畅　仓库设置的地点最好在公路、铁路、航运的交通纽结点，交通运输方便，有利于药品的调运，加速药品的流转，降低库存量，节约储运费用。

（2）药品生产的布局　药品仓库的设置地区应与药品生产的布局相适应，以利于药品的收购和调运。药品采购仓库应建设在大中城市及药品生产比较集中的地区，以便就近收购，近厂近储；而中药材采购仓库的设置，则必须考虑安排在集中收购、便于调运的地点，以利于集中分运。

（3）企业经营规模的需要　药品仓库的设置，应与各企业药品经营规模相适应，才能服务购销，促进购销。

（4）经济区域和药品的合理流向　经济区域是根据生产、消费和交通运输条件等相结合而自然形成的经济活动区域。按经济区域分布仓库网点，有利于购-销-存的相互联系，可以缩短运输路程，减少流通环节，加速药品流转，降低流通费用。

（5）地质坚固，地势干燥平坦　库址应选择地质坚固，地势干燥、平坦，地形较高的位置，既便于库内运输，又便于地面排水。仓库不应建在地质松软或地质构造不稳定的地段；库址还要考虑到地下水位和汛期洪水等情况。邻近海、河的地区不得有地下水上溢；库址还要考虑有良好的排水条件，在雨季和汛期无水淹之患。化学危险品仓库可建在有山冈自然屏障和易建地下工程的地点，有利于建筑半地下仓库，节约基建投资。

（6）其他　给水充足，用电方便。

2. 药品仓库的库区布局

仓库的库区布局就是根据已选定库址的自然条件，结合各类药品储存的要求、仓库业务的性质和规模、仓库技术设备性能和使用特点等，对仓库主要建筑物、辅助建筑物及行政生活用房等进行全面、合理的安排和配置。仓库库区布局合理与否，直接影响着仓库的作业效率、仓储工作质量、仓储费用水平。合理设计仓库的库区布局，对保证仓储业务的顺利进行、实行科学管理、提高仓库经济效益等都有着重要意义。仓库库区布局主要包括仓库总平面布局、仓储作业区布置、库区内部布置 3 项内容。

（1）仓库总平面布局　仓库总平面布局就是根据仓库总体设计的要求，科学、合理设计各个区域的具体布局。仓库总平面布局应考虑以下要求：①方便仓库作业和药品的安全储存；②最大限度地利用仓库的面积；③防止重复搬运、迂回运输和避免交通阻塞；④有利于充分使用仓库设施和机械设备；⑤符合仓库安全及消防要求；⑥符合仓库目前需要与长远规划，尽可能减少将来仓库扩建对正常业务的影响。

根据仓库业务活动和工作任务的不同，GSP 要求仓库库区布局分储存作业区、辅助作业区和行政生活区。

① 仓储作业区　仓储作业区是仓库的主体部分与主要业务场所，是指仓库用于收发药品储存、整理、分类、加工、包装的场所，主要包括库房、货场以及整理、分类、包装等场地。仓储作业区的布置应保证药品收发迅速、装卸搬运方便、储存药品安全、仓容合理布置。各作业场所的布置，必须与仓库业务顺序相一致，使各作业环节密切衔接，以便加速作业流程。

② 辅助作业区　辅助作业区是仓储作业的辅助场所，主要是为药品储存保管业务服务的。一般包括验收养护室、中药标本室、中药饮片分装室以及存放苫垫用品、包装物料、搬运装卸机具等的场所。它的设置应靠近仓储作业区，以便及时供应。辅助作业区工与仓储作业区相隔一定距离，防止辅助作业区发生事故危及存货区域。

③ 行政生活区　行政生活区是仓库的行政管理机构和生活服务设施的所在地，包括办公室、警卫室、汽车队、食堂、浴室、文体活动室、宿舍、休息室等。行政生活区一般应与库区各作业场所隔开，并有隔离设施和设置单独的出入口，以减少人员往来对仓储作业的影响和干扰，保证作业安全和药品储存安全，并且便于收、发药品办理手续；警卫室应设在库区出入口，以利于履行检查手续。

按照 GSP 要求，辅助作业区和行政生活区对仓储作业区不得造成污染。

（2）仓储作业区布置　仓储作业区的合理布置，应以主要库房为中心，对各个作业区域加以合理布局。对库房布置的要求是合理安排各个库房的位置，力求设计最短的作业路线和最少的道路占地面积，减少库内运输的距离，提高库房面积利用率。

① 参考因素

a. 药品吞吐量　一般将吞吐量大和出入库频繁的库房组布置在库区中央靠近出入作业区的地方或者接近库内运输总干线，以方便出入库的装卸、搬运和运输作业；吞吐量不大和出入库不频繁或存放笨重物品的库房组，布置在库区的两翼或后部；有易燃、易爆等危险品的应单独设库，布置在全库区的下风侧；各库房之间应按规定留出一定的间隔距离。

b. 机械设备使用特征　不同库房应根据储存药品的性能和装卸、搬运要求，适当地配备各种作业机械，如输送叉车、电瓶车、吊车、装卸设备以及药品分区保管分拣自动化系统等。在进行库房布置时，需要考虑各种设备的特征，以适应每种设备的具体使用要求和最经济的运输半径，让其发挥最大的性能和效率。

② 作业流程的合理布局　仓库业务过程有两种主要形式：一是整进整出，药品基本上按原包装入库和出库，其业务过程比较简单；二是整进零出或是零进整出，药品整批入库、拆零付货，或零星入库、成批出库，其业务过程比较复杂，除了验收、保管、发送以外，还需要进行拆包、挑选、编配和再包装等业务。为了有效地完成仓库业务，以最少的人力、物力耗费和最短的时间完成各项作业，必须按照仓库作业环节的内在联系合理地布置作业流程。应考虑以下几点要求：

a. 单一的物流方向　仓库的货物卸车、验收、存放地点之间的安排，必须适应仓储作业流程，按一个方向流动，以保证物品单一的流向。既避免了物品的迂回和倒流，又减少了搬运环节。在设置库房、道路的位置时，也应符合这一要求，否则会引起作业混乱。

b. 最有效地利用空间　库内各项作业场所的合理布局，不仅对地面面积要合理利用，而且对仓库空间也应合理利用，以便最大限度地利用库容。

c. 最少的作业环节　尽可能地减少一些作业环节，既有利于加速作业的进度，又有利于降低成本。通常采用的方法：

第一种，"二就直拨"的方法。"就厂直拨"，企业可以根据订单要求，直接到制药厂提货，验收后不经过仓库就将药品直接调运到各店铺或销售单位。"就车直拨"，对外地运来的药品，企业可事先安排好短途运输工具，在原车边即行分拨，装上其他车辆，转运收货单位，省去入库后再外运的手续。以上两种方法既减少了入库中的一切作业环节，又降低了储存成本。

第二种，减少装卸搬运环节。改善装卸作业，既要设法提高装卸作业的机械化程度，还必须尽可能地实现作业的连续化，从而提高装卸效率、缩短装卸时间、降低仓储成本。

（3）库区内部布置　库房内部主要由药品储存区、收发货作业区及作业通道所组成。库房内部布置的主要目的是提高库房内作业的灵活性，合理安排上述 3 部分的占地面积。库房的内部空间是有限的，如果作业区和作业通道被过分地占用，必将造成储存空间的大量损失。库房内部布置应在保证药品储存需要的前提下，充分考虑库房内作业的合理组织，根据药品码垛的方式和方法，决定作业通道的宽度和合理安排作业通道，以协调药品储存和作业的不同需要，保证合理地利用库房空间。

库房内部货区布局的设计应适应仓储作业的要求，便于仓储业务的开展，要以最便捷的搬运方式、最优的货物进出渠道为目标。货区平面布局的形式有横列式、纵列式、纵横式及倾斜式等。

① 横列式布局　是指货垛或货架的长度方向与仓库的侧墙互相垂直，这种布局方式的主要优点是主要通道长且宽，副通道短，有利于货物的取存、检查；通风和采光条件好；有利于机械化作业，便于主通道业务的正常展开。其主要缺点是主通道占用面积多，仓库面积的利用率会受到影响。

② 纵列式布局　是指货垛或货架的长度方向与仓库侧墙平行。其主要优点是仓库平面利用率高。其缺点是存取货物不方便，通风采光不利。

③ 纵横式布局　是指在同一保管场所内，横列式布局和纵列式布局兼而有之，可以综合利用两种布局的优点。

④ 倾斜式布局　是指货垛或货架与仓库侧墙或主通道成一定夹角。如货垛倾斜式布局是横列式布局的变形，其优点是便于叉车作业，缩小叉车的回转角度，提高作业效率。

（三）仓储设备的分类

仓库设备的种类繁多，按其主要用途和特征可分为硬件和软件两大类。

1. 仓库硬件的种类

（1）装卸搬运设备　装卸搬运设备是仓库用来提升、堆码、搬运药品的机械设备。装卸搬运设备亦称起重运输设备，一般可分为两类：一类是装卸堆垛设备，包括各种类型起重机、叉车、堆码机、滑车等；另一类是搬运传送设备，包括各种手推车、电瓶或内燃机搬运车、拖车、运货卡车、各式平面传送装置和垂直传送装置等。

（2）保管设备　保管设备是用于保管环节的基本物质设施，其完善程度是仓库维护药品质量可靠程度的标志之一。该设备可分为两类：

第一类是苫垫用品，包括苫布、苫席、油毡、塑料布、枕木、码架、地台板、水泥条（墩）、石条（块）等。货场上存放的药品，一般要上盖下垫；库房内的货垛需要垫垛，以通风隔潮。

第二类是存货用具，包括货架、货橱等。货架用于拆件发零业务量大的药品。货橱对贵重药品和有特别养护要求的药品是必需的。

（3）计量设备　计量设备是仓库进行药品验收、发放、库内周转以及盘点等各项业务必须采用的度量衡工具。计量设备有两类：一类是称量设备，各种磅秤、杆秤、台秤、天平秤以及自动称量装置等；第二类是库内量具，包括直尺、折尺、卷尺、卡钳和线规（线卡）、游标卡和千分卡等。

自动计数机就是一种高效能的计数装置，既快又准确，使用可靠，它将在现代化仓库中得到广泛应用。

（4）仓库应配备的储存与养护用设备

① 检测调节温湿度的设备，如空调、除湿机、温湿度检测仪等。

② 通风照明保暖设备是仓库进行药品养护和库内作业使用的通风、散潮、照明和取暖的设备。通风使用的有抽（排）风机、各式电扇、联动窗户启闭装置，窗户应有防护窗纱，排风扇要有防护百叶；符合安全用电要求的照明设备；保暖设备主要有暖气装置等。

③ 避光设备可采用石棉砖或水泥砖设置库顶隔热层，或其他适宜材料制成遮阴棚。

④ 防鼠、防虫、防鸟设备，如电猫、鼠夹、鼠笼等工具及鼠药等捕鼠器材。

⑤ 储存特殊管理药品、贵重药品的安全专用保管设备，如铁栅栏、保险柜等。

⑥ 消防安全设备是保障仓库安全必不可少的设备。

⑦ 经营中药饮片的企业仓库还应有饮片储存箱。

⑧ 电冰箱或小冷藏库用于储存需冷藏药品，如生物制品、脏器制剂。

⑨ 防尘、防潮、防霉、防污染的设备，如纱窗、门帘、灭蝇灯、吸湿机等。

⑩ 验收养护室应配有千分之一天平、澄明度检测仪、标准比色液等；经营中药材、中药饮片的还应配备水分测定仪、紫外荧光灯、解剖镜或显微镜；验收养护室、中药标本室应有必要的防潮、防尘设备并配有空调。

（5）劳动防护用品　劳动防护用品是保障仓库职工在各项作业中身体安全的用品。如工作服、安全帽、坎肩、围裙、胶鞋（耐酸碱）、绝缘手套、口罩、护目镜、防毒面具以及防放射线装置等。

（6）其他用品及工具　包括钉锤、斧、锯、钳、开箱器、小型打包机、活络扳手、螺丝改锥、电工刀、剪刀、排刷、标号打印机等。

2. 仓储软件的种类

仓储软件是指一切涉及药品仓储管理全过程的书面文件和实施过程的真实记录。仓储软件包含的内容有制度、记录和凭证两大类。一般而言，制度应包括规则、职责、标准、程序4个方面；而记录和凭证用于证实制度的执行情况。其中，规则一般是"能做什么"和"不能做什么"的规定，具有强制性；职责是指某项职位应完成某项任务的责任；标准是衡量事物的准则，是依据科学技术和实践经验确定的实际活动应达到的基本限度；程序规定了如何处理那些重复发生的问题的标准方法。

（1）质量管理制度　仓库质量管理的制度主要有药品保管、养护和出库复核的管理制度，有关记录和票据的管理制度，特殊药品和细贵药品管理制度，效期药品、不合格药品和退货药品的管理制度，质量事故、质量查询和质量投诉的管理制度等。

（2）质量程序文件　为落实各项质量管理制度，做好仓储保管工作，仓库还应有药品储存养护质量的操作程序、药品出库复核质量控制程序、药品销后退回的处理程序、不合格药品的确认和处理程序、分装中药饮片的程序、药品拆零和拼装发货的程序、药品配送的程序和药品购进、退出的程序等。

（3）管理记录、凭证、台账　仓库常用的质量记录有温湿度记录、养护设备使用记录、药品在库养护检查记录、药品出库复核记录；凭证包括近效期药品催调表、不合格药品申报表、药品养护档案表、退货通知单；台账包括不合格药品台账、销货退回药品台账、中药饮片分装记录等。

（4）计算机管理软件　仓储管理系统（warehouse management system，WMS）是物流中心物流管理信息系统的代名词。WMS应包括物流中心业务过程的各个领域的信息系统，包括订单处理、出入库作业运输、仓储作业、拣选作业、输配送作业等，是一个由计算机网络、应用软件及其他高科技的物流设备通过计算机网络将供应链上下游连接起来的、纵横交错、立体、动态互动的系统。

（四）物流设备

物流设备是现代化企业的主要作业工具之一，是合理组织批量生产和机械化流水作业的基础。对第三方物流企业来说，物流设备又是组织物流活动的物质技术基础，体现着企业的物流能力大小。物流设备是物流系统中的物质基础，伴随着物流的发展与进步，物流设备不断得到提升与发展。物流设备领域中许多新的设备不断涌现，如四向托盘、高架叉车、自动分拣机、自动引导搬运车（AGV）、集装箱等，极大地减轻了人们的劳动强度，提高了物流运作效率和服务质量，降低了物流成本，在物流作业中起着重要作用，极大地促进了物流的快速发展。

物流设备门类全，型号规格多，品种复杂。一般以设备所完成的物流作业为标准，把物流设备分为：

1. 包装设备

包装设备是指完成全部或部分包装过程的机器设备。包装设备是使产品包装实现机械化、自动化的根本保证。主要包括填充设备、罐装设备、封口设备、裹包设备、贴标设备、清洗设备、干燥设备、杀菌设备等。

2. 物流仓储设备

物流仓储设备主要包括货架、堆垛机、室内搬运车、出入境输送设备、分拣设备、提升机、搬运机器人以及计算机管理和监控系统。这些设备可以组成自动化、半自动化、机械化的商业仓库，来堆放、存取和分拣承运物品。

3. 集装单元器具

集装单元器具主要有集装箱、托盘、周转箱和其他集装单元器具。货物经过集器器具的集装或组合包装后，具有较高的灵活性，随时都处于准备运行的状态，利于实现储存、装卸搬运、运输和包装的一体化，达到物流作业的机械化和标准化。

4. 装卸搬运设备

装卸搬运设备指用来搬移、升降、装卸和短距离输送物料的设备，是物流机械设备的重要组成部分。从用途和结构特征来看，装卸搬运设备主要包括起重设备、连续运输设备、装卸搬运车辆、专用装卸搬运设备等。

5. 流通加工设备

流通加工设备主要包括金属加工设备、搅拌混合设备、木材加工设备及其他流通加工设备。

6. 运输设备

前面提到了运输的重要性。运输在物流中的独特地位对运输设备提出了更高的要求，要求运输设备具有高速化、智能化、通用化、大型化和安全可靠的特性，以提高运输的作业效率，降低运输成本，并使运输设备达到最优化利用。根据运输方式不同，运输设备可分为载货汽车、铁道货车、货船、空运设备和管道设备等。对于第三方物流公司而言，一般只拥有一定数量的载货汽车，而其他的运输设备就直接利用社会的公用运输设备。

（1）公路运输设备　公路运输设备主要包括运输车辆。公路上所使用的运输车辆主要是汽车。汽车主要分为客车、载货汽车和专用运输车辆。在物流运输中，物流企业用到的主要是专用运输车辆和载货汽车。

① 专用运输车辆　主要包括：带有液压卸车机构的自卸车；带有进、卸粮口的散粮车；货箱封闭的标准挂车或货车，即厢式车；顶部敞开的敞车；平板车，即没有顶部和侧箱板的挂车；罐式挂车；冷藏车；能够增大车厢容积的高栏板车；设计独特具有特殊用途的特种车。

a. 自卸式货车　这种货车动力大，通过能力强，可以自动后翻或侧翻，物品可以凭借本身的重力自行卸下，一般用于矿山、建筑工地对煤和矿石的运输。物流公司通常不会使用这种货车。

b. 散粮车　散粮车的专用性很强，供承运粮食使用。

c. 厢式车　由于厢式车结构简单，运力利用率高，适应性强，所以是物流领域应用前景最广阔的货车。厢式车的主要特点是车厢是全封闭的，车门便于装卸作业，能够实现"门到门"运输。封闭式的车厢不仅可以使货物免受风吹日晒和雨淋，还可以防止货物的散失，减少货损，提高运输质量。小型厢式车通常兼有滑动式侧门和后开车门，便于装卸物品，而且因为小巧灵便，能够穿越大街小巷，可以把物品直接送达收货人。小型厢式车适用于运送运距较短、批量较小、对作业时间要求高的物品。总的说来，厢式货车的载货容积大，密封性能好。随着车厢自重的降低（厢体材料趋向于轻质合金化），厢式车在货运市场上的地位日益提高。

d. 敞车　因为顶部敞开，敞车可以装载高低不等的货物。

e. 平板车　这种车主要用于运输钢材和集装箱等货物。

f. 罐式货车　这种车具有密封性强的特点，适用于运输流体类物品（如石油）及易挥发、易燃等危险品。

g. 冷藏车　这种车主要用于运送需对温度进行控制的易腐易变的物品及鲜活物品。

h. 拦板式货车　这种车的特点是整车重心低，载重量适中。主要用于装载百货和杂品。

i. 集装箱牵引车和挂车　集装箱牵引车专门用于拖带集装箱挂车或半挂车，两者结合组成车组，是长距离运输集装箱的专用机械，主要用于港口码头、铁路货场与集装箱堆场之间的运输。集装箱挂车按拖挂方式不同，分为半挂车和全挂车两种，其中半挂车最为常用。

② 载货汽车　载货汽车按载货量分，有重型、轻型载货汽车；按汽车的大小分，有大型、中性、微型载货汽车。其中，进行室内的集货、配货可以用微型和轻型货车，长距离的干线运输可以用重型货车，短距离的室外运输可以用中型货车。

（2）铁路运输设备　铁路运输设备主要有车体、车轮和钢轨。但物流企业在进行选择时，主要是就车辆进行选择。

铁路车辆是运送客货的工具，在运行中需要连挂成列车由机车牵引前进。车辆按照运送对象不同，可以分为客车和货车。货车的种类很多，如有棚车、敞车、平车、罐车、保温车等。运输怕湿及贵重物品时，物流企业可以选择棚车。当货物是不怕湿的散装货或一般机械设备时，可以使用敞车。平车一般用于装运长度长、体积大的货物（如木材）及集装箱。同货运汽车一样，罐车主要适用于装运液体、半液体和粉状物品。保温车主要是用来装运新鲜易腐货物及对温度有特殊要求的某些医药产品。

（3）水路运输设备　物流企业在这方面的选择主要涉及两方面的内容，即船舶和装运方式的选择。

船舶是航行或停泊在水域进行运输或其他作业的工具。物流企业使用的主要是货船。按照货船载运货物的不同，可以把货船分为以下几种：

① 干散货船　即散装货船，用来装载无包装的大宗货物。因为所运载的物品无需成捆、成包、成箱包装，不怕挤压，便于装卸，所以散货船一般都是单甲板船。运输粮食、煤等一般用干散货船。

② 杂货船　即普通货船，一般载重量不是很大，为了理货方便而设有两三层甲板，通常装有起货设备（如吊杆或液压旋转吊）。许多万吨级的杂货船常设有深舱。杂货船的运输速度不是很高。杂货船主要用于装载一般包装、袋装、箱装及桶装的什杂货物。新型的杂货船一般为多用途船，既能运载普通什杂货物，也能运载散货、大件货、冷藏货与集装箱。

③ 冷藏船　冷藏船是指冷藏并运输需要低温储藏药品的船舶。冷藏船最大的特点就在于其货舱实际上是一个大型冷藏库，可提供药品储藏所需的温度。

④ 载驳船　这是一种专门载运货驳的母子船。采用这种船的运输业务流程是先把物品装上方形货驳，再把货驳装上载驳船，运送到目的港后，把货驳卸下，用拖船把货物分送至各自目的地。这种船装卸效率高，适宜于海河联运。

（4）其他运输设备　主要包括航空运输设备和管道运输设备。

① 航空运输设备　主要包括航空港和航空器。

a. 航空港　即航空站或机场，是航空运输的经停点，供飞机起飞、降落和停放等。

b. 航空器　对物流企业来说，航空器主要是指民用飞机中的货机或货客两用机。货机运量大，但经营成本高，只限于某些货源充足的航线使用，所以其运输成本也很高。目前的趋势是客货混合机发展很快，因为可以同时运送旅客和货物，并根据运输需要适时调整运输安排，灵活性高。

② 管道运输设备　物流企业在进行管道运输时，主要是对不同输送管道进行选择。运输管道按输送物品的不同分为：原油管道（运送原油）、成品油管道（输送煤油、汽油、柴油、航空煤油、燃料油和液化石油气）、天然气管道（输送天然气和油田伴生气）和固体料浆管道（如输送煤炭料浆）。

四、工作任务实施

任务一　仓库布局管理

【任务引入】某大型医药批发公司欲新建药品仓库。请你根据分区分类、货位编号储存方法，设计一个药品仓储作业区的布局图，并且标明药品仓储的作业流程。

【分析结果】药品分类储存的方法主要是采用分区分类、货位编号保管的方法对仓储作业区进行布置。

仓储作业区布局，首先将仓储作业区进一步划分成各个药品储存区。其次，按不同药品的性能特点及不同的规格、周期频率，实行分区、分类保管，也就是以库房或货场为单位，在仓储作业区内形成各自独立的、小的储存作业区，不同区域用以储存某类特定药品。每一种药品都有固定的仓位，统一编号。把库存药品按储存区域、地点排列位置，采用统一标记顺序编号，并绘制仓位布置平面图。

（一）工作目标

1. 能将药品仓库分为若干货区。
2. 能将药品按性质和储存条件分成若干类。
3. 能划分货位。
4. 能将货位进行编号。
5. 对不同货区进行色标管理。

（二）工作内容及要求

药品仓库储存的药品品种繁多，批次不一，性能各异，而且仓储作业过程也有着不同的内容。为保证合理利用仓库空间，提高工作效率，避免药品之间相互影响，需要把仓库的作业区划分成相对独立的储存作业区，不同的区域用以储存某类特定药品。

1. 药品分类储存的目的

（1）为存取药品提供准确位置，方便药品的入库、上架、查询、出库，节省重复寻找药品的时间，提高工作效率。

（2）合理利用仓库使用空间。

（3）便于药品养护和检查盘点。

（4）便于管理人员掌握药品进出库活动规律，熟悉药品性能，提高保管技术水平。

（5）利于掌握和控制药品存量。

（6）避免药品乱堆乱放导致过期而报废，并可有效掌握存货而降低库存量。

（7）利于合理配置和使用机械设备，便于用电脑管理，提高机械化、自动化操作程度。

2. 药品分类储存的方法

药品分类储存的方法主要是采用分区分类、货位编号保管的方法对仓储作业区进行布置。一般情况下，药品仓库按剂型采取同类集中存放的方法进行保管，然后根据各个剂型的特殊性质选择适宜的存放地点，把存放地点划分为若干货区，每区又划分为若干货位，按顺序编号。这种管理方法即所谓的"分区分类、货位编号"，现将分区分类货位编号说明如下：

（1）分区　是按药品类别、储存数量、结合仓库建筑和设备条件等，将储存场所划分为若干货区，并规定某一货区存放某些药品。为解决各货区间的忙闲不均现象及应付特殊情况，仓库还要留出机动货区。每一种药品都有固定的仓位，统一编号，把库存药品按储存区域、地点排列位置，采用统一标记顺序编号，并绘制仓位布置平面图。

（2）分类　是将药品按性质和所要求的储存条件划成若干类，分别集中存放。

① 按药品的剂型分类储存　可将不同剂型的药品如针剂、片剂、酊剂、胶囊剂、糖浆剂、软膏剂、粉针等分库或分区储存。

② 按药品性质分类储存　按 GSP 的要求，药品与非药品，性质互相影响、容易串味的药品，内服药与外用药，均应分库或分区存放；品名或外包装容易混淆的品种，应分区或隔垛存放。中药材、中药饮片应与其他药品分开存放；麻醉药品、一类精神药品，可存放在同一个专用仓库内。医疗用毒性药品，应专库（柜）存放放射性药品，应储存于特定的专用仓库内。药品中的危险品，应存放在专用危险品库内。不合格药品（含退货药品）应存放在不

合格品库（区）内。

（3）规划货位　是根据药品的外形、包装与合理的堆码苦垫方法及操作要求，结合保管场地的地形，规划各货位的分布或货架位置。

规划货位的原则为：货位布置紧凑，仓容利用率高；方便收货、发货、检查、包装及装卸车，合理灵活；堆垛稳固，操作安全；通道流畅，行走便利。

① 货位的布置方式　货位布置的方式一般有横列式、纵列式、混合式和倾斜式等。

② 分区货位的要求　按照仓储作业的功能特点和 GSP 的要求，仓库分为待验区、不合格品区、合格品区、发货区、退货区；仓库分区要符合药品性能一致、药品养护措施一致、消防方法一致的原则；分区要便于药品分类集中保管，充分利用仓容空间，有利于合理存放药品；结合药品的保管特性与种类来分区分位。货区分位要适度：若分得过细，遇到某种药品数量增加较多时，造成预留的货位不够；若分得过粗，容易浪费库容，或者出现在一个货位混存多种药品的情况，造成管理上的混乱。分区应有利于提高仓库的经济效益，有利于保证安全生产和文明生产。

（4）货位编号货位编号　又称为方位制度。货位编号就好比药品在库中的"住址"，它是在分区分类和划好货位的基础上，将存放药品的场所按储存地点和位置排列，采用统一的标记，编上顺序号码，做出明显标志，以方便仓储作业。货位编号的方法很多，货位区段划分和名称很不统一，采用的文字代号也多种多样，因此各药库要结合自身实际，统一规定本药库的货位划分及编号方法，以方便作业。

① 货位编号的原则

a. 简单　货物编号要将复杂的货物信息简单化处理，方便货物的管理。

b. 完整　货物编号要清楚完整地表达货物的基本信息。

c. 唯一　每一货物编号只能代表一种货物。

d. 能扩展　货物编号要留有余地，要为以后的货物预留编号空间。

② 货位的编码方法　货位的编码方法有四种，分别为地址式、区段方式、商品群别方式和坐标式。地址式编码方式是各类仓库使用最多的一种编码方式，其编码方法是参照建筑物的编号方法，利用保管区域的现成参考单位，按照相关顺序来进行编码。

药库大多采用"四号定位"法，即将仓库号、区号、层次号、货位号这四者统一编号。编号的文字代号可用英文、罗马数字及阿拉伯数字来表示，例如以 8-6-5-4 来表示 8 号仓库 6 区 5 段 4 货位；也有将仓库号、货架号、层次号、货位号四者统一编号的，如以 6-5-4-13 来表示 6 号仓库 5 号货架 4 层 13 格。

③ 货位编号的设置　货位编号可标记在地坪或柱子上；也可在通道上方悬挂标牌，以进行识别。规模较大的仓库要求建立方位卡片制度，即将仓库所有药品的存放位置记入卡片，发放时即可将位置标记在出库凭证上，可使保管人员迅速找到货位。一般较小的药库不一定实行方位卡片制度，将储存地点注在账页上即可。在进行分区分类和货位编号后，还必须绘制仓库平面图，它可将库房的药品存放情况全部反映出来，并且将其悬挂在仓库办公室或库房明显之处，便于进货安排，寻找药品堆放点，提高工作效率。

3. 工作内容

（1）将药品库房进行分区分类。

（2）对货位进行编号。

（3）设计一个药品仓储作业区的布局图。

（4）标明药品仓储的作业流程。

（三）工作流程

1. 成立学生仓库布局规划设计小组，由组内推选组长负责后期规划设计任务实施工作。
2. 按照规定时间和内容查阅相关书籍和资料并讨论，确定小组设计仓库布局思路。
3. 绘制仓库布局平面图。
4. 由组长根据平面图讲解仓储作业流程。
5. 由学生和教师进行评价并提出整改意见。
6. 上交整改后的仓库布局设计平面图并打分。

（四）工作记录

设计仓库布局平面图　任务单

任务布置者： （教师姓名）	部门：×××车间	时间：
任务承接者： （学生姓名）	部门：×××车间	
1. 工作任务： 　设计仓库布局平面图。要求在××个工作日内完成。 2. 完成方式： 　以工作组为单位学习该项目，以工作小组（5人/组）完成仓库布局平面设计工作。 3. 提交材料： 　药品仓库布局平面图。		
任务编号：20×××××××××	项目完成时间：××个工作日	

（五）工作总结及评价

设计仓库布局平面图　工作总结

任务布置者： （教师姓名）	部门：×××车间	时间：
任务承接者： （学生姓名）	部门：×××车间	
任务总结：		

续表

教师点评：	
任务编号：20××××××××	任务评分：

任务二　仓储设备使用及管理

【任务引入】某药品仓库新进入一批仓储设备，作为仓库管理人员，请你制定设备的使用及操作规程，并说出设备的保管养护方法。

【分析结果】药品仓库新进入的设备有起重机、叉车、堆码机、磅秤、温湿度计、水分测定仪、小型打包机等，查阅相关资料，写出操作方法及规程、注意事项、保管养护方法等，为设备的操作打基础。

（一）工作目标

1. 起重机操作方法及管理。
2. 叉车操作方法及管理。
3. 堆码机使用方法及管理。
4. 磅秤使用方法及管理。
5. 温湿度计使用方法及管理。
6. 水分测定仪使用方法及管理。

（二）工作内容及要求

1. 操作起重机

（1）开机　对起重机送电，把所有安全限位闭合，并合上紧急开关和所有控制手柄归零，然后合上控制箱的开关，接通主接触器后，才能开始工作。

（2）起升操作

① 轻载起升　轻载起升的起重量 $Q \leq 0.4Gn$（Gn 指额定起重量）。

起升时逐级推挡，每挡必须停留 1s 以上，从静止、加速到额定速度一般需要经过 5s 以上。当吊钩被提升到预定高度时，应将手柄逐级扳回零位，每挡也要停留 1s 以上，使电动机逐渐减速，最后制动停车。

② 中载起升　中载起升的起重量 $Q \approx 0.5 \sim 0.6Gn$。

启动、缓慢加速，当将手柄推到方向第一挡时，停留2s左右，再逐级加速，每挡必须停留1s左右。当吊钩被提升到预定高度时，应将手柄逐级扳回零位，使电动机逐渐减速，最后制动停车。

③ 重载起升　重载起升的起重量$Q \geqslant 0.7Gn$。

起升时应迅速将手柄推到第二挡，把物件逐渐吊起。物件吊起后再逐渐加速。如果手柄推到第二挡后电机仍不能启动，就意味着被吊物件已超过额定起重量，这时要马上停止起吊。当物件被提升到预定高度时，应将手柄逐级扳回零位。在第二挡时停留时间应稍长，以减少冲击，但在第一挡不能停留，要迅速扳回零位，防止重物下滑。

（3）下降操作　下降时除轻载外不应以第一挡高速下降，以免发生事故。重载下降时应以最慢速下降，不得使用高速下降，以免下降速度过快导致制动时刹不住车的遛钩事故。重载时不得采用反接制动，以免重物拖带电机逆转，烧毁电机。

（4）运行操作　运行时应注意以下事项：

① 吊钩前后找正　每次起吊前需找准被吊物品重心，以免造成重物起吊过程中钢丝绳受力不均匀或起吊物倾覆。

② 平稳起吊　起吊时禁止快速推挡，突然启动。

③ 被吊物起升后　起吊物起升高度应以高出障碍物0.5m为宜，吊运时禁止从地面人员或设备上空通过。当吊物通过地面人员上空时，需发出信号，待人员躲开后方可通过。

④ 切断电源　在工作中不得把各限位开关当作停止按钮来切断电源，更不允许在起吊重物电机反转时切断电源。

2. 操作叉车

新建仓采用的是三点式电动叉车，以电动机为动力、蓄电池为能源。

使用叉车时应该注意：①启动时保持适当的启动速度，不应过猛；②注意观察电压表的电压，若低于限制电压时，叉车应立即停止运行；③叉车在行走过程中，不允许扳动方向开关而改变行驶方向，以防烧坏电器元件和损坏齿轮；④行驶与提升不宜同时进行；⑤注意驱动系统、转向系统的声音是否正常，发现异常声音要及时排除故障，严禁带病作业；⑥转向时要提前减速；⑦在较差道路情况下作业时，其重要适当减轻，并应降低行驶速度。

3. 使用堆码机方法及管理

（1）首先检查减压阀的气压（气压必须大于0.4MPa）。

（2）给减压阀油雾器中加占容器体积2/3的机油，然后给堆码机各个汽缸导杆进行加油（必须每天加一次）。

（3）打开电器箱内电源开关（电源是380V三相电，要注意安全），再到堆码机控制操作面板上按复位按钮约6s，对堆码机进行系统复位。当堆码机的升降板链下降到原位后，按启动开关开机。

（4）控制面板是对堆码机进行自动运行和转向计数、堆码层数、故障显示用的。控制面板上有4个按钮和1个人机界面。

① 启动按钮　是对堆码机进行自动启动、转向区停止和堆码区停止故障再启动的开关。

② 停止按钮　是停止堆码机整机的开关。

③ 复位按钮　当堆码机进行系统复位时，按下复位按钮持续约3s，将使堆码机整个系

统复位。

④ 急停按钮　当机器运行出现紧急情况时，按下这个按钮，堆码机将全部停止。

a. 进箱急停　关掉它可使进箱滚道全部停止。

b. 转向急停　当转向区、推排理箱、排储存区、层储区及进箱处出现故障时，关掉它可使其这些区域全部停止，从而停止堆码区的正常工作。

c. 堆码急停　当堆码区发生故障时，关掉它，使堆码区停止工作，而转向区则正常工作，等转向区整个区域箱全部储存满时，转向区域会自动停止。

⑤ 人机界面

a. 自动画面　是人机界面的主画面，用来监控堆码机显示故障、工作产量，启动堆码机自动工作，以及进入手动维修画面，控制监控画面、堆码层数设置画面。

b. 手动画面　自动工作中严禁用手动堆码将箱包堆入栈板上，且系统自动运行时，手动运行过的电机和汽缸必须回到手动运行前的原位，否则堆码机自动运行后则会发生故障危险。

c. 控制画面　堆码机自动运行时对转向计数和堆码层数进行监控。当转向计数有错误时即刻进行修改，严禁非本机操作人员和技术人员在其画面上任意触摸，以免造成其画面上的参数错误。

d. 设置画面　对堆码层数的设置，严禁非本机操作人员和技术人员在其画面上任意触摸，以免造成堆码层数的错误。

4. 使用磅秤称量货物

仓库配备普通型电子地磅秤。电子地磅实现了货物的搬运和称重同步进行，每次称重的数据可以自动显示。使用地磅并记录。

5. 测量库房的温湿度

使用温湿度计测量库房的温湿度，并读数记录。

6. 测定水分

红外线快速水分测定仪仪器操作步骤（以纸张为例）：

第一步：按校准键，放砝码，自动校准。（定期校准，不用每天开机校准。）

第二步：取好样品，按"↑"存储重量，按测试键开始工作。

第三步：仪器加热中，仪器正在显示丢失的水分值。

第四步：测定结束（3min左右），仪器显示最终水分值，记录数据。

（三）工作流程

1. 成立学生设备使用管理小组，由组内推选组长负责后期任务组织工作。

2. 按照"'设备使用及管理'任务单"中规定的时间、内容，记录设备使用管理档案。

3. 设备使用管理相关内容：

（1）制定起重机操作规程；

（2）根据工作需要，选择叉车；

（3）堆码机操作注意事项；

（4）磅秤的基本构造；

（5）水分测定仪操作步骤。

4. 对所要求的相关内容，填写"××××设备使用及管理任务单"。

（四）工作记录

_____×××××设备使用及管理_____ **任务单**

任务布置者： （教师姓名）	部门：×××车间	时间：
任务承接者： （学生姓名）	部门：×××车间	

1. 工作任务：
  (1)制定起重机操作规程；
  (2)根据工作需要,选择叉车；
  (3)堆码机操作注意事项；
  (4)磅秤的基本构造；
  (5)水分测定仪操作步骤。
2. 完成方式：
  以工作组为单位学习该项目,以工作小组(5人/组)完成工作任务。
3. 提交材料：		

任务编号:20×××××××××	项目完成时间:××个工作日	

（五）工作总结及评价

_____排查仓储区域安全隐患_____ **工作总结**

任务布置者： （教师姓名）	部门：×××车间	时间：
任务承接者： （学生姓名）	部门：×××车间	
任务总结：		

教师点评：

任务编号：20××××××××	任务评分：

任务三　医药物流管理

【任务引入】小王在某医药物流公司实习，刚接触业务工作非常苦恼，尤其是药品入库、出库及质量验收不知从何下手，请你帮小王熟悉药品物流管理要求，规范操作药品流通程序。

【分析结果】药品流通执行收货、验收、入库、储存、配货、送货等相关作业要求，每个操作环节都要有相应的记录，这样才能保证药品质量安全。

（一）工作目标

1. 能收货
2. 能验收
3. 会储存
4. 能配货
5. 能送货
6. 能处理数据

（二）工作内容及要求

1. 收货作业

（1）保管人员依据"药品购进记录"和"随货同行单"对照实物核对无误后收货，并在"药品购进记录"和"供货单位收货单"上签章。所收药品为进口药品时，应同时对照实物收取加盖有供货单位质量管理部门原印章的该批号药品的"进口药品检验报告书""进口药品注册证"（或"生物制品进口批件""进口药材批件"）的复印件和"进口药品通关单"复印件。

（2）保管人员根据销售部门所开具的"药品退货通知单"对照实物对销后，退回药品，进行核对后收货，并在退货单位的退货单上签章。

2. 验收入库

（1）验收的依据　药品验收应根据药品的法定标准和合同规定的质量条款，《中华人民共和国药典》未收载的品种可按部颁标准及各省、自治区、直辖市所制定的标准执行。

（2）验收的内容

① 数量点收　应检查来货与单据上所列的药品名称、规格、批号及数量是否相符，如有短缺、破损，应查明原因。

② 包装、标识检查　药品包装必须印有或者贴有标签并附说明书，每个整件包装中，应有产品合格证。药品包装、标签或说明书应符合国家食品药品监督管理总局（CFDA）规定。验收首营品种应有生产企业出具的该批号的药品出厂检验合格报告书。特殊管理的药品、外用药品和非处方药包装的标签或说明书上必须印有符合规定的标识。进口药品的标签应以中文注明药品的名称、主要成分、进口药品注册证号、药品生产企业名称等，并有中文说明书。

③ 质量检验　药品质量的验收方法，包括外观性状检查和抽样送检两种。外观性状检查由验收人员按照一般的业务知识进行感官检查，观察各种药品的外观性状是否符合规定标准；抽样送检由药检部门利用各种化学试剂、仪器等设备，对药品的成分、杂质、含量、效价等内在质量和微生物限度进行物理、化学和生物学方面的分析检验。要全面确定药品的质量情况，必须根据具体情况进行抽样送检。

（3）抽样的原则与方法　抽样必须具有代表性和均匀性。抽取的数量：每批在50件以下（含50件）抽2件，50件以上的，每增加50件多抽1件，不足50件以50件计。在每件中以上、中、下3个不同部位进行抽样检查，如发现异常现象需复验时，应加倍抽样复查。凡需进行药品外观性状检查时，检查样品的具体数量（支、瓶、片或粒等）应符合《中华人民共和国药典》关于检验抽样数量的要求；如来货不属于整件包装的，应每瓶或每盒都进行外观质量和包装质量的验收。

（4）验收记录　药品验收人员应认真填写药品验收记录。药品验收记录的内容应至少包括药品通用名称、剂型、规格、产品批号、有效期、批准文号、生产企业、生产日期、供货日期、到货日期、质量状况、验收结论和验收人员签章。药品验收记录应按日或月顺序装订，保存至超过药品有效期1年，但不得少于3年。

（5）特殊管理药品的验收　对特殊管理药品必须由两位验收员在场进行验收，并验收至最小销售包装。

（6）药品入库　验收完毕后，验收记录单交保管人员；保管人员根据验收记录单将药品放置于相应的合格药品库（区），并注明药品存入的库房、货位，以便记账。与此同时，将药品入库凭证的其余各联送交业务部门，作为正式收货凭证，以便于业务部门安排下一步的药品销售工作，将药品及时投放市场，加速药品流转。

保管人员如发现药品有货与单不符，以及包装不牢或破损、标识模糊等质量异常情况时，有权拒收并报告质量管理人员处理。

3. 储存

将验收合格的药品入库储存。对药品应建立养护档案，贯彻"以防为主"的原则，基本要求是：对药品进行合理储存，按照流通药品性质的需要，控制和调节运输车辆储存的温度、湿度；熟悉药品性能和影响药品稳定性的各种因素，掌握药品质量变化的规律，提高药品流通养护的科学水平（如运输时间较长，对流通药品进行定期质量检查，并做好记录，及时采取各种有效措施，防患于未然）；保持储存环境的安全和清洁卫生，做好防火、防盗、防虫害工作。

（1）药品的色标管理　GSP要求在库药品均应实行色标管理，避免交叉存放，保证用药安全。

（2）药品堆码　堆码注意事项：分类储存，设置标识；利用空间，保证安全；利于收发，方便工作；注意货垛的间距要求。

（3）保管药品　一般药品都应按照《中国药典》"贮藏"项下规定的条件进行储存与保管，也可根据药品的性质、包装、出入库规律及仓库的具体条件等因地制宜进行，以保证药品质量正常、数量准确和储存安全。

遵守药品保管责任制度，建立药品保管账、保管卡，经常检查，定期盘点，保证账、卡、货相符。

保证库房的相对湿度保持在35%～75%之间，保持清洁卫生，采取有效措施，防止药品生霉、虫蛀或鼠咬。

加强防火、防盗等安全措施，确保仓库、药品和人身安全。

（4）药品的在库检查　药品在库储存期间，由于受到外界环境因素的影响，随时都可能出现各种质量变化现象。因此，必须定期进行药品的在库检查，以便采取相应的防护措施，保证药品质量。

① 制订药品检查计划和养护工作计划，并按计划进行循环检查（每3个月为一个循环周期）。

② 检查内容包括：药物外观质量；库房温湿度；药品是否分类存放；货位编号、货垛堆码、货垛间距离等是否符合规定要求；库房是否满足防尘、防潮、防霉、防污染以及防虫、防鼠、防鸟等要求；检查养护用设备、仪器及计量器具等是否运行良好；做好检查记录，包括养护检查记录、外观质量检查记录、养护仪器的使用记录、养护仪器的检查维修保养计量检定记录，并建立养护档案。

养护检查记录的内容包括检查的时间、库房名称、药品货位、药品通用名称、剂型、规格、产品批号、生产企业、供货单位、药品入库时间、生产日期、检查内容、检查结果与处理、检查人员等。当需要抽取样品到验收养护室进行外观质量检查时，应建立药品外观质量检查记录，其内容与药品验收时外观质量检查记录相同；凡进行外观质量检查时，均应同时做好养护仪器的使用记录；养护仪器在检查、维修、保养及计量检定时，应做好相应记录。

4. 拣选配货

拣选配货又称备货，是按出库凭证所列内容进行的拣出药品的操作过程。

按凭证所列药品名称、剂型、规格、件数从货位上拣出，在发货单上除了记录凭证所列内容，还要记录批号；若批号不同，应分别记录每一批号多少件；结码，签章，核销保管卡片。出库药品堆放于发货区，标写收发货单位、调出日期和品名件数，填写好的出库凭证转保管复核。

5. 配装

药品配装时认真执行出库复核及出库验发。

（1）复核　是按发货凭证对实物进行质量检查和数量、项目的核对。复核要求：

① 保管人员将货配发齐后，要反复清点核对，既要复核货单是否相符，又要复核货位结存量，以验证出库量是否正确。

② 对麻醉药品、一类精神药品、毒性药品、化学危险品和贵重药品应实行双人复核制度，必要时仓储部门有关负责人要亲自进行复核。

③ 复核人员复核完毕，要认真做好复核记录，以保证能快速、准确地进行质量跟踪。"药品出库复核记录单"的内容应包括购货单位、品名剂型、规格、批号、有效期、生产厂商、数量、销售日期、质量状况和复核人员等项目。

④ 复核记录应保存至超过药品有效期1年，但不得少于3年。

（2）药品出库验发　必须严格执行出库验发制度，具体要求如下：

① 坚持"三查六对"制度。"三查"，即查核发票的货号、单位印鉴、开票日期是否符合要求；然后将发票与实物进行"六对"，即核对品名、规格、厂牌、批号、数量及发货日期是否相符。

② 遵循"先产先出""近期先出"和按批号发货的原则。

"先产先出"指库存同一药品，对先生产的批号尽量先出库。一般来说，药品储存的时间越长，变化越大，超过一定期限就会引起变质，以致造成损失。药品出库坚持"先产先出"的原则，有利于库存药品不断更新。确保药品的质量。

"近期先出"指库存有"效期"的同一药品，应将近失效期的先行出库。对仓库来说，所谓"近失效期"，应包括给这些药品留有调运、供应和使用的时间，使其在失效之前进入市场并投入使用。

（3）按批号发货　是指按照药品生产批号集中发货，尽量减少同一品种在同一笔发货中的批号数，以保证药品具有可追踪性，便于药品的日后质量追踪。

坚持"先产先出""近期先出"和按批号发货的原则可以使药品在储存期间基本不发生质量变化，从而保证了药品在库储存的良好质量状态。

6. 流通加工

（1）检查药品的包装　药品是特殊商品，国家对药品包装有着严格规定，应符合《中华人民共和国药品管理法实施条例》和《直接接触药品包装的材料和容器管理办法》（国家食品药品监督管理局令第13号）、《药品标签和说明书管理规定》（国家食品药品监督管理局令第24号）的要求。这里主要讨论出库药品的包装问题。

出库药品的包装必须完整，以保证药品质量和运输安全，凡包装破损、污染的药品须及时整理、调换，切实保证出库药品包装良好、牢固。

① 所发药品的包装上应加写鲜明的"标识"，注明收货单位，必要时还应注明"小心轻放""不要倒置""防潮""防热"等字样。有特殊携带要求的药品，须向提货人讲明注意事项、携带方法，确保药品和人身安全。

② 药品每件包装的体积和重量应力求标准化，不应过大或过重，以便于装卸和堆码。对拼箱药品还应在箱外明显位置注明"拼箱"字样。

③ 拆零拼箱不能将液体药品同固体药品混装；不能将易挥发、易污染和易破碎的药品与一般药品混装。

④ 特殊管理药品应分别包装，并在外包装上注上明显标识。

⑤ 危险品必须按不同性质分开包装，特别是性质相抵触、混合后能引起燃烧爆炸的，应单独包装，并在外包装上注明或贴上危险品标识，以引起运输时的注意。

⑥ 任何药品包装都要牢固紧实，箱内衬垫物如纸条、隔板等均应清洁干燥，无发霉、虫蛀、鼠咬等现象。药品配装须准确无误，并附有装箱单。

⑦ 对易冻结的药品，必要时应加防寒包装，外包装上应有"防寒"标识。

（2）药品的运输　药品的运输工作，应遵循"及时、准确、安全、经济"的原则，遵照国家有关药品运输的各项规定，有计划地合理组织药品运输，压缩待运期，把药品安全及时地运达目的地。

① 药品发运和装卸注意事项

a. 正确选择发运方式　按照运输计划及时组织发运，做到包装牢固，标识明显，凭证齐全，手续清楚，单、货同行。

b. 药品检查　药品发运前必须检查药品的名称、规格、单位、数量是否相符，包装标识是否符合规定。生产企业直销药品未经质量验收的不得发运。

c. 药品搬运装卸　应根据药品性质和包装情况进行安全操作。对于易碎、怕撞击和重压的药品，搬运装卸时必须轻拿轻放，防止重摔，液体药品不得倒置。如发现药品包装破损、污染或影响运输安全时，不得发运。

各种药品在运输途中还须防止日晒雨淋。

② 特殊药品的运输

a. 怕热药品的运输　怕热药品是指受热易变质的药品，如胰岛素、人血丙种球蛋白。由于怕热药品对热敏感不稳定，因此运输过程中，要充分考虑温度对药品的影响，特别是炎热夏季。根据各地气温的情况及怕热药品对温度的要求，拟定具体品种的发运期限，按先南方后北方、先高温地区后一般地区的原则，尽可能提前安排调运。对温度要求严格的怕热药品（如要求储藏在15℃以下的品种）应暂停开单发运，如少量急需或特殊需要可发快件或空运，或在运输途中采取冷藏措施。在怕热药品发运期间，发货单上应注明"怕热药品"字样，并注意妥善装车（船），及时发运，快装快卸，尽量缩短途中运输时间。

b. 怕冻药品的运输　怕冻药品是指在低温下容易冻结，冻结后易变质或冻裂容器的药品。怕冻药品的详细品种由各地根据药品的性质和包装等情况研究拟定，列出具体品种目录，确定每年发运的时限。

怕冻药品在冬季发运时，应根据各地气候实际情况，拟定有关省、市的防寒发运期，以保证防冻药品的安全运输，减少运输费用。在防寒运输期间，怕冻药品应加防寒包装或用暖车发运，按先北方后南方、先高寒地区后低寒地区的原则，提前安排调运。发货单及有关的运输单据上应注明"怕冻药品"字样，运输过程中全程监控，注意安全措施。

c. 特殊管理药品的运输　发运特殊管理的药品必须按照《麻醉药品和精神药品管理条例》（国务院令第442号）和《麻醉药品和精神药品运输管理办法》《医疗用毒性药品管理办法》《放射性药品管理办法》等规定办理，应尽量采用集装箱或快件方式，尽可能直达运输以减少中转环节。运输特殊药品时，必须凭药品监督管理部门签发的国内运输凭照办理运输手续，如有必要时，企业应根据有关规定派足够的人员押运，并提示和监督运输，加强管理。

③ 危险药品的运输　危险药品除按一般药品运输要求办理外，还必须严格遵照《危险化学品安全管理条例》及危险货物运输的有关规定办理。危险药品发运前，应检查包装是否符合危险货物包装表的规定及品名表中的特殊要求，箱外有无危险货物包装标识，然后按规定办好托运、交付等工作。在装卸过程中，不能摔碰、拖拉、摩擦、翻滚，搬运时要轻拿轻放，严防包装破损。做好安全运输工作。自运化学危险物品时，必须持有公安部门核发的准运证。汽车运输必须按当地公安部门指定的路线、时间行驶，保持一定车距，严禁超速、超车和抢行会车。

7. 送货

送货即将药品交付客户的过程。交付形式可以由仓库运输部门统一配送，客户也可以带业务部门开具的出库凭证自行到库提货，还可以通过交款方式提货。先交款后提货的方式称为"交提"。系统内用户也可以先提货后交款，称为"提交"。无论"交提"还是"提交"，出库凭证上都应有规定的印鉴。

（三）信息处理

1. 药品入库验收记录

到货日期：

序号	名称	剂型	规格	批号	有效期	批准文号	生产厂家	生产日期	单位	应收数量	实收数量	供货单位	质量状况	验收结论

验收员：　　　　　　制单人：　　　　　　保管员：　　　　　　总页码

2. 药品养护检查记录

序号	检查日期	品名	规格型号	数量	生产企业	生产批号	有效期	存放地点	外观及包装质量情况	处理意见	备注

3. 药品养护档案表

编号：　　　　　　　　　　　　　　　　建档日期：

商品名称		通用名称		外文名		有效期	
规格		剂型		批准文号		GMP 认证	
生产企业		邮编、地址			电话		
用途			建档目的				
质量标准			检验项目				
性状			包装情况	内：			
储藏要求				中：			
				外：	体积：		

质量问题摘要	时间	生产批号	质量问题	处理措施	养护员	备注

4. 药品质量复查通知单

品名		规格		生产企业	
生产批号		数量		存放地点	
有效期　使用期					

质量问题：

　　　　　　　　　　　　　　　　养护员：　　年　　月　　日

复检结果：

　　　　　　　　　　　　　　　质管部门：　　年　　月　　日

5. 药品出库复核记录单

编号：

日期	收货单位	品名剂型	规格	批号	有效期	生产厂商	数量	单位	质量情况	复核情况	发货人	复核人
说明	1. 有效期栏内应填写有效期至××年××月 2. 出库药品复核时,若无质量问题,在质量情况栏内填写"正常"字样 3. 特殊管理药品出库复核时,要双人复核,在复核人栏内二人均要签字											

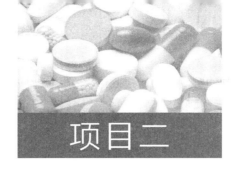

项目二

药品仓储的安全技术

有些药品如麻醉乙醚、氯乙烷、乙醇及其制剂、松节油等很容易燃烧，有的还因受热、摩擦、震动、撞击或与其他物质接触可引起爆炸，同时药品的包装材料大多为纸或木材，亦容易发生火灾。此外，仓库中电器设备较多，也容易发生电器伤害及由其引起的火灾。

一、职场环境

（一）环境、场地

1. 环境安全要求

安全条件是仓库选址应考虑的重要因素。仓库应当与周围建筑物保持一定的安全距离，防止一旦发生火灾而造成火势蔓延。特别是化学危险品库，要远离居民区，设在城镇以外的独立安全地带；仓库周围环境整洁，不应存在产生腐蚀性气体、污水、粉尘等严重污染源和易燃易爆的工厂或车间，冷藏库、恒温库更应注意四周环境的整洁卫生；有些地区的仓库在选址时还应考虑地震的影响。

2. GSP 对仓库环境的要求

药品储存仓库内、外环境要好。外环境良好，指仓库选点远离居民区，无大量粉尘、有害气体、污水和杂草等严重污染源，库房地势高，地质坚固、干燥；内环境良好，指库房内墙壁顶棚和地面光洁平整，门窗结构严密。库区应有符合规定要求的消防、安全措施。

（二）设备、用具

1. 消防安全设备

消防安全设备是保障仓库安全必不可少的设备。各种仓库消防设备品种数量有多有少，但都要有必备的数量。主要包括以下各种设备：报警器、消防车、电动泵、手动抽水唧筒、水轮、各种灭火器、灭火弹、水井、蓄水池、消防栓、沙土箱、消防水桶、铁锹钩、手斧、水缸、消防云梯等。

（1）泡沫灭火器（图 2-1） 泡沫灭火剂分为化学泡沫剂和空气泡沫剂，泡沫是由液体的薄膜包裹气体而成的小气泡群。用水作为泡沫的液膜气体可以是空气或二氧化碳。由空气构成的泡沫称为空气机械泡沫或空气泡沫，由二氧化碳构成的泡沫称为化学泡沫。

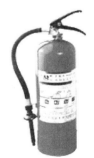

图 2-1 泡沫灭火器

泡沫的灭火机理是利用水的冷却作用和泡沫层隔绝空气的窒息作用，由于泡沫层封闭了燃烧物表面，阻断了火焰的热辐射，阻止燃烧物本身和附近可燃物质的蒸发；泡沫析出的液体可对燃烧表面进行冷却，而且，泡沫受热蒸发产生的水蒸气能降低氧的浓度。

泡沫灭火器有手提式和推车式两类。泡沫灭火器由筒身、筒盖、瓶胆、瓶胆盖、喷嘴和螺母等组成。

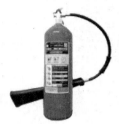

图 2-2　二氧化碳
灭火器

（2）二氧化碳灭火器（图 2-2）　二氧化碳不燃也不助燃，密度比空气大，主要作用是稀释空气中的氧，使其达到燃烧的最低需氧量以下，火即自动熄灭；但要防止二氧化碳对人员的窒息作用。二氧化碳灭火器有手提式和鸭嘴式两类。其基本结构由钢瓶（筒体）、阀门、喷筒（喇叭）和虹吸管四部分组成。钢瓶是用无缝钢管制成，肩部打有钢瓶的重量、CO_2 重量、钢瓶编号、出厂年月等钢字。阀门用黄铜，手轮由铝合金铸造。阀门上有安全膜，当压力超过允许极限时，即自行爆炸，起泄压作用。喷筒用耐寒橡胶制成。虹吸管连接在阀门下部，伸入钢瓶底部，管子下部切成 30°的斜口，以保证二氧化碳能连续喷完。

（3）四氯化碳灭火器　四氯化碳的灭火机理为蒸发稀释氧浓度。四氯化碳为无色透明液体，不助燃、不自燃、不导电、沸点低（76.8℃），其灭火作用主要是利用它的这些性能。当四氯化碳落到着火区时，迅速蒸发，由于其蒸气密度大（约为空气的 5.5 倍），就密集在火源四周，包围着正在燃烧的物质，起到了隔绝空气的作用。若空气中含有 10％ 容积的四氯化碳蒸气，则燃烧着的火焰就迅速熄灭。故四氯化碳是一种阻燃能力很强的灭火剂，特别适用于带电设备的灭火。

（4）干粉灭火器（图 2-3）　干粉是细微的固体微粒，其作用主要是抑制燃烧。常用的干粉有碳酸氢钠、碳酸氢钾、磷酸二氢铵尿素干粉等。

碳酸氢钠干粉的成分是碳酸氢钠占 93％，滑石粉占 5％，硬脂酸镁占 0.5％～2％，后两种成分是加重剂和防潮剂。从干粉灭火器喷出的灭火粉末，覆盖在固体的燃烧物上，能构成阻碍燃烧的隔离层，而且，此种固体粉末灭火剂遇水时放出水蒸气及二氧化碳。

干粉灭火器分手提式、推车式和背负式三类。

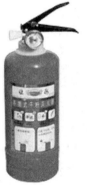

图 2-3　干粉
灭火器

手提式干粉灭火器由筒身、二氧化碳小钢瓶、喷枪等组成。以二氧化碳作为发射干粉的动力气体。小钢瓶设在筒外的称为外装式干粉灭火器，设在筒内的称为内装式干粉灭火器。

贮压式干粉灭火器省去贮气钢瓶，驱动气体采用氮气，不受低温影响，从而扩大了使用范围。手提式干粉灭火器喷射灭火剂的时间短，有效的喷射时间最短为 6s，最长为 15s。

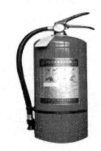

图 2-4　清水
灭火器

（5）清水灭火器（图 2-4）　清水灭火器中的灭火剂为清水。水在常温下具有较低的黏度、较高的热稳定性、较大的密度和较高的表面张力，是一种古老而又使用范围广泛的天然灭火剂，易于获取和储存。

清水灭火器主要依靠冷却和窒息作用进行灭火。每千克水自常温加热至沸点并完全蒸发汽化，可以吸收 2593.4kJ 的热量。因此，它利用自身吸收显热和潜热的能力发挥冷却灭火作用，是其他灭火剂所无法比拟的。此外，水被汽化后形成的水蒸气为惰性气体，且体积将膨胀 1700 倍左右。在灭火时，由水汽化产生的水蒸气将占据燃烧区域的空间，稀释燃烧物周围的氧，阻碍新鲜空气进入燃烧区，使燃烧区内的氧浓度大大降低，从而达到窒息灭火的目的。当水呈喷淋雾状时，形成的水滴和雾滴的比表面积将大大增加，增强了水与火之间的热交换作用，从而强化了其冷却和窒息作用。另外，对一些易溶于水的可燃、易燃液体还可起稀释作用；采用强射流产生的水雾可使可燃、易燃液体产生乳化作用，使液体表面迅速冷却、可燃蒸气产生速度下降，而达到灭火的目的。

利用清水灭火器时可采用拍击法，先将清水灭火器直立放稳，摘下保护帽，用手掌拍击开启杠顶端的凸头，水流便会从喷嘴喷出。

（6）灭火系统（图2-5） 通常有两大类：一类是自动的，如自动灭火系统（自动喷水和气体灭火等）；另一类是非自动、需要人工操作的灭火系统，如消火栓系统。自动灭火系统目前并不依赖于自动报警系统。如自动喷水灭火系统，具有报警功能又有喷水灭火功能，其启动是依靠喷头自身（喷头在68℃时爆掉，水会自动流出进行灭火）。

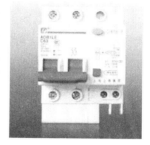

图2-5 灭火系统

自动喷水灭火系统一般由洒水喷头、报警阀组、水流报警装置、管道、供水设施等组成。该系统是最常见的水灭火系统，扑救初期火灾十分有效，因此得到了非常广泛的运用。

（7）触电保护装置——漏电保护器 漏电保护器是一种电气安全装置，又叫触电保护装置或残余电流保护装置。它主要用于防止由间接接触和直接接触引起的单相触电事故，还可以用于防止因电气设备漏电而造成的电气火灾爆炸事故。有的漏电保护器还具有过载保护、过电压保护、欠电压保护、缺相保护等功能。漏电保护器除主要用于低压（<1kV）系统和移动电动设备的保护，也可用于高压系统的漏电检测。

2. 劳动防护用品

劳动防护用品是保障仓库职工在各项作业中身体安全的用品（表2-1）。除固定的技术装置外，多为个人佩戴的用品。

表2-1 劳动防护用品

类　别	产　品
头部护品	安全帽
呼吸护具	防尘口罩、过滤式防毒面具、自给式空气呼吸器、长导管面具
眼（面）护具	焊接眼（面）防护具、防冲击眼护具
防护服	阻燃防护服、防酸工作服、防静电工作服
足部护品	保护足趾安全鞋、防静电鞋、导电鞋、防刺穿鞋、胶面防砸安全靴、电绝缘鞋、耐酸碱皮鞋、耐酸碱胶靴、耐酸碱塑料模压靴
防坠落护具	安全带、安全网、密目式安全立网

二、工作目标

（1）进行仓库安全隐患排查。

（2）查找仓储范围内关键消防风险点。

（3）针对安全隐患进行整改。

（4）使用灭火系统，熟悉火灾自动报警设备。

（5）火灾发生时，针对不同类型的火灾选择适应的灭火器，并扑灭火灾。

（6）火灾发生时，帮助火灾中的人们顺利逃离火场。

（7）了解触电保护装置性能，熟悉各类触电防护技术与措施。

（8）触电事故发生时，进行急救。

（9）树立"安全仓储"的工作理念和安全意识。

三、基础知识及法规

（一）安全消防

1. 燃烧的要素和条件

燃烧必须具备下列三个要素：

（1）可燃性物质 凡能与空气、氧或氧化剂发生剧烈反应的物质均称为可燃物。可燃物包括可燃气体，如氢气、一氧化碳、液化石油气等；可燃液体，如汽油、酒精、甲醇等；可燃固体，如煤、木材、纸张、棉花等。在化工生产中很多原料、中间体、半成品和成品都是可燃物质。

（2）助燃性物质 凡能帮助和维持燃烧的物质，均称为助燃物。如氧、空气、氯气和氯酸钾等氧化剂。

（3）点火源 凡能导致可燃性物质燃烧的能源，均称为点火源。如明火、摩擦、撞击、电火花、高温物体、光、射线、化学反应热和生物热等。

三者称为燃烧三要素，是燃烧的三个必要条件，它们同时存在、相互作用，燃烧方可发生；缺少任何一个，燃烧就不能发生。

但三个要素同时具备也不一定就会发生燃烧，还需要一定的"量"，即三个要素在数量上的变化会直接影响燃烧是否发生和持续进行。

2. 燃烧的类型

燃烧可分为闪燃、点燃（强制着火）、自燃、阴燃、爆燃等几种类型，每种类型的燃烧各有其特点。科学、具体地分析每一类燃烧发生的特殊条件和原因，是研究行之有效的防火和灭火措施的前提。

（1）闪燃与闪点 闪燃是可燃性液体的特征之一，是在液体表面产生足够的可燃性蒸气，遇着火源或炽热物体靠近而发生一闪即灭（延续时间少于 5s）的燃烧现象。在闪点的温度下，蒸气不多，闪燃后就灭了。但闪燃常常是着火的先兆，当温度高于闪点时，随时都有着火的危险。

闪点是在规定的试验条件下液体发生闪燃的最低温度。闪点这个概念主要适用于可燃性液体，是评定液体火灾危险性的主要根据。液体的闪点越低，火灾危险性越大。如乙醚的闪点−45℃、汽油的闪点低于−28℃，是低闪点液体；煤油的闪点为 28～45℃，是高闪点液体。乙醚比煤油的火灾危险性大，并且乙醚具有低温火灾危险性，汽油比煤油的火灾危险性大。

（2）点燃和燃点 点燃又称强制着火，即可燃物质和空气共存条件下，达到某一温度时与明火直接接触引起的燃烧，在火源移去后仍能保持继续燃烧的现象。物质点燃后，先是局部温度增高，再向周围蔓延。

燃点是在规定的试验条件下，可燃物质能被点燃的最低温度，也叫着火点。易燃液体的燃点略高于其闪点 1～5℃。

燃点这个概念是用于评价固体和高闪点液体火灾危险性的主要依据。在防火和灭火工作中，只要能把温度控制在燃点温度以下，燃烧就不能进行。

（3）自燃和自燃点 自燃是指可燃物在空气中没有外来点火源，靠自热或外热积蓄自发而发生的燃烧现象。通常由缓慢氧化放热，散热受阻引起。

自燃包括本身自燃和受热自燃。可燃物质在无外部热源影响下，由于其内部的物理作用

（如吸附、辐射等）、化学作用（如氧化、分解、聚合等）或生物作用（如发酵、细菌腐败等）而发热，热量积聚达到自燃点而自行燃烧的现象称为本身燃烧（也称自热自燃）。比如煤堆、干草堆、堆积的油纸油布、黄磷等的自燃都属于本身自燃现象。

物质自燃是在一定条件下发生的，有的能在常温下发生，有的能在低温下发生。本身自燃的现象说明，这种物质潜伏着的火灾危险性比其他物质要大。

（4）阴燃　阴燃是没有火焰和可见光的缓慢燃烧现象。

因阴燃具有特殊性（无火焰、无火光），因而火灾不易被发现，隐患更大，应该加强防范。

（5）爆燃　爆燃是指伴随爆炸的燃烧波，以亚声速传播。

3. 爆炸的定义和特征

爆炸，是指一种发生极为迅速的物理或化学能量释放过程，并发出或大或小声响的现象。在此过程中，系统的内在势能迅速转化为机械能、光能和热能。

爆炸的特征：瞬间压力急剧膨胀和能量的释放，并往往以冲击波形式对周围介质造成破坏。

4. 爆炸极限

（1）爆炸极限的定义　可燃物质（可燃气体、蒸气、粉尘或纤维）与空气（氧气或氧化剂）均匀混合形成爆炸性混合物，并不是在任何浓度下遇到火源都能爆炸，而必须是在一定的浓度范围内遇火源才能发生爆炸。这个遇火源能发生爆炸的可燃物浓度范围，称为可燃物的爆炸浓度极限，简称爆炸极限（包括爆炸下限和爆炸上限：可能发生爆炸的最低浓度称爆炸下限；可能发生爆炸的最高浓度称爆炸上限。）

爆炸极限一般用可燃物在空气中的体积分数表示（％），也可以用可燃物的质量浓度表示（g/m^3 或 mg/L）。不同可燃物的爆炸极限是不同的，如氢气的爆炸极限是 $4.0\% \sim 75.6\%$（体积分数），如果氢气在空气中的体积分数在 $4.0\% \sim 75.6\%$ 之间，遇火源就会爆炸；而当氢气体积分数小于 4.0% 或大于 75.6% 时，即使遇到火源，也不会爆炸。

可燃性混合物的爆炸极限范围越宽，其爆炸危险性越大，这是因为爆炸极限越宽，则出现爆炸条件的机会越多。爆炸下限低，少量可燃物（如可燃气体稍有泄漏）就会形成爆炸条件；爆炸上限高，则有少量空气渗入容器，就能与容器内的可燃物混合形成爆炸条件。

（2）爆炸极限的意义　爆炸极限是一个很重要的概念，在防火防爆工作中有很大的实际意义：

① 它可以用来评定可燃气体（蒸气、粉尘）燃爆危险性的大小，作为可燃气体分级和确定其火灾危险性类别的依据。我国目前把爆炸下限小于 10% 的可燃气体划为一级可燃气体，其火灾危险性列为甲类。

② 它可以作为设计的依据，例如确定建筑物的耐火等级、设计厂房通风系统等，都需要知道该场所存在的可燃气体（蒸气、粉尘）的爆炸极限数值。

③ 它可以作为制定安全生产操作规程的依据。在生产、使用和储存可燃气体（蒸气、粉尘）的场所，为避免发生火灾和爆炸事故，应严格将可燃气体（蒸气、粉尘）的浓度控制在爆炸下限以下。为保证这一点，在制定安全生产操作规程时，应根据可燃气（蒸气、粉尘）的燃爆危险性和其他理化性质，采取相应的防范措施，如通风、置换、惰性气体稀释、检测报警等。

5. 火灾的发展过程

一般火灾的发展过程可分为四个阶段：初起阶段、发展阶段、猛烈阶段、熄灭阶段。

（1）初起阶段　可燃物在热的作用下蒸发析出气体、冒烟和阴燃。在刚起火后的最初十几秒或几分钟内，燃烧面积都不大，烟气流动速度较缓慢，火焰辐射出的能量还不多，但也能使周围物品开始受热，温度逐渐上升。如果在这个阶段能及时发现，并正确扑救，就能用较少的人力和简单的灭火器材将火控制住或扑灭。

（2）发展阶段　也称为自由燃烧阶段。在这个阶段，火苗蹿起，燃烧强度增大，开始分解出大量可燃气体，气体对流逐渐加强，燃烧面积扩大，燃烧速度加快，需要投入较强的力量和使用较多的灭火器材才能将火扑灭。

（3）猛烈阶段　在这个阶段由于燃烧面积扩大，大量的热释放出来，空气温度急剧上升，发生轰燃，使周围的可燃物、建筑结构几乎全面卷入燃烧。此时，燃烧强度最大，热辐射最强，温度和烟气对流达到最大限度，可燃材料将被烧尽，不燃材料和结构的机械强度也受到破坏，以致发生变形或倒塌，火突破建筑物再向外围扩大蔓延。这是火势的猛烈阶段。在这个阶段，扑救最为困难。

（4）熄灭阶段　在这个阶段火势被控制以后，由于可燃材料已被烧尽，加上灭火剂的作用，火势逐渐减弱直至熄灭。

由上述过程分析可知，初期阶段易于控制和消灭，所以要千方百计抓住这个有利时机，把火灾扑灭在初期阶段，否则需要付出很大的代价，并造成严重的损失和危害。在实践中，火灾初期的烟、热和光信息等特征是人们研制火灾探测报警装置的依据。

6. 火灾发展过程的几种现象

（1）火旋风　火在蔓延过程中出现的旋转火焰。多见于森林火灾中，是一种像龙卷风一样的强对流火灾现象。与风向、地理形态、建筑物的影响有关。包括垂直火旋风、水平火旋风，它们都会促进火势蔓延速度加快和强度加大。火旋风很难控制和扑灭。

（2）轰燃　是指室内火灾发展过程中燃烧面积迅速扩大、热释放率迅速增加的一种火灾状态。

轰燃发生后，着火区域的热辐射反馈能引起有限空间内可燃物的表面在瞬间全部卷入猛烈燃烧状态。爆燃或轰燃现象的发生是造成消防人员伤亡的重要的客观因素。

（3）回燃　死灰复燃的现象叫做回燃。

① 回燃原因　室内火势熄灭后，由于温度仍很高，可燃物的热分解析出可燃气体，逐渐积累，一旦通风条件改善，这些混合气体会被灰烬点燃。不仅会在室内形成强大快速的火焰传播，而且会在通风口外形成巨大的火球（轰燃）。

② 回燃的特点　具有隐蔽性和突发性，对生命财产具有较大的危害。

7. 火灾分类

依据物质燃烧特性和灭火剂适宜情况，可划分为A、B、C、D、E、F六类。

A类火灾，指固体物质火灾。这种物质往往具有有机物质性质，一般在燃烧时产生灼热的余烬。如木材、煤、棉、毛、麻、纸张等火灾。

B类火灾，指液体火灾和可熔化的固体物质火灾。如汽油、煤油、柴油、原油、甲醇、乙醇、沥青、石蜡等火灾。

C类火灾，指气体火灾。如煤气、天然气、甲烷、乙烷、丙烷、氢气等火灾。

D类火灾，指金属火灾。如钾、钠、镁、铝镁合金等火灾。

E类火灾，指带电物体和精密仪器等物质的火灾。

F类火灾，指厨房厨具火灾。

8. 火灾发生的条件

由火灾的定义可知，火灾发生的条件实质上就是燃烧的条件。即燃烧的三要素可燃物、助燃物和点火源三个条件同时存在，相互结合，相互作用。

一切防火与灭火的基本原理就是防止三个条件同时存在，相互结合，相互作用。只要消除任何一个就可破坏燃烧，阻止火灾。即：①清除（或隔绝）可燃物；②隔绝氧气（或空气）等助燃物；③温度降到着火点以下。三个条件满足其一即可。

（二）设备与电气安全

电气事故包括：触电事故，静电、雷电、电磁辐射危害，电气火灾与爆炸，电气线路和设备故障等。其中触电事故对人体的伤害往往最直接和多发，尤其要注意安全防护。

1. 触电事故

当人体触及电源或带电体时，电流直接或间接作用于人体，对人体造成程度不同的伤害甚至死亡，即发生触电事故。触电事故可分为电击和电伤两类。

触电事故发生时，必须不失时机地进行抢救，抢救越快，救治效果越好，才能最大限度地减少损失和伤亡。触电急救的要点是"动作迅速，方法正确，抢救及时，坚持救护"。

（1）触电急救方法

① 首先使触电者尽快脱离电源。一旦发现有人触电，第一反应就是迅速切断电源——拉开电源开关或拔出插头、挑开搭落在触电者身上的电线等。如果电源开关或插头不在触电地点附近，可用有绝缘柄的电工钳或有干木柄的斧头将电线断开，或者设法用干木板之类的绝缘物插入触电者身下，将电源隔断。若是高压线路触电，应穿上绝缘靴，戴上绝缘手套，用相应电压等级的绝缘工具拉开电源开关，或用抛掷铁丝等办法使线路短路接地，迫使电源开关跳闸。

② 根据触电者症状及时进行现场紧急救护。触电者脱离电源后，救护者应立即将其就近移至干燥通风处，依不同情况实施救护。现场急救的主要方法是实施心肺复苏术，包括口对口（鼻）人工呼吸、心前区叩击或胸外心脏按压。对于因触电引起的严重外伤，应一并及时处理。

③ 迅速联系医疗机构救治。对触电伤势较重者，速请医务人员到场救治或立即送往医院救治。在医务人员接替救治前，除触电症状较轻者外，对触电者应坚持进行现场抢救，尤其对出现呼吸中断、心跳停止、昏迷不醒的"假死状态"重症者，更应坚持救护，不得擅自放弃。

（2）救护注意事项

① 救护者应临危不乱，迅速果断地采取有效措施进行现场急救。

② 切断电源时，应注意拉线开关和平开关只能控制一根线，有可能只切断零线，并未真正切断电源。

③ 救护时不可直接用手、脚或金属或潮湿的物件作工具，必须使用干燥绝缘的救护工具。在未采取任何绝缘措施之前，救护者不得直接触及触电者的皮肤、鞋子和潮湿衣服。当电线搭落在触电者身上时，须用干燥的绝缘物件（绳索、木棍、竹竿等）作工具挑开电线，防止在救助触电者脱离电源时自身触电。

④ 救护者在施救时，最好只用一只手操作，以防自己触电；并且注意脚要站稳，避免自己摔倒。在抛掷铁丝断电源时，应先将铁丝一端可靠接地，然后再抛掷另一端，注意不可抛及触电者或其他人。

⑤ 要防止触电者脱离电源后的可能摔伤，特别是当触电者在高处的情况下，应考虑防摔措施，避免造成二次伤害。

2. 触电防护技术与措施

触电事故往往发生在人体触及那些在故障情况下意外带电的带电体场合。触电事故具有突发性和偶然性，但也有其规律性，针对不同类型触电事故的规律性采取相应的安全防护措施，触电事故是可以避免的。

（1）采用安全电压 安全电压是指为了防止触电事故而采用的由特定电源供电的电压系列，是制定电气安全技术措施的基础数据。这个电压系列的上限值，我国规定是：在两导体之间或导体与大地之间的电压，均不得超过交流（50～500Hz）有效值50V。国际电工标准委员会（IEC）还规定了直流安全电压的上限值为120V。安全电压将触电时通过人体的电流限制在安全允许范围内，从而在一定程度上保障了人身安全。

我国规定安全电压额定值的等级为42V、36V、24V、12V、6V。当电气设备采用电压超过安全电压时，必须按规定采取防止人直接接触带电体的保护措施。

（2）绝缘 所谓绝缘，就是用绝缘材料把带电导体封闭起来（与外界隔离），使之不被人体触及，以此防止触电。良好的绝缘既是保证设备和线路正常运行的必要条件，也是防止人体接触带电体从而避免触电事故的基本措施。

（3）屏护 屏护是指采用屏障、遮拦、护罩（盖）、箱匣等将带电体与外界隔离的技术措施。配电线路和电气设备的带电部分，如果不便于包以绝缘或者单靠绝缘不足以保证安全时，可采用屏护保护。对于高压电气设备，无论是否有绝缘，均应采取屏护或其他防止人员接近的措施。

屏护装置既有永久性的，如配电装置的遮栏、电器开关的罩盖等；也有临时性的，如检修设备时临时设置的栅栏等。屏护装置还有固定和移动之分：固定性的，如母线的护网；移动性的，如天车滑线屏护装置等。

（4）间距（电气安全距离） 为防止人体触及或过分接近带电体，或防止其他物体碰撞带电体，以避免发生各种短路、火灾和爆炸事故，在人体与带电体之间、带电体与地面之间、带电体与带电体之间、带电体与其他物体之间，都必须保持一定的距离，这种距离称为电气安全距离，简称间距。间距的大小取决于电压的高低、设备的类型、安装的方式等因素。

3. 电气火灾和爆炸

据有关统计，在火灾和爆炸事故中，因电气原因引发的火灾和爆炸事故占有很大比例。如由电气原因引起的火灾，仅次于明火引起的火灾，在所有火灾事故中居第二位，而爆炸往往又伴随火灾发生，常常造成重大财产损失和人员伤亡。因此，电气防火防爆至关重要。

一般来说，电气火灾和爆炸的发生要具备两个条件：一是具有爆炸性气体、粉尘或可燃物质的环境；二是由于电气原因产生的引燃条件。分析产生事故的原因也有两方面：一是间接原因，即由于生产工艺或设备的缺陷、操作失误、安装或施工不当等存在着隐患；二是直接原因，即由于电气线路和设备的短路、过载、漏电以及电火花、电弧等造成。

4. 防火电气设备的使用

火灾危险场所的电气设备，同样是根据区域等级和使用条件进行选用，并且注意：①防火电气设备应符合环境条件（如化学、机械、温度和风沙等）的相关要求；②正常运行时有火花或外壳表面温度较高的电气设备，应远离可燃物质，保持防火间距；③火灾危险场所不宜使用电热器具，必须使用时应将其安装在不燃材料底板上；④在有粉尘或纤维爆炸性混合物的场所，电气设备表面温度一般不得超过125℃，电流、电压也不得超过允许值。

(三) 安全事故应急处理——心肺复苏术

事故发生时创伤现场救护要求快速、正确、有效。正确的现场救护能挽救伤员生命、防止损伤加重和减轻伤员的痛苦，反之可加重损伤，造成不可挽回的损失，以致危及生命。而心肺复苏、止血、包扎、固定和搬运技术是事故现场急救的通用技术，作业人员掌握这些技术可以在短时间内挽救事故伤员的生命，为进一步院内治疗争取宝贵的时间。

心肺复苏，是自 20 世纪 60 年代至今长达半个世纪来，全球最为推崇也是普及最为广泛的急救技术。在紧急救护中没有比抢救心跳、呼吸骤停伤员更为紧迫重要的了。心肺复苏，就是针对骤停的心跳和呼吸采取的"救命技术"。大量实践证明，4min 开始复苏者可能有 50%存活；4～6min 内开始复苏者可能有 10%存活；6min 后开始复苏者可能有 4%存活；10min 以上开始复苏者 100%不能存活。

心肺复苏核心技术包括基础生命支持 (basic life support，BLS)、高级生命支持 (advanced life support，ALS)、延续生命支持三个阶段。其中基础生命支持 (BLS) 是危险化学品事故现场常用的院前急救术。

2010 年美国心脏学会 (AHA) 和国际复苏联盟 (ILCOR) 发布最新心肺复苏和心血管急救指南，由 2005 年的四早生存链改为五个链环来表达实施紧急生命支持的重要性：

① 立即识别心脏停搏并启动应急反应系统；

② 尽早实施心肺复苏 CPR，强调胸外按压；

③ 快速除颤；

④ 有效的高级生命支持；

⑤ 综合的心脏骤停后治疗。

1. 基础生命支持

基础生命支持 (BLS) 又称初步急救或现场急救，目的是在心脏骤停后，立即以徒手方法争分夺秒地进行复苏抢救，以使心搏骤停病人心、脑及全身重要器官获得最低限度的紧急供氧 (通常按正规训练的手法可提供正常血供的 25%～30%)。BLS 的基础包括突发心脏骤停 (SCA) 的识别、紧急反应系统的启动、早期心肺复苏 (CPR)、迅速使用自动体外除颤仪 (AED) 除颤。表 2-2 为成人、儿童和婴儿的关键基础生命支持步骤。

表 2-2　成人、儿童和婴儿的关键基础生命支持步骤

内容	成人	儿童	婴儿
识别	无反应(所有年龄)		
	没有呼吸或不能正常呼吸(即仅仅是喘息)	不呼吸或仅仅是喘息	
	对于所有年龄,在 10s 内未扪及脉搏(仅限医务人员)		
心肺复苏程序	C-A-B		
按压速率	每分钟至少 100 次		
按压幅度	至少 5cm	至少 1/3 前后径大约 5cm	至少 1/3 前后径大约 4cm
胸廓回弹	保证每次按压后胸廓回弹		
	医务人员每 2min 交换一次按压职责		
按压中断	尽可能减少胸外按压的中断		
	尽可能将中断控制在 10s 以内		
气道	仰头提颏法(医务人员怀疑有外伤:推举下颌法)		
按压-通气比率(置入高级气道之前)	30:2 1 名或 2 名施救者	30:2 单人施救者 15:2 2 名医务人员施救者	

续表

内容	成人	儿童	婴儿
通气:在施救者未经培训或经过培训但不熟练的情况下	单纯胸外按压		
使用高级气道通气(医务人员)	每6~8s 1次呼吸(每分钟8~10次呼吸) 与胸外按压不同步 大约每次呼吸1s时间 明显的胸廓隆起		
除颤	尽快连接并使用AED。尽可能缩短电击前后的胸外按压中断, 每次电击后立即从按压开始心肺复苏		

（1）评估和现场安全　急救者在确认现场安全的情况下轻拍患者的肩膀，并大声呼喊"你还好吗？"检查患者是否有呼吸。如果没有呼吸或者没有正常呼吸（即只有喘息），立刻启动应急反应系统并开始胸外心脏按压。

（2）启动紧急医疗服务（EMS）并获取AED

① 如发现患者无反应无呼吸，急救者应启动EMS体系（拨打120），取来AED（如果有条件），对患者实施CPR，如需要时立即进行除颤。

② 如有多名急救者在现场，其中一名急救者按步骤进行CPR，另一名启动EMS体系（拨打120），取来AED（如果有条件）。

③ 在救助淹溺或窒息性心脏骤停患者时，急救者应先进行5个周期（共2min）的CPR，然后拨打120启动EMS系统。

（3）脉搏检查　对于非专业急救人员，只要发现无反应的患者没有自主呼吸，就应按心搏骤停处理。

（4）胸外按压

① 确保患者仰卧于平地上或用胸外按压板垫于其肩背下，急救者可采用跪式或踏脚凳等不同体位，将一只手的掌根放在患者胸部的中央、胸骨下半部上，将另一只手的掌根置于第一只手上。手指不接触胸壁。

② 按压时双肘须伸直，垂直向下用力按压，成人按压频率为至少100次/min，下压深度至少为5cm，每次按压之后应让胸廓完全回复。按压时间与放松时间各占50%左右，放松时掌根部不能离开胸壁，以免按压点移位。对于儿童患者，用单手或双手于乳头连线水平按压胸骨，对于婴儿，用两手指于紧贴乳头连线下放水平按压胸骨（图2-6）。

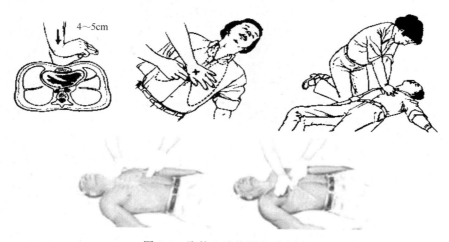

图2-6　胸外心脏按压术示意图

③ 为了尽量减少因通气而中断胸外按压，对于未建立人工气道的成人，推荐的按压-通气比率为 30∶2。对于婴儿和儿童，双人 CPR 时可采用 15∶2 的比率。如双人或多人施救，应每 2min 或 5 个周期 CPR（每个周期包括 30 次按压和 2 次人工呼吸）更换按压者，并在 5s 内完成转换，因为研究表明，在按压开始 1～2min 后，操作者按压的质量就开始下降（表现为频率、幅度以及胸壁复位情况均不理想）。

（5）开放气道　在 2010 年美国心脏协会 CPR 及 ECC 指南中有一个重要改变是在通气前就要开始胸外按压。胸外按压能产生血流，在整个复苏过程中，都应该尽量减少延迟和中断胸外按压。而调整头部位置实现密封以进行口对口呼吸、拿取球囊面罩进行人工呼吸等都要花费时间。采用 30∶2 的按压通气比开始 CPR 能使首次按压延迟的时间缩短。

有两种方法可以开放气道提供人工呼吸：仰头抬颏法和推举下颌法。后者仅在怀疑头部或颈部损伤时使用，因为此法可以减少颈部和脊椎的移动。遵循以下步骤实施仰头抬颏：将一只手置于患儿的前额，然后用手掌推动，使其头部后仰；将另一只手的手指置于颏骨附近的下颌下方；提起下颌，使颏骨上抬（图 2-7）。注意在开放气道同时应该用手指挖出病人口中异物或呕吐物，有假牙者应取出假牙。

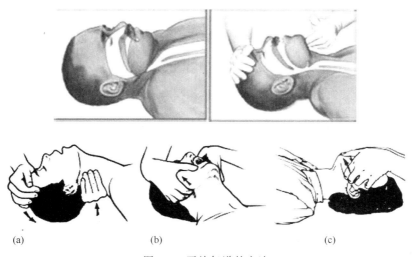

图 2-7　开放气道的方法

（6）人工呼吸　给予人工呼吸前，正常吸气即可，无需深吸气；所有人工呼吸（无论是口对口、口对面罩、球囊-面罩或球囊对高级气道）均应该持续吹气 1s 以上，保证有足够量的气体进入并使胸廓起伏；如第一次人工呼吸未能使胸廓起伏，可再次用仰头抬颏法开放气道，给予第二次通气；过度通气（多次吹气或吹入气量过大）可能有害，应避免。

实施口对口人工呼吸（图 2-8）是借助急救者吹气的力量，使气体被动吹入肺泡，通过肺的间歇性膨胀，以达到维持肺泡通气和氧合作用，从而减轻组织缺氧和二氧化碳潴留。方法为：将病人仰卧置于稳定的硬板上，托住颈部并使头后仰，用手指清洁其口腔，以解除气道异物，急救者以右手拇指和食指捏紧病人的鼻孔，用自己的双唇把病人的口完全包绕，然后吹气 1s 以上，使胸廓扩张；吹气毕，施救者松开捏鼻孔的手，让病人的胸廓及肺依靠其弹性自主回缩呼气，同时均匀吸气，以上步骤再重复一次。对婴儿及年幼儿童复苏，可将婴儿的头部稍后仰，把口唇封住患儿的嘴和鼻子，轻微吹气入患儿肺部。如患者面部受伤，则可妨碍进行口对口人工呼吸，可进行口对鼻通气。深呼吸一次并将嘴封住患者的鼻子，抬高患者的下巴并封住口唇，对患者的鼻子深吹一口气，移开救护者的嘴并用手将受伤者的嘴敞

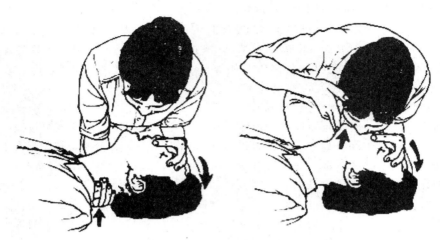

图 2-8 口对口人工呼吸示意图

开，这样气体可以出来。在建立了高级气道后，每 6～8s 进行一次通气，而不必在两次按压间才同步进行（即呼吸频率 8～10 次/min）。在通气时不需要停止胸外按压。

（7）AED 除颤 室颤是成人心脏骤停最初发生阶段较为常见的心律失常。对于 VF（心室纤维性颤动）患者，如果能在意识丧失的 3～5min 内立即实施 CPR 及除颤，存活率是最高的。对于院外心脏骤停患者或在监护心律的住院患者，迅速除颤是治疗短时间 VF 的好方法。

2. 心肺复苏成功的标准

非专业急救者应持续 CPR 直至获得 AED 和被 EMS 人员接替，或患者开始有活动，不应为了检查循环或检查反应有无恢复而随意中止 CPR。对于医务人员应遵循心肺复苏有效指标和终止抢救的标准。

（1）心肺复苏有效指标

① 颈动脉搏动 按压有效时，每按压一次可触摸到颈动脉一次搏动，若中止按压搏动亦消失，则应继续进行胸外按压；如果停止按压后脉搏仍然存在，说明病人心搏已恢复。

② 面色（口唇） 复苏有效时，面色由紫绀转为红润；若变为灰白，则说明复苏无效。

③ 其他 复苏有效时，可出现自主呼吸，或瞳孔由大变小并有对光反射，甚至有眼球活动及四肢抽动。

（2）终止抢救的标准 现场 CPR 应坚持不间断地进行，不可轻易作出停止复苏的决定，如符合下列条件者，现场抢救人员方可考虑终止复苏：

① 患者呼吸和循环已有效恢复。

② 无心搏和自主呼吸，CPR 在常温下持续 30min 以上，EMS 人员到场确定患者已死亡。

③ 有 EMS 人员接手承担复苏或其他人员接替抢救。

3. 高级生命支持

心肺复苏的成功与否取决于基础生命支持和高级生命支持，前者多在院前现场抢救，后者常在急诊室或重症监护病房，两者紧密衔接。

基础生命支持的意义在于减缓生存概率下降的趋势，给心、脑、肾等重要脏器组织提供基本的供血和供氧，为进一步的复苏治疗也就是高级生命支持赢得时间。虽然部分情况下经过基础生命支持可以恢复自主呼吸和循环，但要维持自主循环和呼吸、保持生命体征的平稳，必须要进行高级生命支持，而且越早越好。

四、工作任务实施

任务一　排查仓储区域安全隐患

【任务引入】某中药材仓库常年失修，经常漏雨。仓库内放置着许多发霉的中药材。有一天库房突然起火，已排除了人为因素，请分析可能的原因。

【分析结果】中药材大多是植物，会产生新陈代谢，也就是植物的呼吸，是吸收氧气释放能量的过程，植物含水越多，呼吸作用越旺盛，因而在积存的中药材底部，会慢慢发热，温度高到一定程度就会自燃。仓库又处于密闭条件，当温度慢慢积聚并升到 $38\sim40℃$ 时，发生霉变，继续蓄积热量，达到其自燃点，引起燃烧，发生火灾。

如果药品仓库疏于管理，就会产生安全隐患，所以需要对仓储区域安全隐患进行定期排查。

（一）工作目标

1. 排查火灾爆炸隐患。
2. 控制点火源。
3. 处理火灾爆炸危险物质。
4. 排查电气线路的火灾隐患。
5. 排查灯具的防火防爆隐患。
6. 提出安全整改意见。
7. 进行仓储安全隐患整改工作。

（二）工作内容及要求

1. 排查火灾爆炸隐患的一般原则

防火防爆的根本目的是使人员伤亡、财产损失降到最低。由火灾和爆炸发生的基本条件和关系可知，采取预防措施是控制火灾和爆炸的根本办法。

预防燃烧爆炸的基本原则是：采取措施，避免或消除条件之一，或避免条件同时存在、相互作用，预防事故发生。事故一旦发生，则限制或缩小灾害范围，及时撤至安全地方，灭火熄爆。

2. 点火源的控制

严格控制火源的使用，对防止火灾和爆炸事故的发生具有极其重要的意义。

（1）明火　明火是引起火灾核爆炸最常见原因，主要是指生产过程中的加热用火、维修焊接用火及其他火源。一般从以下几方面加以控制：

① 加热用火的控制　加热易燃物料时，要尽量避免采用明火而应采用蒸汽或其他载热体加热。如果有明火加热的设备，应当布置在远离可能泄漏易燃液体或蒸汽的工艺设备和储罐区，并且布置在上风向或侧风向。如果存在一个以上的明火设备，应当集中布置在装置的边缘，并有一定的安全距离。

② 维修焊割用火的控制　焊接切割时，飞散的火花及金属熔融温度高达 2000℃ 左右。高空作业时飞散距离可达 20m 远。使用时必须注意在输送、盛装易燃物料的设备与管道上，或在可燃可爆区域，应将系统和环境进行彻底的清洗或清理；动火现场应当配备必要的消防

器材，并将可燃物品清理干净。

③ 其他明火　用明火熬炼沥青、石蜡等固体可燃物时，应选择在安全的地点进行；要禁止在有火灾爆炸危险的场所吸烟；要防止汽车、拖拉机等机动车排气管喷火，可在排气管上安装火星熄灭器，对电瓶车应严禁进入可燃可爆区。

（2）摩擦与冲击　机器中轴承等转动的摩擦、铁器的相互撞击或铁器工具打击混凝土地面等都可能发生火花。因此，对轴承要保持润滑；危险场所应用铜制工具替代铁器；在搬运省油可燃气体或易燃液体的金属容器时，不要抛掷，要防止相互撞击，以免产生火花；在易燃易爆车间，地面要采用不发火的材质铺成，不准穿带钉子的鞋进入车间。

（3）热射线　紫外线有促进化学反应的作用。红外线虽然看不到，但长时间局部加热也会使可燃物起火。直射阳光通过凸透镜、圆形烧瓶发生聚焦作用，其焦点可称为火源。所以，在阳光曝晒下有火灾爆炸危险的物品，应采取避光措施。为避免热辐射，可喷水降温，将门窗玻璃涂上白漆或采用磨砂玻璃。

（4）高温表面　要防止易燃物品与高温设备、管道表面接触。高位物体的表面要有保温隔热的措施，可燃物料的排放口应远离高温表面，禁止在高温表面烘烤衣物；还要注意经常清理高温表面的油污，以防止它们分裂自燃。

（5）电器火花　电器火花分高压电的火花放电、短时间的弧光放电和和接点上的微弱火花。点火花引起的火灾爆炸事故发生率很高，所以对电气设备及其配件要认真选择防爆类型及仔细安装，特别注意对电动机、电缆、电线沟、电气照明、电器线路的使用、维护和检修。

（6）静电火花　在一定条件下，两种不同物质接触、摩擦就可能产生静电，比如生产中的挤压、切割、搅拌、流动以及生活中的站立、脱衣服等都会产生静电。静电能量以火化形式放出，则可能引起火灾爆炸事故。据试验，液化石油气喷出时，产生的静电电压可达9000V，其放电火花足以引起燃烧。在同一设备条件下，5min 装满一个 50m³ 的油罐车，流速为 2.6m/s，产生静电压为 2300V；7min 装满时，流速为 1.7m/s，产生静电压降至 500V。人体从铺有 PVC 薄膜的软椅上突然起立时电压可达 18kV。消除静电的方法有两种：一是抑制静电的产生；二是迅速把静电排除。

3. 对排查出的火灾爆炸危险物质处理

遇空气或遇水燃烧的物质，应该隔绝空气或采取防水、防潮措施，以免燃烧或爆炸事故发生。

燃烧性物质不能与性质相抵触的物质混存、混用；对遇酸、碱有分解爆炸危险的物质应该防止其与酸碱接触；对机械作用比较敏感的物质要轻拿轻放。

燃烧性液体或气体，应该根据它们的密度考虑适宜的排污方法；根据它们的闪点、爆炸范围、扩散性等采取相应的防火防爆措施。

对于自燃性物质，在加工或储存时应该采取通风、散热、降温等措施，以防其达到自燃点，引发燃烧或爆炸。

4. 电气线路的火灾隐患排查

（1）短路　电气线路中的导线由于各种原因造成相线与相线、相线与地线（零线）的连接，在回路中引起电流瞬间增大的现象叫短路。电气线路发生短路时，如果没有采取断电措施，则电线很快就会发热燃烧。短路一般分相间短路和对地短路两种，相线之间相碰称为相间短路；相线与地线相碰、相线与接地导体相碰、相线与大地直接相碰均称为对地短路。

造成短路的原因有：

① 线路年久失修，绝缘老化或破损；绝缘受高温、潮湿或腐蚀等影响，失去绝缘能力。

② 电压过高，使电线绝缘被击穿。

③ 安装、修理时接错线路；带电作业时人为造成碰线；违规乱接电线、电器。

④ 裸线安装太低，搬运金属物件时不慎碰线；线路上有金属或小动物，发生电线之间的跨接。

⑤ 架空线路间距太小，挡距过大，电线松弛，发生两相相碰；架空电线与建筑物、树木距离太近，使电线与建筑物或树木相触；电线断落接触大地或断落在另一根电线上。

⑥ 高压架空线路的支持绝缘子耐压程度过低等。

（2）过载（超负荷） 当电气线路或设备所通过的电流值超过其允许的最大值时，称为过载，又称超负荷。造成过载的主要原因有：①导线截面过小，实际电负荷超过了导线的安全载流量；②在线路中接入了过多或功率过大的电气设备，超过了配电线路的负载能力。

过载现象在老式或陈旧建筑中发生较多，因为这些建筑在建造时所采用的电表容量和导线截面都比较小，如果现在的用电负荷超过了当初的设计能力，就容易发生过载。另外，电气设备本身有故障也会发生过载现象。一般导线的最高允许工作温度为65℃，当发生过载时，容易造成导线过热（超过此温度），引发火灾事故。因此，新建楼房的电气设计能力要与当前和长远的用电负荷相匹配。

（3）漏电 漏电一般是指电气线路或设备的漏电，即电线中的火线对地或电气设备中的火线对设备外壳发生的短路。电器介电强度不够、电线绝缘材料不好、插座内部的灰尘多遇天气潮湿时，都容易发生漏电现象。漏电电流逐渐加大后会造成打火，引燃周围的可燃物而形成火灾。所以，漏电是电气火灾的主要原因之一，而且不易察觉，往往存在更大的安全隐患。

（4）接触电阻过大 导线连接时，在接触面上形成的电阻称为接触电阻。如果导线与导线连接不牢，导线连接处有氧化层、泥土、油污等杂质，或因长期震动和冷热变化造成接头松动，均会使接头接触不良，从而导致接触电阻过大，发生过热，时间长了会使接头处金属变色甚至熔化，引起绝缘材料燃烧。

（5）电火花和电弧 电火花是电极间放电的结果，电弧是由大量密集的电火花所形成。在电气设备正常工作和操作过程中，如电机换向、开关切合等，会产生火花；当线路和设备发生故障或误操作时，如短路、绝缘损坏等，会产生火花和电弧；雷电、静电或高频感应，机械碰撞等，也会产生火花和电弧。电火花和电弧的温度极高，不仅能引起绝缘的燃烧，而且可使导体金属熔化、飞溅，对于有可燃物或爆炸危险的场所来说，它们就是火灾爆炸的主要危险源。

（三）工作流程

1. 成立学生安全隐患排查小组，由组内推选组长负责后期任务组织工作。

2. 按照"'排查仓储区域安全隐患'任务单"中规定时间、内容和频次对隐患进行排查，及时收集、查找并上报发现的事故隐患，积极采取措施对隐患进行整改。

3. 查找事故隐患的范围

（1）危及安全的不安全因素或重大险情。

（2）可能导致事故发生和危害扩大的设计缺陷、工艺缺陷、设备缺陷等。

（3）仓储过程中可能发生的泄漏、火灾、爆炸、中毒。

（4）可能造成职业病、职业中毒的劳动环境和作业条件。

（5）丢弃、废弃、拆除与处理活动（包括停用报废装置设备的拆除，废弃危险化学品的处理等）。

（6）可能造成环境污染和生态破坏的活动、过程、产品和服务。

4. 对所排查的安全隐患，填写"排查××××安全隐患任务记录单"。

5. 由学生小组组内讨论研究编制整改措施方案，方案需包括：治理的目标和任务、采取的方法和措施、负责治理的机构和人员、治理的时限和要求、安全措施和应急预案。在书面报告中，报告人要把隐患地点、事故隐患内容、拟采取措施建议、报告人姓名、报告接受人姓名、报告时间等写清楚。

6. 进行仓储安全隐患整改工作。

7. 建立档案对各学生小组查出的安全隐患进行登记，按照安全隐患的等级进行分类，建立安全隐患信息档案。

（四）工作记录

排查仓储区域安全隐患任务单

任务布置者： （教师姓名）	部门：×××车间		时间：
任务承接者： （学生姓名）	部门：×××车间		
1. 工作任务： 　现需要对××××药品仓库进行安全隐患全面排查。要求在××个工作日内完成。 2. 完成方式： 　以工作组为单位学习该项目,以工作小组（5人/组）完成仓库安全隐患全面排查。 3. 提交材料： 　(1) 排查仓储区域"火灾"安全隐患——任务记录单 　(2) 排查仓储区域"电气线路"安全——任务记录单 　(3) 排查仓储区域"灯具"防火防爆措施——任务记录单 　(4)"排查仓储区域安全隐患"工作任务报告及整改建议报告。			
任务编号：20××××××××		项目完成时间：××个工作日	

排查仓储区域"火灾"安全隐患任务记录单

任务布置者		日期		编号	
排查人员			地点		
排查项目	是/否		存在的主要问题		隐患消除复查
是否存在用火管理不当					
是否对易燃物品管理不善					
库房是否符合防火标准					
是否按照物质的性质分类储存					
电器设备的类型与使用场所是否相适应					
是否存在自燃起火隐患					
是否存在通风不良					
是否避雷设备装置不当,或避雷设备失效或失灵					
设备、管线是否采取消除静电措施					
仓库区域布置是否合理					
建筑结构是否合理					
是否有防火制度					
操作人员是否懂防火和灭火知识					
设备是否缺乏维护检修或检修质量低劣					

排查仓储区域"电气线路"安全任务记录单

任务布置者		日期		编号	
排查人员				地点	
排查项目		是/否	存在的主要问题		隐患消除复查
避免发生短路	是否根据额定电压要求和环境特点(潮湿、腐蚀、高温等)安装导线				
	导线与导线、墙壁、顶棚、金属构件以及固定导线的绝缘子、瓷瓶之间,是否有合适的距离				
	距地面 2m 以及穿过楼板和墙壁的导线,是否均有保护绝缘措施				
	绝缘导线是否用铁丝捆扎和铁钉搭挂(切忌)				
	是否定期对绝缘电阻进行测定				
	是否安装相应的保险器或自动开关				
避免超载运行	是否根据线路负荷情况合理选用导线,并定期检查线路负荷				
	是否安装保险器或自动开关,并没有用铜丝、铁丝代替熔断器的熔丝				
	是否乱拉电线和接入过多或功率过大的电气设备				
防止接触电阻过大	导线与导线、导线与电气设备的连接是否牢固可靠,尽量减少不必要的接头				
	铜芯导线是否采用绞接(应进行锡焊处理)				
	铜铝导线相接是否采用铜铝接头,并用压接法连接				
	是否经常对线路接头进行检查测试				

排查仓储区域"灯具"防火防爆措施任务记录单

任务布置者		日期		编号	
排查人员				地点	
排查项目	是/否		存在的主要问题		隐患消除复查
白炽灯、高压汞灯、卤钨灯与可燃物之间距离是否均大于 50cm					
是否用纸、布等可燃材料遮挡灯具,灯具的正下方是否堆放可燃物品(严禁)					
超过 60W 的白炽灯是否直接安装在可燃材料顶棚或板壁处					
灯泡距地面的高度是否不低于 2m,如低于 2m 应采取防护措施					
不得将日光灯镇流器直接固定在可燃天花板或板壁上,镇流器与灯管的电压和电容须配套					
存在大量可燃粉尘或纤维的场所,是否安装相应的防尘灯具					
存在爆炸危险的场所,是否安装相应的防爆照明灯具					

（五）工作总结及评价

排查仓储区域安全隐患工作总结

任务布置者： （教师姓名）	部门：×××车间	时间：
任务承接者： （学生姓名）	部门：×××车间	
任务总结：		
教师点评：		
任务编号：20×××××××××	任务评分：	

任务二　使用灭火器

【任务引入】2009年，四川成都某医院一药品库房内，大量消毒片遇水发生自燃。成都消防接警后出动化学应急抢险车成功对现场进行处置，仓库内仅几十箱消毒药品被烧毁，未造成人员伤亡，也未造成附近环境污染。

【分析结果】此次药品库房起火的原因是由于夏季成都雨水过多，仓库内比较潮湿，而部分包装破损的药品遇到水发生化学反应，其产生的高温导致了自燃。

由于仓库内堆放的都是消毒片，遇到水会发生化学反应，所以在灭火中不能用水，否则会引起更剧烈的化学反应，烟雾会更大，还会导致自燃。消防队员采取的灭火措施是：利用铁锹将纸箱分开、隔离，再利用干粉灭火器等扑灭明火。

不同类型的灭火器适用于不同的火灾场合，因此正确合理地配置灭火器、选择灭火器和使用灭火器非常重要。

（一）工作目标

1. 根据火灾原因选择适当的灭火器类型。
2. 制定灭火方案。
3. 正确使用灭火器。

（二）工作内容及要求

1. 根据火灾类型选择适当的灭火器类型

（1）灭火器的灭火级别　灭火级别表示灭火器的灭火能力。灭火级别是采用科学试验方法，即用灭火器扑救相应的标准火势模型的火来确定的。

目前世界各国现行国家标准仅有两类灭火级别，即 A 和 B。1A、1B 是灭火器扑救 A 类火灾、B 类火灾的最低灭火级别，也是灭火级别的基本单位值。我国现行标准系列规格灭火器的灭火级别有 3A、5A、8A、13A、21A、……、55A 等和 1B、2B、3B、4B、5B、……、120B 等两个系列，分别标记在相应规格灭火器铭牌上。表 2-3 列出了各种灭火器的级别。

表 2-3　灭火器的级别

灭火器类型		灭火剂充装置		灭火级别		类型规格
		L	kg	A 类	B 类	
干粉（碳酸氢钠）	手提式	—	1	—	2B	MEN1
		—	2	—	5B	MEN2
		—	3	—	7B	MEN3
		—	4	—	10B	MEN4
		—	5	—	12B	MEN5
		—	6	—	14B	MEN6
		—	8	—	18B	MEN8
		—	10	—	20B	MEN10
	推车式	—	25	—	35B	MFNT25
		—	35	—	45B	MFNT35
		—	50	—	65B	MFNT50
		—	70	—	90B	MFNT70
		—	100	—	120B	MFNT10
干粉（磷酸铵盐）	手提式	—	1	3A	2B	MFA1
		—	2	5A	5B	MFA2
		—	3	5A	7B	MFA3
		—	4	8A	10B	MFA4
		—	5	8A	12B	MFA5
		—	6	13A	14B	MFA6
		—	8	13A	18B	MFA8
		—	10	21A	20B	MFA10
	推车式	—	25	21A	35B	MFAT25
		—	35	27A	45B	MFAT35
		—	50	34A	65B	MFAT50
		—	70	43A	90B	MFAT70
		—	100	55A	120B	MFAT100
卤代烷（1211）	手提式	—	0.5	—	1B	MLY0.5
		—	1	—	2B	MLY1
		—	2	3A	4B	MLY2
		—	3	3A	6B	MLY3
		—	4	5A	8B	MLY4
		—	6	8A	12B	MLY6
	推车式	—	20	—	24B	MLYT20
		—	25	—	30B	MLYT25
		—	40	—	35B	MLYT40
卤化烷（1301）	手提式	—	2	—	4B	MLS2　MLS4
		—	4	3A	8B	MLS6
二氧化碳	手提式	—	2	—	1B	MT2
		—	3	—	2B	MT3
		—	5	—	3B	MT5
		—	7	—	4B	MT7
	推车式	—	20	—	8B	MTT20
		—	25	—	10B	MTT25

（2）不同类型的灭火器适用范围

① 手提式干粉灭火器　干粉灭火器适用于扑救可燃液体、气体、电气火灾以及不宜用水扑救的火灾。ABC 干粉灭火器可以扑救带电物质火灾和 A、B、C、D 类物质燃烧的火灾。

② 1211 灭火器　适用于扑救易燃、可燃液体、气体以及带电设备的火灾，也能对固体物质表面火灾进行扑救（如竹、纸、织物等），尤其适用于扑救精密仪表、计算机、珍贵文物以及贵重物资仓库的火灾，也能扑救飞机、汽车、轮船、宾馆等场所的初起火灾。

③ 泡沫灭火器　适用于扑救 A 类火灾，如木材地、棉、麻、纸张等火灾，也能扑救一般 B 类火灾，如石油制品、油脂等火灾；但不能扑救 B 类火灾中的水溶性可燃、易燃液体的火灾，如醇、酯、醚、酮等物质的火灾。

④ 二氧化碳灭火器　二氧化碳灭火器适用于扑救 600V 以下电气设备、精密仪器、图书、档案的火灾，以及范围不大的油类、气体和一些不能用水扑救的物质引起的火灾。

⑤ 七氟丙烷灭火器　七氟丙烷装置具有良好的灭火效率，灭火速度较快，效果好，灭火浓度低，适用于有人场所、精密仪器场所和远距离输送场所，可扑灭 A、B、C、E 类表面火灾。

⑥ 清水灭火器　清水灭火器可设置于工厂、企业、公共场所等，用以扑救竹、木、棉麻、稻草、纸张等引起的 A 类火灾。不适用于扑救油脂、石油产品、电气设备和轻金属火灾。

由任务案例可知，消毒片遇水发生剧烈的化学反应，所以不能选择清水灭火器，而选择了干粉灭火器。

2. 制定灭火方案

灭火器担负的任务是扑救初起火灾。质量合格的灭火器，如果使用得当，扑救及时，可将一切损失巨大的火灾扑灭在萌芽状态。

3. 灭火器的使用方法

不同类型的灭火器使用方法不同，下面介绍几种常用灭火器的使用方法：

（1）手提式干粉灭火器

① 使用方法（图 2-9）　灭火时，采用手提或肩扛灭火器快速奔赴火场，在距燃烧处 5m 左右，放下灭火器。如在室外，应选择站在上风方向喷射。

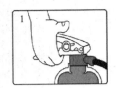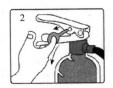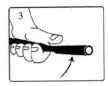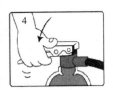

1.提起灭火器　　2.拔下保险销　　3.握住软管　　4.对准火苗根部扫射

图 2-9　手提式干粉灭火器使用方法

储气瓶式干粉灭火器，操作者应一手紧握喷枪，另一手提起储气瓶上的开启提环。如果储气瓶的开启是手轮式的，则向逆时针方向旋开，并旋到最高位置，随即提起灭火器。当干粉喷出后，迅速对准火焰的根部扫射灭火。

储压式干粉灭火器，操作者应先将开启把上的保险销拔下，然后握住喷射软管前端喷嘴部，另一只手将开启压把压下，打开灭火器进行灭火。在使用灭火器时，一只手应始终压下压把，不能放开，否则会中断喷射。

干粉灭火器扑救可燃易燃液体火灾时，应对准火焰根部扫射，如果被扑救的液体火灾呈流淌燃烧时，应对准火焰根部由近而远，并左右扫射，直至把火焰全部扑灭。如果可燃液体在容器内燃烧，使用者应对准火焰根部左右晃动扫射，使喷射出的干粉流覆盖整个容器开口表面；当火焰被赶出容器时，使用者仍应继续喷射，直至将火焰全部扑灭。在扑救容器内可燃液体火灾时，应注意不能将喷嘴直接对准液面喷射，防止喷流的冲击力使可燃液体溅出而扩大火势，造成灭火困难。

使用磷酸铵盐干粉灭火器扑救固体可燃物火灾时，应对准燃烧最猛烈处喷射，并上下、左右扫射。如条件许可，使用者可提着灭火器沿着燃烧物四周边走边喷，使干粉灭火剂均匀地喷在燃烧物的表面，直至将火焰全部扑灭。

② 注意事项　手提式干粉灭火器应用比较普遍，适用于扑救各种易燃、可燃液体和易燃、可燃气体火灾，以及电器设备火灾，由于体积小，易操作，得到了广泛的应用。

但是如果不能正确掌握使用方法，就会错过最佳灭火时机，造成较大的损失。现将手提式干粉灭火器的使用注意问题进行说明。

用灭火器灭火时，避免冲击液面，以防火种飞溅。

灭火器一经开启使用，不能保存重用，须到专业消防器材经营部门重新灌气后才能保存使用。

应加强巡视检查，检查压力是否符合要求、喷管有无破损、外观有无明显锈蚀等。

（2）1211灭火器

① 使用方法　使用手提式1211灭火器时，应手提灭火器的提把或肩扛灭火器带到火场。在距燃烧处5m左右，放下灭火器。先拔出保险销，一手握住开启把，另一手握在喷射软管前端的喷嘴处。如灭火器无喷射软管，可一手握住开启压把，另一手扶住灭火器底部的底圈部分。将喷嘴对准燃烧处，用力握紧开启压把，使灭火器喷射。

当被扑救可燃烧液体呈现流淌状燃烧时，使用者应对准火焰根部由近而远并左右扫射，向前快速推进，直至火焰全部扑灭。

如果可燃液体在容器中燃烧，应对准火焰左右晃动扫射，当火焰被赶出容器时，喷射流跟着火焰扫射，直至把火焰全部扑灭。但应注意不能将喷射流直接喷射在燃烧液面上，防止灭火剂的冲力将可燃液体冲出容器而扩大火势，造成灭火困难。

如果扑救可燃性固体物质的初起火灾时，则将喷射流对准燃烧最猛烈处喷射，当火焰被扑灭后，应及时采取措施，不让其复燃。

推车式1211灭火器在灭火时一般由两人操作，先将灭火器推或拉到火场，在距燃烧处10m左右停下，一人快速放开喷射软管，紧握喷枪，对准燃烧处；另一人则快速打开灭火器阀门。灭火方法与手提式相同。

② 注意事项　1211灭火器使用时不能颠倒，也不能横卧，否则灭火剂不会喷出。另外，在室外使用时，应选择在上风方向喷射；在窄小的室内灭火时，灭火后操作者应迅速撤离，因1211灭火剂有一定的毒性，需防止对人体的伤害。

（3）泡沫灭火器

① 使用方法　泡沫灭火器包括手提式泡沫灭火器、推车式泡沫灭火器和空气泡沫灭火器。下面重点介绍手提式泡沫灭火器的使用方法。

因为泡沫灭火器是通过筒内两种化合物质混合后释放出大量的泡沫，进行灭火的，所以泡沫灭火器的取法也有一定的规定，必须防止在使用前筒内的两种物质混合。正确取法是：右手握着压把，左手托着灭火器底部，轻轻地取下灭火器。

成功取下灭火器以后，用右手提着灭火器筒上面的提手，迅速到达火灾现场。

在距离着火点5m处，整个人蹲下将灭火器放置于地上，双腿一前一后蹲下，用右手握住灭火器喷嘴（喷嘴朝着火处），左手执筒底边缘。

站立起身，把灭火器颠倒过来呈垂直状态，用劲上下晃动几下，喷嘴对准着火点，然后放开喷嘴。

右手抓筒耳，左手抓筒底边缘，把喷嘴朝向燃烧区，站在离火源8m的地方喷射，并不断前进，围着火焰喷射，直至把火扑灭。

灭火后，把灭火器卧放在地上，喷嘴朝下。

② 注意事项　泡沫灭火器在扑救可燃液体（汽油，柴油等）火灾时，如果液体已呈流淌状燃烧，则将泡沫由近而远喷射，使泡沫完全覆盖在燃烧液面上；如果可燃液体在容器内燃烧，应将泡沫射向容器的内壁，使泡沫沿着内壁流淌，逐步覆盖着火液面。切忌直接对准液面喷射，以免由于喷射流的冲击，使燃烧的液体冲散或冲出容器，扩大燃烧范围。

在扑救固体物质火灾时，应将射流对准燃烧最猛烈处。灭火时随着有效喷射距离的缩短，使用者应逐渐向燃烧区靠近，并始终将泡沫喷在燃烧物上，直到扑灭。

使用时，灭火器应始终保持倒置状态，否则会中断喷射。

（4）二氧化碳灭火器

① 使用方法　二氧化碳灭火器有手提式和推车式两种。手提式二氧化碳灭火器又分为两种：手轮式二氧化碳灭火器和鸭嘴式二氧化碳灭火器。手轮式二氧化碳灭火器由手轮的转动控制开闭；其下部有一根钢制或尼龙材料制成的出液管直通瓶底。喷筒为喇叭状，由一根钢管与启闭阀出口相连。为确保安全，当瓶内二氧化碳灭火剂蒸气压达到17.0MPa以上时，启闭阀一侧的安全膜片会自行爆破，释放二氧化碳气体。鸭嘴式二氧化碳灭火器其构造与手轮式大致相同，只是启闭阀的开启形式不同，喷筒的钢丝编织胶管与启闭阀相连。启闭阀为手动开启，手一松开即自动关闭，又称手动开启自动关闭型。两者的原理和使用方法均相同。

a. 二氧化碳灭火器的原理　灭火器瓶体内贮存液态二氧化碳，工作时，当压下瓶阀的压把时，内部的二氧化碳灭火剂便由虹吸管经过瓶阀从喷筒喷出，使燃烧区氧的浓度迅速下降。当二氧化碳达到足够浓度时火焰会因窒息而熄灭，同时由于液态二氧化碳会迅速气化，在很短的时间内吸收大量的热量，因此对燃烧物起到一定的冷却作用，也有助于灭火。

b. 使用方法　将灭火器提至火灾现场，拔出保险销，一手握住喇叭筒根部的手柄，另一只手紧握启闭阀的压把，把喇叭筒往上扳70°～90°。对准火焰根部，压下压把，药剂即喷出灭火；放开手把，可停止喷射，从而实现间隙喷射。

灭火时，当可燃液体呈流淌状燃烧时，使用者将二氧化碳灭火剂的喷流由近而远向火焰喷射。如果可燃液体在容器内燃烧时，使用者应将喇叭筒提起。从容器的一侧上部向燃烧的容器中喷射。但不能将二氧化碳射流直接冲击可燃液面，以防止将可燃液体冲出容器而扩大火势，造成灭火困难。

② 注意事项　该灭火器主要是依靠二氧化碳将燃烧物与周围空气隔绝，从而造成燃烧物缺氧熄灭而起到灭火作用，因此它不宜在室外大风时使用。

当在狭小的密闭房间使用时，使用后使用者及所有人员都必须迅速撤离。

灭油类火灾时喷筒不能距离油面太近，以免把油液吹散，火灾扩大。

使用时，不能直接用手抓住喇叭筒外壁或金属连线管，防止手被冻伤。

若灭600V以上电器火灾时，应先切断电源。

③ 维护与保养

a. 二氧化碳灭火器应放置在干燥无腐蚀性气体的场所，且不得火烤、曝晒和碰撞。

b. 每半年定期检查灭火器重量，低于额定充装量的5％时，应送有资质的维修部门检修后再重新充气。

c. 灭火器一经开启，即使喷出不多，也必须按规定要求进行再充装。再充装应由专业维修部门按照制造厂的要求和方法进行，不得随便更改灭火剂的品种和重量。

d. 灭火器期满五年，以后每隔二年，其主要部件（如器头、筒体等）应按标准进行水压试验，水压试验压力为 25MPa。在水压试验的同时应测定残余变形率，其值不得大于 6%。试验后应在灭火器筒体肩部打上试验年月和试验单位代号。

e. 经维修部门修复的灭火器，应有消防监督部门认可的标记，并注明维修单位名称和维修日期；具体可参阅维修手册。

f. 灭火器贮存温度－10～＋45℃。

（5）清水灭火器　清水灭火器由保险帽、提圈、筒体、二氧化碳气体贮气瓶和喷嘴等部件组成。它主要用于扑救固体物质火灾，如木材、棉麻、纺织品等的初起火灾。清水灭火器有 6L 和 9L 两种规格，6L 的规格是指该灭火器装有 6L 的水，9L 的规格是指装有 9L 的水。

① 使用方法　将清水灭火器提至火场，在距燃烧物大约 10m 处，将灭火器直立放稳。摘下保险帽。用手掌拍击开启杆顶端的凸头，这时，清水便从喷嘴喷出。

当清水从喷嘴喷出时，立即用一只手提起灭火器筒盖上的提圈，另一只手托起灭火器的底圈，将喷射的水流对准燃烧最猛烈处喷射。因为清水灭火器有效喷水时间仅有 1min 左右，所以，当灭火器有水喷出时，应迅速将灭火器提起，将水流对准燃烧最猛烈处喷射。

随着灭火器喷射距离的缩短，操作者应逐渐向燃烧物靠近，使水流始终喷射在燃烧处，直至将火扑灭。

② 注意事项　清水灭火器在使用过程中应始终与地面保持大致垂直状态，不能颠倒或横卧，否则会影响水流的喷出。

清水灭火器不能放在离燃烧物太远处，这是因为清水灭火器的有效喷射距离在 10m 左右，否则，清水灭火器喷出的水喷不到燃烧物上。

③ 维护与保养

a. 检查灭火器存放地点温度是否在 0℃以上，以防气温过低而冻结。

b. 灭火器应放置在通风、干燥、清洁的地方，以防喷嘴堵塞以及因受潮或受化学腐蚀药品的影响而发生锈蚀。

c. 经常进行外观检查，检查内容如下：

ⅰ. 检查灭火器的喷嘴是否畅通，如有堵塞应及时疏通。

ⅱ. 检查灭火器的压力表指针是否在绿色区域，如指针在红色区域，表明二氧化碳气体贮气瓶的压力不足，已影响灭火器的正常使用。所以，应查明压力不足的原因，检修后重新灌装二氧化碳气体。

ⅲ. 检查灭火器有无锈蚀或损坏，表面涂漆有无脱落，轻度脱落的应及时补好，有明显腐蚀的，应送专业维修部门进行检查。

d. 灭火器一经开启使用，必须按规定要求进行再充装，以备下次使用。

e. 每半年拆卸器盖进行一次全面检查，检查内容如下：

ⅰ. 检查贮气瓶的防腐层有无脱落、腐蚀，轻度脱落的应及时补好，明显腐蚀的送专业维修部门进行水压试验。

ⅱ. 检查灭火器内水的重量是否符合要求，6L 的灭火器应装 6kg 的水，9L 的灭火器应装 9kg 的水，水量不够的要补足。

ⅲ. 检查器盖密封部分是否完好。

（三）工作流程

1. 成立学生灭火小组，由组内推选组长负责后期任务组织工作。组长要熟悉每位成员的行动能力，能够根据队员的体能、业务、心理等素质分配任务。

2. 充分掌握灭火知识和熟练使用各种消防器材，根据火灾类型制定灭火演练方案。

3. 火灾发生后，组长下达命令，根据火灾情况及时调整部署，并作出安全防范措施。

4. 到达火灾现场，占领适当位置，能消灭的话立即利用合适的消防器材灭火，着火面积大时，控制其蔓延。

5. 由学生小组组内讨论研究编制整改措施方案。

6. 建立档案。

（四）工作记录

灭火演练记录表

演练地点		演练时间	月　日	任务编号	
组长		参加人员			
消防器材					
演练任务					
演练过程					
演练总结					

（五）工作总结及评价

灭火演练工作总结

任务布置者: (教师姓名)	部门:×××车间		时间:
任务承接者: (学生姓名)	部门:×××车间		
任务总结: 			
教师点评: 			
任务编号:20×××××××××		任务评分:	

任务三　安全事故应急处理

【任务引入】药品在储运中可能会发生火灾，水灾，天气异常，被盗抢，堵车，仓库停电，液体、气体、粉末泄漏等紧急安全事故，所以做好安全事故应急处理预案尤为重要。要求能够在紧急事故发生时，采取适当的应对措施，防止事态进一步扩大，保证储存、运输过程中的药品质量与安全，最大限度地降低损失。

×× 药品仓库突然停电，30min 内维修人员到达现场，对设备进行评估、检查与维修，必要时，对设备进行更换。

应急小组派人配合合作单位的技术人员对冷库的电路、冷风机组、发电机组等设施设备进行逐一排查，在最短的时间内解除异常情况，使冷藏库恢复正常的工作状态。

【分析结果】如冷藏库无法在短时间内解决问题或者温度无法控制，药品会因为环境温度不适宜，出现质量问题，难以保证药品的安全性。

所以应急小组应立即安排冷藏药品的转运工作，转运药品应使用符合运输的交通工具，运输作好记录，质管科配合仓储科做好与合作单位的药品交接工作。

整个过程密切关注温度变化并作好记录。

（一）工作目标

1. 制定快速、高效的药品储运应急预案。
2. 确保能在药品储存、冷藏药品运输途中对可能发生的突发事件作出快速的反应。
3. 采取应对措施，防止事态进一步扩大，保证药品的质量与安全。

（二）工作内容及要求

下面针对药品在储运过程中可能出现的安全事故进行分析并制定应急处理预案。

1. 仓储安全事故应急预案

（1）库房温湿度控制

① 在常温、阴凉库存放的药品 夏天，在阴凉库、常温库的药品，需要养护员密切关注温湿度变化，温度过高开空调制冷降温，湿度过高需开空调除湿，以保证药品的正常储藏环境。

停电后，养护员、保管员应第一时间通知应急小组。应急小组应立刻向仓储科下达冷藏药品停止发货和启动自备发电机组的指令。从停电开始到启动发电机组时间不得超过20min。同时，阴凉库要关闭门窗，停止发货。

阴凉库、常温库的设施设备需维修时，避开高温高湿天气，且不得所有设备同时停运检修，要分批维修养护。

② 冷藏的药品 遇到停电时，养护员应第一时间通知应急小组。

如系公司电源跳闸，立即安排人员解除故障，恢复供电。

如系停电，应急小组应立刻向仓储科下达冷藏药品停止发货和启动自备发电机组的指令。从停电开始到启动发电机组时间不得超过20min。

如系制冷设备发生故障，发现人应第一时间通知应急小组。同时，设备所在部门负责人应立即到达现场确认故障，关机并拔掉电源插头。

应急小组应立即通知仓储科关闭库门，停止发货；通知业务科暂停采购；通知销售科暂停销售。

（2）仓储部空调故障 仓储部空调需要维修时，应避开高温高湿或严寒天气，且不得所有设备同时停运检修，要分批维修养护。

（3）仓库制冷设备故障 仓库制冷设备故障应及时抢修，时刻注意仓库内温度变化。如果库区不能有效降温，则应向质管部门申请移库，移库的药品做好标识。或是在库区内放置大量冰块，以降低库区的温度。需要注意的是储存的冰块不得对药品造成污染。

冷库应备有多台制冷机组，并时常检查其状态。如发生冷库设备故障时，在100min内不能修好，应立即启动备用冷库，待用冷库温度达到 $2\sim8℃$ 时，立即转运药品，同时报修常用冷库。冷库设备故障时，如果药品不是太多，可向保温箱中储存药品并加放冰排。保温箱应仍放在冷库中，以延长其时限。

（4）包装破损，液体、气体和粉末泄漏 仓库中的药品因为各种原因可能会导致包装破损，造成泄漏。一旦发生泄漏可采用以下方法处理：

① 堵截和收容（集） 用纸箱或拖把堵截泄漏液体或引流到安全地点。若泄漏量比较多，可将泄漏出的液体装入塑料容器内；当泄漏量少时，可用纸板吸附。

② 稀释与覆盖 向有害物蒸气喷射雾状水，加速气体向高空扩散。对于可燃物，也可以在现场施放大量水蒸气或氮气，破坏燃烧条件。对泄漏的液体，可用泡沫或其他覆盖物覆盖，在其表面形成覆盖层，抑制其蒸发。

③ 中和 对于酸碱性药品，可用石灰或醋等进行中和处理，以避免灼伤人体。

④ 通风 对于有毒性的，应疏散员工，迅速隔离破损药品，通风排出有害气体；迅速清理周围现场。

⑤ 除尘 对于粉末剂型泄漏时，应带上防护面具及时清扫粉末，再用拖把拖干净。

⑥ 灭活 对于生物制品、有活性菌的药品泄漏，应咨询质量管理部门，采取合理的方式进行灭活。如：用酸、碱或消毒液进行清洗等。

⑦ 废弃 将收集的泄漏物运至废物处理场所处置，用焚烧或深埋方式处理。

（5）火灾 发现火情后，第一目击人应立即向应急小组报告，并根据火灾情况判断是否拨打 119 求助。

应急小组迅速组织人员利用仓库现有灭火器材扑救，转移存放的物资，同时切断可燃物燃烧路线，阻止火势蔓延。

如火势较大，应急小组应组织人员撤离至安全区域，加强现场警戒，杜绝闲杂人员进入。同时派专人引导消防车辆，以保证消防车辆快速到达现场。

火情解除后，应急小组要迅速清理现场，对库存物资进行盘点，核实损失，向公司质量领导小组递交书面的总结报告。

积极做好恢复重建工作。

（6）水灾　发现水情，立即向仓储科长报告。

水情小，仅是管道、墙体渗水，立即对储存区进行调整，将物资转移到安全地区。

水情严重，应及时向应急小组报告，并立即切断总电源后，由仓储科组织人员对物质进行安全转移。

应急小组组织调查水害原因，清理水害现场，制定并实施纠正预防措施。

应急小组对库存物资进行盘点，核实损失，向公司质量领导小组递交书面的总结报告。

2. 运输途中安全事故应急预案

（1）运输设备故障　冷藏药品运输前，应提前对运输设备进行预冷，等温度达到要求后方可启运。冷藏车出车前，应对车况进行检查，严禁车辆带病上路。

采用保温箱、冷藏箱运输的，如出现车辆故障或保温箱、冷藏箱温度无法控制时，车辆驾驶员应立即将车辆停靠至阴凉处，并立即通知应急小组，由应急小组派公司冷藏车前往转运。

采用冷藏车运输的，车辆出现故障且不能立即修复的，能保证温度在可控范围的，应就近安排拖车将车辆拖至目的地，交货后安排修车；如遇离目的地较远的，应立即通知应急小组，由应急小组安排应急合作单位冷藏车辆对药品进行转运。

冷藏车需维修时，配送科应联系好应急合作单位的冷藏车并商定租借事宜。

配送科应将上述情况记录存档。

（2）道路阻塞

① 冷链药品在运输途中如发生异常天气影响及交通拥堵等突发事件，造成在途时间过长而影响药品质量，运输司机应及时查看药品的储存温度，并应及时同客户联系，做好延时接货的准备工作。

② 如果道路阻塞不通时，运输司机应重新选择道路或在规定有效时间内返回公司。

（3）天气异常情况

① 如果天气异常情况造成道路阻塞，应按上述（2）处理。

② 极端天气导致冰排耗尽，或太过寒冷，应通知公司应急管理小组进行处置。冬天严寒季节，要注意防冻，尤其液体类、软膏、贴膏制剂等，密切关注温度变化。温度低时，要及时开空调制暖，必要时将易冻商品集中存放，散热器保温保存，作好温度记录，保证库房温度正常。

③ 因天气原因导致行车速度慢，则需要多配备冰排，备用。

（4）运输途中盗抢

① 积极采取运输安全管理措施，加强运输车辆的安全防范，药品出库时，由配送员将车辆的车门锁等检查好，防止在运输过程中发生药品盗抢、遗失、调换等事故。

② 运输途中司机和配送员应警惕，注意发现可疑情况，随时做好防抢、防盗的准备，确保安全无事故。如遇不测，应立即拨打 110 报警和报告当地药监部门，同时向公司应急小

组报告。

③ 盗抢发生后，应上报当地药监部门，并配合公安部门调查工作，及时追回药品，防止药品流弊事故。

3. 储运中的火灾事故应急预案

发现火情后，第一目击人应立即向应急小组报告，并根据火灾情况判断是否拨打 119 求助。

应急小组迅速组织人员利用仓库现有灭火器材扑救，转移存放的物资，同时切断可燃物燃烧路线，阻止火势蔓延。

如火势较大，应急小组应组织人员撤离至安全区域，加强现场警戒，杜绝闲杂人员进入。同时派专人引导消防车辆，以保证消防车辆快速到达现场。

火情解除后，应急小组要迅速清理现场，对库存物资进行盘点，核实损失，向公司质量领导小组递交书面的总结报告。

积极做好恢复重建工作。

4. 储运中的水灾事故应急预案

发现水情，立即向仓储科长报告。

水情小，仅是管道、墙体渗水，立即对储存区进行调整，将物资转移到安全地区。

水情严重，应及时向应急小组报告，并立即切断总电源后，由仓储科组织人员对物质进行安全转移。

应急小组组织调查水害原因，清理水害现场，制定实施纠正预防措施。

应急小组对库存物资进行盘点，核实损失，向公司质量领导小组递交书面的总结报告。

（三）工作流程

1. 应急事故发生前，有关部门与应急小组对应急预警预报系统进行建设，编制突发情况防范规划，加强检查力度，发现隐患及时处理，并作好检查记录。

2. 储运突发事故发生后，第一发现人应首先采取紧急措施开展先期处置，并及时向部门负责人和应急小组报告。

3. 应急小组迅速组织人员开展救援活动，同时作好应急处置现场记录。

4. 重大事故（事件）在事发后 10min 内向公司领导报告。

5. 突发事故应急处置结束后，应急小组应迅速清理现场，核实损失情况。协助有关部门进行调查、取证和理赔工作，迅速恢复正常工作秩序。

6. 应急小组提出整改建议，防止此类事故再次发生。

（四）工作记录

应急小组成员表

项目	姓名	职务	职责	联系电话
组长				
副组长				
成员				
成员				
成员				
成员				
...				

安全事故应急处理预案演练记录表

演练内容		演练地点		任务编号	
参加人员					
演练依据					
演练情况					
演练过程					
演练评审					
存在问题及改进措施					

（五）工作总结及评价

安全事故应急处理预案演练工作总结

任务布置者： （教师姓名）	部门：×××车间		时间：
任务承接者： （学生姓名）	部门：×××车间		
任务总结：			
教师点评：			
任务编号：20×××××××××		任务评分：	

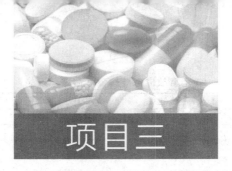

项目三

化学原料药的储运管理

化学原料药，指用于生产各类制剂的原料药物，是药品成品制剂中的有效成分，包括化学合成、植物提取或者利用生物技术制备的各种用来作为药用的粉末、结晶、浸膏等，但病人无法直接服用。众所周知，化学原料药的种类繁多，性质也各异。在化学原料药的储运管理中，一般要熟悉各种化学原料药的理化性质以及生物特性，要研究这些药物受各种因素的影响而可能产生的多种质量变异的情况和特点，从而采取相应的储存和运输管理办法，保证药物在储存和运输过程中的质量。

一、职场环境

（一）环境、场地

1. 化学原料药仓库堆放定置管理要求

对到企业入库的所有化学原料药，必须定置存放在仓库的相应区域内。化学原料药存放要符合安全、方便、实用、节约的原则。既要防止原料药的包装因受压造成损失，又要防止倒塌造成工伤事故和药品损失。存放时，应该把各件货包有规则地从下而上垂直地排放，并使上面货包与下面货包相重合，同时，把各件货包顺着水平面的长度、宽度横向地堆放在一起，包件之间应该相互贴靠，增加堆放稳固性。原料药摆放时严禁倒置。仓库对原料药应按理化性质、规格级别、储存要求分库分区放置，防止原料药间发生反应、污染及混杂。原料药储存仓库内外环境均应符合要求。仓库选点应该远离居民区，无大量粉尘、有害气体、污水和杂草等严重污染源，库房地势要高，地质应坚固、干燥；库房内墙壁顶棚和地面光洁平整，门窗结构严密。在储存过程中，存放地点划分为若干货位，依次编号。原料药的位置不能随意更换，对各种原料药标好存放号。一般情况下，笨重的出入频繁的原料药应放在出入口方便的地方。一般情况下，原料药库区分为外清区、收料区、退货区、称量区、备料区（或发料区），库房内分待验合格区和不合格区。待验合格区和不合格区分别以绿、红色绳围拦或以不同色牌标志，物料应按其质量情况存于各区。原料药被生产车间领用但还未进入生产线的过程中，车间对原料药应设区放置，防止各类物料之间的交叉污染。同时各种在库设备、设施、器具、清洁工具等均应实行定置管理，使用后各就各位，摆放整齐，标志明显。

2. 原料药储存条件要求

（1）原料药库房货位应有平面示意图，包括库房、使用面积、储存类别等。原料药要放在垫仓板上，垫仓板应清洁，底部通风良好，坚决禁止和地面直接接触；原料药及辅料应按品种、批号、规格分别存放。原辅料、中药材及包装材料应该分库存放。有毒性的原料药应实行双人双锁保管。液体原料药与固体原料药应分区存放。

（2）有说明书、印有与标签内容相同的包装材料的原料药应专库存放；原料药库房内货垛码放应符合规定，垛与垛的距离不少于20cm，垛与梁之间的距离不少于30cm，垛与墙之间的距离不少于30cm，垛与柱之间的距离不少于30cm，垛与地面之间的距离不少于10cm。库房内的主要通道宽度应不少于200cm。库房内设备、设施与货垛也应保持一定距离，比如照明灯具垂直下方50cm外方可储存物料。

（3）原料药应按规定进行储存，当仓库内原料药储存温湿度接近临界值时，应开启控温除湿设备，并做好排湿降温记录。

3. 原料药仓库清洁卫生要求

（1）原料药仓库保管员应按时清扫库房，保持库区周围环境卫生整洁、无积水、无杂物、无污染源。保持库内地面整洁，门窗、玻璃、墙面、货架、货柜清洁，并且及时做好清洁记录。

（2）原料药仓库每次有人出入库结束后，仓库保管员应马上对仓库卫生进行清理，使货位本身及货位之间保持整洁。原料药仓库办公室应保持整洁，与办公用品无关的物品不得存放在桌面上。原料药库区内人员应保持个人卫生，穿着清洁，进库前应清理身上的灰尘。

（3）液体物料药仓库的地面如有污渍时，可用水洗刷，但不可用量过多，以免库内过于潮湿。仓库内不得吸烟，不得吃食品，不得存放私人杂物。原料药仓库内可配备相应的防鼠器材，但不能投放杀鼠的有毒饵料。

4. 化学原料药仓库安全、保卫和消防要求

化学原料仓库内及仓库周边杜绝一切火源，杜绝一切电设备在库房内使用。化学原料药库内工作人员不得擅自带领其他人员进入仓库。企业内其他部门人员到库领取特殊原料药时，仓库管理人员应严格监督其行为，防止任何意外情况发生。

化学原料药仓库管理员要经常检查库房的环境，及时发现安全隐患，并作好检查记录。同时原料药库房管理员应熟知消防设施的摆放位置，并能够熟练使用消防设施。对易燃易爆的原料药应张贴醒目的警示标识。化学原料药仓库内应断绝一切水源和火源，防止造成危害。易燃和易爆的原料药品，应该存放在温度较低、通风良好的库房，性质相互抵触、灭火方法不同的原料药不能混存。原料药仓库一旦发生火灾，应立即启动预警装置，组织人员奋力抢救，同时迅速报警，指定专人保护现场。

化学原料药仓库应明确责任，谁保管谁负责，物料保管员应熟悉物料的分类性质、保管业务和消防安全知识，做好库房防火工作。化学原料药仓库应安排夜间值班人员看守，定时进行消防检查，排除安全隐患。

5. 化学原料药仓库温湿度要求

仓库按温度范围分为冷库、阴凉库和常温库。每个仓库设置温湿度表，其温湿度应控制在规定的范围内。阴凉库的温度不得超过20℃，相对湿度控制在45%～75%；常温库温度保持在10～30℃，相对湿度不超过75%；冷库温度应达到2～10℃，相对湿度应保持在45%～75%。原料药到库后，仓库保管员应根据不同原料药品种的储存条件要求，将原料药分别储存于不同的库区。原料药仓库应设置能有效调控温湿度的设备，一旦库房内温湿度平均值接近规定的上下限临界值或超出规定范围时，系统应能实现就地及指定地点声光报警功能。原料药仓库的温湿度设备在断电状态下仍能正常监测、记录各测点温湿度状况，并在断电情况发生时在指定点声光报警及对指定人员通讯提示。

原料药仓库保管员应每天至少进行2次温湿度观察，同时填写温湿度监控记录，特殊季节（如雨季或高温季节）应增加检查次数。温湿度表应至少每年校验1次，确保所有仪表能

正常使用。一旦温湿度不在要求范围内，仓库保管员应立即采取措施，在最短时间内调整仓库内温湿度到正常范围内。如因库房漏风或设备等原因造成的温湿度偏离控制范围的情况，仓库保管员应立即通知相关负责人，及时进行处理。同时仓库养护员也应对仓库温湿度进行不定期的监督检查。

6. 原料药库内称量规定

所有原料药入库或出库前都必须经过准确的称量。原料药称量应选用合适的称量器皿，以便达到相应的精度。称量器皿应是国家计量部门批准使用的，仓库应该有检验合格证书方可使用。称量前应先检查衡器是否灵敏和准确，能够衡重。被称量的原料药应摆放在量器的中间位置，称量过程不能拖地或和其他原料药接触，防止影响称量的准确性。称量过程中对原料药应轻拿轻放，不仅保护药品，也保护称量工具。称量过程中应作好称量记录，称量结束后，应将所有的秤砣、砝码归位，并将衡器重新设置在初始状态。

（二）设备、用具

1. 通风和照明设备

仓储区的设计和建造应确保良好的仓储条件，特别注意清洁、干燥，并有通风和照明设施。仓储区应能满足原料药储存条件（如温湿度、光照）和安全储存的要求，并定时对设备进行检查和监控。

2. 接收区的布局和装备

在接收区应有清洁设备，能确保到库原料药在进入仓储区前可对外包装进行必要的清洁。

3. 醒目标识

如采用单独的隔离区域储存待验物料，待验区应有醒目的标识，且只限于经批准的人员出入。

4. 消防安全设备

在各个仓储区域应配备一定数量的消防安全设备，如报警器、消防车、电动泵、手动抽水唧筒、水轮、各种灭火器、灭火弹、水井、蓄水池、消防栓、沙土箱、消防水桶、铁锹钩、手斧、水缸、消防云梯等，保障仓库安全，确保万无一失。

5. 原料药称量设备

应定期对原料药称量设备如量具、衡器等进行校准和检查，确保所得出的数据准确可靠，并保存相关记录。特别注意选用的称量器皿应经过国家计量部门法定批准并取得相关合格证书。称量的精确度应符合规定，如 0.1g 天平精确到 0.01g、1kg 秤精确到 1g、10kg 秤精确到 10g、50kg 秤精确到 20g、100kg 秤精确到 100g、500kg 秤精确到 500g。

6. 标准计量器

应使用标准计量器具进行校准，且所用的标准计量器具有可以溯源到国际或国家标准器具的计量合格证明。校准记录应标明所用标准计量器具的名称、编号、校准有效期和计量合格证明编号，确保记录的可追溯性。

7. 自动电子设备

如在仓储过程中使用自动电子设备的，应对自动电子设备定期进行校准和检查，确保其操作功能正常。校准和检查应有相应的记录。

二、工作目标

（1）根据化学原料药的高污染、高毒性、高危险等特点，牢固树立车间工作安全意识。

（2）熟悉化学原料生产车间和仓储区域各种设备用具的正确使用。

（3）当化学原料药发生变异时，应明确原因，并能进行相应的处置措施等。

（4）熟悉化学原料药入库验收程序，能够正确完成化学原料药入库和验收。

（5）能够根据不同化学原料药的仓储保管办法，合理储存化学原料药。

（6）熟悉化学原料药的出库与销售流程及注意事项等，能够做好收发货业务。

三、岗位人员要求

（一）思想方面要求

化学原料药比普通药品的危险性大，有些原料药高温或摩擦很可能会出现爆炸等情况，这就要求化学原料药仓储管理人员能够树立高度的责任感，忠于职守；牢固树立安全储存意识，不放过任何一个安全隐患，对可能发生的不良情况有预见性。严格遵守原料药仓库管理的规章制定和工作规范，严格履行岗位职责，及时做好药品的入库验收、保管养护和出库发运工作；严密各项手续制度，做到收有据、发有凭，及时准确登记和记录，手续完备，账物相符，把好收、发、管三关。

（二）知识和学历要求

化学原料药仓储管理人员一般应具有药学或相关专业的学历，熟悉 GMP 对原料药入库储存的各项要求，在上岗前应经专业培训并考核合格后持证上岗。对所从事的岗位工作比较熟悉，能够掌握其物理化学性质和保管要求，对仓储管理技术充分掌握，重视研究药品仓储技术，提高仓储利用率，降低仓储物损耗率，提高仓储经济效益。

（三）岗位技能要求

化学原料药仓储管理人员应熟悉原料药仓库的结构、布局、技术定额，熟悉原料药仓库规划；熟悉堆码、苫垫技术。掌握堆垛作业要求，在库容使用上做到：妥善安排货位，合理高效利用仓容，堆垛整齐、稳固，间距合理，方便作业、清数、保管、检查、收发。熟悉仓储原料药的特性、保管要求，能有针对性地进行保管，防止药品损坏，提高仓储质量；能熟练地填写表账、制作单证，妥善处理各种单证业务。

（四）身体状况要求

企业每年应组织化学原料药仓储管理人员进行健康检查，并建立健康档案。发现患有精神病、传染病或者其他可能污染药品疾病的患者，应调离直接接触物料的岗位。

（五）心理素质要求

由于化学原料药的高危险性，化学原料药仓储管理人员会面临很多突发情况，要求其能够分清轻重缓急，有条有理地处理各种情况。

（六）学习能力要求

化学原料药仓储管理人员应不断加强业务学习和训练，任何一个仓储知识的缺失都可能会带来严重后果，所以化学原料仓储管理人员应在业余时间掌握计量、衡量、测量用具和仪器的使用；掌握分管药品的特性、质量标准、保管知识、作业要求和工艺流程；及时掌握仓库管理的新技术、新工艺，适应仓储自动化、现代化、信息化的发展，不断提高仓储的管理水平；了解仓库设备和设施的性能和要求，对所用的设施和设备应定期进行检查、维修、保养、清洁，并建立档案。

四、基础知识及法规

化学原料药是原料药生产中的任何一种物质或物质的混合物，只有加工成为药物制剂，才能成为可临床使用的原料药。原料药根据存在状态分为固体原料药和液体原料药。

原料药质量好坏决定制剂质量的好坏，因此要做好原料药的储存和养护工作，首先要了解药物的理化性质和生物特性，其次要熟悉它们受各种因素影响而引起的质量变异情况和特点，从而采取行之有效的管理办法，保证原料药质量。

（一）原料药的质量变异及原因

1. 风化

硫酸钠、硫酸阿托品、酒石酸锑。

许多含有结晶水的原料药易风化，从而失去部分或全部结晶水，使重量减少，如硫酸钠、硫酸阿托品等。风化后的原料药其化学性质一般不变，但影响使用剂量的准确性，特别是有毒原料药，可能会造成超剂量给药而引起中毒。

2. 潮解

氯化物、水合氯醛、蛋白质、强心苷。

原料药因储存不当，可发生吸潮。吸潮后可发生结块、粘连、潮解、稀释甚至霉变、分解、变质等现象。如甘油易吸潮稀释，青霉素吸潮水解失效。

3. 挥发

乙醇、乙醚、樟脑、薄荷脑。

具有挥发性的原料药因包装和储存条件不当，会发生挥发，如乙醇、挥发油等；麻醉乙醚因挥发会引起燃烧、爆炸。

4. 变色

甘汞、肾上腺素、维生素C。

某些原料药遇光、热、氧气易被氧化分解而变色。变色后往往降低或失去疗效，甚至产生有毒物质。如甘汞变深灰色时对人体有害；肾上腺素变棕色后即失去疗效等。

5. 异臭、异味

阿司匹林、氨茶碱、蛋白质。

原料药因储藏保管不当而发生化学变化常产生异臭或异味。如含蛋白质的原料药易腐烂发臭；各种挥发油氧化变质产生臭味等。

6. 发霉、生虫

生药、生化类原料药、生物制品、脏器类制品等。

原料药受热受潮后极易发生霉变、生虫、如淀粉、蛋白质和很多生药粉末等。无机和有机原料药一般不容易发霉、生虫。

7. 效价减失

抗生素、生化原料药。

抗生素、生化原料药、生物制品等有效期原料药，久存或储运不当，随有效期临近其效价（含量）会逐渐下降乃至完全消失，或者会增加毒性。

一般情况下，可以从以下三个方面对原料药进行质量检查：一是外观检查，包括原料药色、臭、味是否符合规定，是否有异味、有结块、有溶化或风化等情况发生，是否有灰尘、纸屑等外来杂质，是否有发霉、发臭、虫蛀、鼠咬等现象；二是检查原料药包装是否完好，名称、批号、数量、封口、印字等是否符合要求；三是对原料药重量进行检查，某些液体原料药需作澄清度检查。

（二）原料药的入库验收

化学原料药的质量是药品质量保证的源头，加强原料药的入库验收工作，是防止不合格原料药进入企业、保证原料药质量安全的主要措施。

1. 原料药的入库

收货仓储管理人员在原料药到达仓库时根据"送货单"的信息（订单号、品名、规格、数量、生产批号）与采购计划进行核实，确认无误后方可点收签字，并及时完整填写送检单，同时附上供应商检验报告、生产批号再通知检验员。

对原料药的外包装检查　首先检查包装是否完好，名称批号、数量、封口、印字等是否符合要求；其次对外观性状进行检查，检查色、臭、味是否符合规定，是否无结块、溶化或风化，应无灰尘、纸屑等杂质，无发霉，发臭、虫蛀、鼠咬等现象。

2. 原料药的验收

验收员应熟悉原料药理化性能及各项验收标准，对入库原料药进行逐一验收，不得漏验。验收时，应保证验收场所明亮、洁净、整齐，防止污染，符合 GMP 的要求。验收员不得在同一场地同时进行不同原料药的验收，必须在验收完一个品种并清理现场后，再进行另一个品种的验收，严防药品污染及混药事故。验收工作应做到及时和准确。

对原料药的验收分为固体原料药和液体原料药两种。

（1）对固体原料药的验收

① 对易受潮原料药的验收　检查时可摇瓶振荡，观察原料药是否黏结成块或者溶化，不能任意开启瓶塞。若必须开瓶，应在干燥环境下进行，开启后须立即密封。

② 对易风化的原料药检查　需观察其晶体表面是否变为粉末，是否晶莹透亮。

③ 色、臭、味检查　对有毒品不应品尝；对呼吸道有刺激的原料药通常不检查臭味。

④ 杂质检查　取少量样品平摊在洁净的白纸或白瓷盘上，观察有无灰尘、纸屑、木屑等杂质。

⑤ 重量检查　一般采用称毛重、估算皮重、算净重的办法抽样称量原料药的重量，必要时可以倒出称量。但对注射用原料药，易吸潮，见光、遇氧气、遇热易发生分解、变质等质量变化的原料药不宜倒出称量。

⑥ 其他检查　是否有发霉、发臭、虫蛀、鼠咬等现象，包装是否完好无损，是否有受潮、有水渍等状况。

（2）对液体原料药的验收

① 色、臭、味检查　注意有无变色、酸败、异臭等现象。

② 澄清度检查　要求较高的液体原料药，按原料药质量标准，依照药典附录中关于

"澄清度检查法"的规定检查。品种项下规定的"澄清"系指原料药溶液的澄清度与所用的溶剂相同，或未超过 0.5 号浊度标准液。

③ 容量检查　除有特殊要求，应在室温下进行。小容量的可用清洁干燥的计量工具检查装量是否合乎标准。大容量的可先求出净重，再以该液体的相对密度计算，即得容量。对于具有强烈刺激性味道的原料药、挥发性强的原料药、必须密封储存且拆封后必须立即使用的原料药、能产生有害气体的原料药，一般可根据容器的情况来估计装量的准确程度，必要时可在实验室毒气柜中操作。

④ 其他检查　包装封口是否严密，原料药有无受潮、挥发、渗漏现象，特别是对于有机溶剂和易挥发的液体原料药。

3. 原料药验收的取样

质保部取样员接到取样通知后，应该根据请验单的品名、规格、数量计算取样样本数确定取样量。

当来料总件数不高于 3 时，每件均取样。

当取样数小于 300 时 n 为来料总件数：当 $n \leqslant 3$ 时，每件取样；当 $n < 300$ 时，随机抽取 $\sqrt{n} + 1$ 件；当 $n > 300$ 时，随机抽取 $\sqrt{n/2} + 1$ 件。取样量至少为一次全检量的 3 倍。

（1）准备清洁干燥的取样器、样品盛容器和辅助工具（如手套、样品盒、剪刀、刀子、标签、笔、取样证等）前往现场取样。对于固体原料药，应使用不锈钢探子、不锈钢勺或不锈钢镊子等取样器取样，对于液体原料药应使用玻璃取样管取样。如果需要提取微生物限度检查样品时，以上相应器具均应灭菌。

（2）取样前现场核对物料状态标志。物料应置待验区，有黄色待验标记。请验单内容与实物标记应相符，内容包括品名、批号、数量、规格、产地、来源，标记应清楚完整。进口原辅料应有口岸药检所的检验报告单。取样前应核对原料药外包装的完整性，无破损、污染，密闭。如有铅封，扎印必须清楚，没有启动痕迹。

（3）质保人员如果进行现场核对，不符合要求应拒绝取样，并向请验部门询问清楚有关情况，将实际情况报质保部负责人。

（4）质保部取样员应按取样原则随机抽取规定的样本件数，清洁外包装移至取样室内取样。在取样时，应先打开外包装，根据待取样品的状态和检验项目的不同而采取不同的取样方法：对于固体样品，应该用洁净的探子在每一包件的不同部位取样，放在有盖玻璃瓶或无毒塑料瓶内，封口并作好标记；对于液体样品，应在摇匀后用洁净玻璃管或油提抽取，放在洁净的玻璃瓶中，封口并作好标记；对于微生物限度检查样品，用已灭过菌的取样器在每一包件的不同部位按无菌操作法取样，封口并作好标记。

（5）取样结束后，应封好已打开的样品包件，并在每一包件上贴上取样证。

（6）填写取样记录。

（7）质保部取样员配合请验部门将取样品包件送回库内待验区。

(三) 原料药的储存保管

通常情况下，原料药应该密闭保存，包装应完好无损，严防灰尘、细菌等异物污染。

原料药的储存与养护如下：

（1）原料药保管人员应凭验收人员签章的入库通知单入库，对质量异常、包装不牢、标志模糊及不符合有关规定的原料药应拒收。

（2）验收合格入库的原料药，必须遵循分类储存、安全保管、科学养护、保证质量、减少损耗的原则，努力做好原料药的储存保管工作。

（3）建立库区平面图和近效期原料药示意表，对近效期药品，定期填报近效期原料药催销表进行催销。

（4）仓库应保持整洁、通风、阴凉、干燥，必须具有防尘、防潮、防霉、防污染以及防虫、防鼠、防鸟和消防等安全设施，每天定时测量并记录库房的温湿度，如超出温湿度规定应及时采取措施，并作好记录。

（5）原料药按温、湿度要求，储存于符合要求的化学原料药合格品区，需避光储藏的原料药应避光存放，并做到堆放整齐，不要互相挤压。

（6）搬运和堆垛应严格遵守原料药外包装图示标志的要求，规范操作。不倒置、不混垛，怕压原料药应按外包装图式标志的要求控制高度，定期翻垛。

（7）原料药养护员应做好原料药的在库养护工作。原料药养护员应经岗位培训并考试合格，取得岗位合格证书，持证上岗。养护员应熟悉在库储存原料药的性质与储存养护要求，以便指导并配合仓库保管员对在库原料药进行合理储存保管。

（8）养护员应定期对在库的原料药根据流转情况进行养护和质量检查，作好养护记录，并建立原料药养护档案。

（9）库存养护中如发现原料药质量问题，应立即悬挂明显标志和暂停发货，并尽快通知质保部门予以处理。

（10）原料药养护员应定期汇总和上报养护检查情况、近效期或长时间储存的原料药等质量信息等。

（11）对于不合格原料药应按照有关规定及时予以处理。

（12）应根据原料药的特点采取不同的储存养护措施，如易挥发和升华的原料药应密封于阴凉处保存；易风化的原料药储存时应注意包装严密，不能放在过于干燥和通风的地方；易吸潮、变质的原料药储存时应要求包装严密，于干燥处存储，注意防潮；易吸收 CO_2 的原料药不能露置于空气中，应密封、隔绝空气保存，如氧化锌；对光敏感、易变质失效的原料药储存时要注意避光，置于深色遮光容器中，并在阴暗处密闭保存，如维生素 C；具有特殊异臭、异味或挥发性的原料药（如薄荷脑、樟脑、碘等）必须与吸附性强的原料药（如药用炭、淀粉、乳糖、葡萄糖、氢氧化铝等）隔离分柜存放，以防止原料药间相互串味，避免近旁、同柜、混合堆放；有效期规定的原料药，按效期远近依次专码堆放，并置于干燥阴凉处保存，注意"先产先出"和"近期先出"的原则；生物制品、脏器制品、疫苗血清制品应密封，并置于阴凉避光处保存，必要时可置地下室或冰箱、冷库中储存；危险品除按规定储存外，应远离一般库房，置于凉暗处防火储存；生化制品及含蛋白质、肽类的原料药，易受温度、光、水分和微生物的影响，引起霉变、腐败、生虫等，使有效成分被破坏或产生异臭，这类原料药要注意密封，置于阴凉避光处储存；抗生素类原料药应在干燥、凉暗处储存并掌握"先产先出，近期先出"的原则，如头孢唑林钠、青霉素钠等。

（13）物料外包装须脱除捆扎物，外表清洁，无油污、泥土等，包装完整。

（14）对易虫蛀的原料药应经常检查货垛四周是否有虫丝、蛀粉，尤其是在潮湿或高温天气。对易发霉的原料药应经常检查原料药是否受潮，尤其是接近墙壁易受潮的部位。高温多雨季节应增加检查次数。在易生虫的季节应封闭库门进行熏蒸处理。原料药仓库如不能符合安全要求时，应该立即采取措施，降低库温或货垛温度。还须放置足够的消防器材。

（15）有内包材与外包材的原料药应分库存放。如果有的包装材料印有文字，这样的原料药应专库专人管理存放。只有内包装材料的原料药，必须保证其储存区域清洁卫生，严防包装破损，造成交叉污染。

（16）当原料药仓库温湿度超出标准范围时，及时采取相应的排风或除湿措施，使温湿度快速达到标准范围内。仓储温湿度每天由仓库人员检查两次并及时将检查结果进行记录。对于一些因太阳照射易变质的原料药，仓储所有窗户都需要用窗帘及茶色玻璃防止阳光直射，以确保原料药性质不变。

（17）原料药仓存所有货物不可混淆摆放，上架原料药不可超出货架的边缘，严禁将原料药直接堆放在地面上。仓存所有原料药需分类摆放，原料药摆放或储存时所有标签都朝外，尾数箱原料药需做好标识并放在每一品类原料药的最上方，确保包装的顺序可查性，在储存过程中所有原料药都需封箱，严禁将其敞开，以防变质。

（18）原料药储存应做到"防火、防水、防压、防盗"等安全预防措施，储存过程中，严禁堵塞消防通道，以确保通道的畅通，并做好防尘措施。可每周固定次数以洒水方式拖地，阻挡灰尘进入库区。

总之，影响原料药质量的因素很多，不同的企业和部门其储存和养护的条件不一样，所以在储存和养护中要综合考虑多个方面，可因时、因地制宜，采取相应的措施，妥善保管原料药，以确保库存原料药的质量。

原料药储存养护实例分析：

1. 阿司匹林

【性状】外观为白色结晶或结晶性粉末，无臭或微带醋酸臭，味微酸。用于解热消炎镇痛。

【质量稳定性分析】在干燥空气中稳定，遇湿气即缓慢水解成水杨酸与醋酸，分解后有显著的醋酸臭，水溶液呈酸性。

【储存养护方法分析】密封，在干燥处储存；如有明显的醋酸臭或储存时间过久，应检查其分解产物"游离水杨酸"是否符合药典规定；本品如包装严密，于 5～30℃ 下储存，3 年之内质量无变化。

2. 氢氧化铝

【性状】白色无结晶性粉末，无臭，无味。抗酸药。

【质量稳定性分析】性质稳定，但遇热、受潮则制酸力降低。

【储存养护方法分析】密封储存；久储后应测定制酸力。

3. 咖啡因

【性状】本品为中枢兴奋药。白色或带极微黄绿色，有丝光的针状结晶。

【质量稳定性分析】有风化性，风化后部分变成白色粉末。加热至 100℃ 即成无水咖啡因。

【储存养护方法分析】密封储存；风化后药效不变，但重量减轻，可影响使用剂量的准确性。本品有咖啡因与无水咖啡因两种规格，容易混淆而发生差错。本品属于第一类精神原料药，应按特殊管理原料药规定加强管理。

4. 氯化钙

【性状】白色、坚硬的碎块状颗粒，无臭，味微苦。补钙药。

【质量稳定性分析】本品潮解性甚强，露置于空气中可自行溶化。

【储存养护方法分析】密封，在干燥处储存；验收时可振摇药瓶，观察是否有黏结、液化现象，注意不能任意开启封口，以免吸潮。

5. 麻醉乙醚

【性状】无色澄明、易流动的液体，有特臭，味灼烈、微甜。沸程 33.5～35.5℃，沸距在 1℃以内。吸入麻醉药。

【质量稳定性分析】①有极强的挥发性与燃烧性（如温度稍高，能自沸），蒸气与空气混合后，遇火能爆炸；②本品遇空气、潮湿或强光易生成醋酸、乙醚及有机过氧化物等有害物质，使刺激性和毒性增加；③能溶解有机物，对软木塞、橡胶、火漆、蜂蜡等都能溶解或侵蚀而使药物污染；④有时为了避免本品的氧化，可放入洁净的铁、锌片，使分解产物可立即被金属还原。

【储存养护方法分析】①遮光，几乎装满，严封或熔封，在阴凉避火处保存；②临用时方可开启容器，自容器内取出后，过 24h 即不适供麻醉用；③发现包装不严，有漏气、减量等现象，则不能再供药用；④搬运时应轻拿轻放，减少震动，进出货运输应避开高温时间，宜夜间或早晚凉爽时出入库；⑤本品为一级易燃液体，运输或久储应按危险品处理；⑥储存 2 年后，应重新检查，符合规定后才能使用；⑦消防时用干粉灭火器、沙土、泡沫、二氧化碳或四氯化碳灭火器。

6. 葡萄糖

【性状】无色结晶或白色结晶性或颗粒性粉末，无臭，味甜。营养药。

【质量稳定性分析】①含有 1 分子结晶水，在约 83℃可溶于自身的结晶水；②有吸湿性，可吸潮结块，滋生微生物，发霉等。

【储存养护方法分析】①密封储存；②储存中应防止鼠咬；③本品有口服用或注射用两种规格，注意区分，避免混淆出错。

7. 枸橼酸铁铵（柠檬酸铁铵）

【性状】棕红色的透明菲薄鳞片，或棕褐色颗粒，或黄色粉末，无臭，味咸。抗贫血药。

【质量稳定性分析】本品吸湿性强，易结块甚至溶化；遇光易变质，色泽变深。

【储存养护方法分析】遮光密封储存。

8. 碘化钾（灰碘）

【性状】无色结晶或白色结晶性粉末，无臭，味咸，微苦。碘制剂。

【质量稳定性分析】有弱引湿性，受潮、见光能缓缓分解析出游离碘，变成黄色或棕黄色。本品含微量碘酸盐能促使其变色。

【储存养护方法分析】①遮光，密封储存；②变黄色或棕黄色后不可供药用。

9. 高锰酸钾（灰锰氧）

【性状】黑紫色、细长的棱状晶或颗粒，带蓝色的金属光泽，无臭。消毒防腐药。

【质量稳定性分析】系强氧化剂，在空气中无变化，但与某些有机物或氧化物（酸类、易燃有机物、还原剂等）接触，或受潮湿、强热、摩擦、冲击等，即能分解，引起燃烧或爆炸。

【储存养护方法分析】①密闭储存；②应避免高热、潮湿、日晒、摩擦、冲击；③与乙醇、甘油、硫黄、苯酚、糖、淀粉、碘化钾等还原剂或易燃有机物隔离储存；④运输或储存按危险品处理；⑤消防措施用水、沙土。

10. 盐酸吗啡

【性状】白色、有丝光的针状结晶或结晶性粉末，无臭。镇痛药。

【质量稳定性分析】遇光、空气易氧化变质，色泽变暗。

【储存养护方法分析】①遮光密封储存；②本品属于麻醉原料药，要按特殊管理原料药管理。

11. 含糖胃蛋白酶

【性状】本品为从猪、牛、羊等动物的胃黏膜中提取的胃蛋白酶，用乳糖、葡萄糖或蔗糖稀释制得。白色或淡黄色的粉末，味甜，无腐败臭。助消化药。

【质量稳定性分析】①有引湿性，吸潮、受热后可发生粘瓶结块或异臭霉坏，并降低或失去消化蛋白质的能力；②干燥品对热尚稳定；③久储后蛋白质消化力逐渐下降。

【储存养护方法分析】①密封干燥处储存；②注意有效期；③有两种规格，注意不要混淆。

12. 维生素 B_1（盐酸硫胺）

【性状】白色结晶或结晶性粉末，有微弱的特臭，味苦。维生素类药。

【质量稳定性分析】有吸湿性，干燥品在空气中能立即吸收约 4％的水分，并可缓缓分解而变色。

【储存养护方法分析】应装在避光容器里，遮光，密封储存。

13. 碳酸氢钠

【性状】白色结晶性粉末；无臭、味咸。

【质量稳定性分析】受热易分解，在 65℃以上迅速分解；在干燥空气中无变化，在潮湿空气中缓慢分解。

【储存养护方法分析】密封，在干燥处储存。

14. 硫酸镁

【性状】无色结晶；无臭，味苦、咸；有风化性。

【质量稳定性分析】在干燥空气中易风化为粉状，加热时逐渐脱去结晶水变成无水硫酸镁。

【储存养护方法分析】密封储存于阴凉、通风的库房；远离火种、热源，防止阳光直射；应与氧化剂分开存放，切忌混存。

15. 苯酚

【性状】无色至红色的针状结晶或结晶性块；有特臭；有引湿性；遇光或在空气中色渐变深。

【质量稳定性分析】露置在空中有吸湿性；在空气中能氧化成红色的醌类化合物，颜色变深；具有强腐蚀性。

【储存养护方法分析】遮光、密闭保存，避免光照；腐蚀性极强，接触时应佩戴防毒面具和橡胶手套，并且应与氧化剂、酸类、碱类、食用化学品分开存放；应严格执行危险化学品管理制度，并配备相应品种和数量的消防器材。

16. 硝酸银

【性状】无色透明的斜方结晶或白色结晶；有苦味。

【质量稳定性分析】强氧化剂，与部分有机物或硫、磷混合研磨、撞击可燃烧或爆炸；并且硝酸银具有刺激性及腐蚀性；对蛋白质有凝固作用，接触皮肤会产生黑斑；有毒；对环境造成一定的污染，主要是重金属污染。

【储存养护方法分析】密封储存于阴凉、通风的库房，实验室应储存于棕色玻璃瓶里，避免光照，远离火种、热源；应与易燃物、还原剂、碱类、醇类、食用化学品分开存放，切忌混存；远离火种、热源，防止阳光直射；应与氧化剂分开存放，切忌混存。

17. 氧化镁

【性状】白色粉末；无臭、无味；在空气中能缓缓吸收二氧化碳。

【质量稳定性分析】易吸收水分和二氧化碳逐渐生成碱式碳酸镁；微溶于纯水，因二氧化碳的存在可增加其溶解度，与水缓慢作用生成氢氧化镁。

【储存养护方法分析】密封保存。

18. 樟脑

【性状】白色结晶性粉末或无色半透明的硬块；有刺激性特臭；味初辛，后清凉。

【质量稳定性分析】常温下易挥发，高温下迅速挥发；遇明火、高热或与氧化剂接触，有引起燃烧爆炸的危险。燃烧时发出黑烟及有光的火焰。

【储存养护方法分析】密封储存于阴凉、通风的地方，避免光照，远离火种、热源。

（四）化学原料药出库与销售

（1）化学原料药出库时，要遵循"先产先出、近期先出、按批号发货"的原则。

（2）化学原料药出库时发现有以下问题之一的，要停止发货，并及时向质量管理部门报告处理：

① 原料药包装内有异常响动和液体渗漏；

② 包装出现破损、封口不牢、衬垫不实、封条严重损坏等现象；

③ 包装标识模糊不清或脱落；

④ 原料药已超出有效期。

（3）原料药出库复核时，要按发货凭证和票据对实物进行质量检查，核对数量及名称。复核记录应保存至少超过药品有效期1年，并不得少于3年。

（4）销售化学原料药时需注意原料药的品名、规格与原包装是否一致，不得分装销售。

（5）销售化学原料药时必须审核销售单位的合法资质，查看是否有相应的经营范围。如没有合法资质，不得向其销售。

（6）销售化学原料药时应开具相应的合法票据，做到票、账、货相符。销售票据按规定保存。按规定作好销售记录，记录应保存至少超过药品有效期1年，并不得少于3年。

（7）化学原料药售出后若出现质量问题，应立即通知销售单位停止销售，并及时和本企业质量管理部门联系，追回药品。质保员作好相关记录，质量管理部门按有关规定做好善后工作。

（8）质保员应做好化学原料药的质量查询和投诉工作，及时解决查询、投诉中出现的质量问题，做好原料药质量查询与投诉登记。

（9）质保员应及时收集并整理原料药质量信息，做好原料药质量信息的上报反馈工作。

五、工作任务实施

任务一 阿司匹林原料药的入库验收及质量检查

【任务引入】 某药厂是一家有着30年历史的医药企业，长期以来，特别注重对生产药品的原料药采购的管理和把控，今年3月份，企业采购部门采购了一批阿司匹林原料药，现企业仓储部门要将这批原料药进行入库，请按照原料药入库验收标准完成其规范操作。

分组要求安排：5人一组，每组拟定1位收货员、1位验收员、1位保管员、1位养护员、1位车间提货员。请明确各自职责，顺利完成原料药品的入库验收操作。

【分析结果】 化学原料药入库验收应注意入库验收要点，防止相互碰撞挤压，做好原料药进仓库前的清洁工作和原料药进仓库后的分区储存工作。

各小组每个人应完成一个操作任务，整个过程注意操作任务的规范性和职责的明确性。

（一）工作目标

建立化学原料药验收入库标准操作程序，规范化学原料药验收入库操作要求。

（二）工作内容及要求

1. 阿司匹林原料药到厂前，根据仓储中心门提供的供货通知单先做好仓位、垫仓板和货架的清洁工作，以及卸料用具和清洁器具准备到位。

2. 在卸料区域卸下阿司匹林原料药，入库前必须对物料的外包装进行除尘、去污清洁，清洁的物料应码垛在洁净的垫仓板或货架上。

3. 初验

（1）由仓管员按供货合同或供货通知单核对货源是否在约定范围内，物料的标签是否完好。阿司匹林原料药应附有产品合格证等，品名、规格、数量、批号、生产厂家、商标等应相符，检查包装应无受潮、破损、污染，能够进行目检的要进行外观目检，内容包括颜色、结晶、气味、结块、装量，凡不符合要求者应予拒收。

（2）其运输条件应达到规定要求，在运输过程中应有温度条件等控制的设施。

（3）初验时应按"化学原料药进厂分类编码规定"进行编码，详细填写进厂原料药验收记录。初验相符，应将原料挂上待验标识，及时填写进厂物料总账；初验不符，在进厂物料验收记录中注明不符原因，仓库保管员签字和仓储中心主任核实后上报质量保证部，将该物料码放在规定区域并标识。

4. 请验

（1）阿司匹林原料药初验接收后，及时填写请验单送质量管理部。

（2）仓库保管员配合质量管理部取样员取样，取样后对取样的原料及时包装密封并贴上"取样证"。

5. 仓库保管员应根据质量保证部的检验结果办理相应手续。

（1）检验合格的原辅料将办理入库手续，拆卸"待验"标识，换上"合格"标识，并逐件贴上"合格证"，及时填写库存物料分类账和库存物料货位卡，记录收发存情况。

（2）检验不合格的原辅料，应拆卸"待验"标识，逐件贴上"不合格"证，按规定码放在不合格区域，及时填写不合格物料台账，按"不合格物料处理规定"执行。

（3）原辅料入库完毕，应重新核对账、卡、物应相符，清除因入库造成的污染。

（三）工作流程

1. 人员进入一般生产区标准操作程序

（1）进入一般生产区人员，先将携带物品（雨具等）存放于指定的位置。经门口处的除尘垫除去鞋底灰尘。

（2）坐在入门口的横凳上，面对门外，用手取出放在背对一侧横凳下鞋架内的洁净区工作鞋，整齐轻放于背后；将一般生产区工作鞋脱去，坐着转身180°，穿上洁净区工作鞋；

侧身将一般生产区的鞋整齐地放入横凳下规定的鞋架上，要求整个过程双脚不能着地。（非生产区工作人员按相同程序换拖鞋进入。）

（3）非生产人员进入车间时，由车间负责人填写审批单经批准后，方能进入更衣室。

（4）进入更衣室，用手打开更衣室柜门，脱去外衣、工作帽及私人物品，放入更衣柜内，关好柜门。

（5）洗手：走到洗手池旁，按照"洗手示意图"的方法，用洗手液清洗双手，用清水冲洗干净。

（6）伸手到自动烘手器下方约8～10cm处，烘干为止。

（7）穿洁净衣服，首先打开更衣柜门，取出洁净工作服，穿上工作服。其次，戴好口罩，口罩要罩住口和鼻。最后，从前到后戴上工作帽，并全部包住头发。

（8）用手打开缓冲室门，在自动酒精喷雾器前伸出双手，将双手喷均匀，进行手部消毒。消毒完毕，站立片刻后，再进入洁净生产区。

（9）在洁净生产区内，注意保持手的清洁，不能再接触与工作无关的物品，不得裸手直接接触产品。

（10）洁净区内，动作要稳、轻，少或不做与操作无关的动作，尽量不进行不必要的交谈。

2. 物料进仓库前清洁程序

（1）清洁前的准备

① 清洁工具：水桶、扫把、抹布、毛扫、簸箕、拖布、垃圾桶。

② 清洁剂：洗衣粉、肥皂、洗洁精、饮用水。

清洁工具用后清洁，放回指定位置。

（2）清洁程序 先物后地、先内后外、先上后下、先拆后洗、先零后整。

（3）清洁要求 玻璃透亮，天花板、墙壁无污染、无蜘蛛网，门、窗、柜干净，货物无灰尘，地面无灰尘、积水。

（4）库房外的清洁 第一，仓库工作人员应及时清扫仓库外周边地面，如果尘土较多，可洒水除尘，并将清扫后的垃圾及时清理掉；第二，仓库工作人员应及时清扫仓库外运输通道，保证运输通道无物料洒落物等垃圾；第三，遇到雨雪天气，仓库工作人员应及时清扫路面上的积水或积雪，做好雨中防范工作和雨后清洁工作等。

（5）库房内的清洁 第一，仓库工作人员应保证仓库办公室的清洁，做好办公室的地面清扫、桌椅柜的擦拭、门窗及其他设施设备的除尘等工作；第二，仓库工作人员对原料药存放的区域应保持清洁，定时收集和清理地面上的物料残余，并用拖布擦干净货垛之间的地面。

（6）货架垫板的清洁 第一，仓库工作人员对垫板表面的灰尘应用抹布擦拭处理；第二，仓库工作人员应对货架底部用扫把清扫干净；第三，仓库工作人员应用毛扫将堆垛在垫板上的货物表面清理干净，在清理时应用力适度，防止将货物包装上的标记刮落。

（7）墙壁的清洁 第一，墙壁悬挂标示物灰尘要用毛扫或抹布进行清扫；第二，库房内墙壁四角、窗台、顶棚应用扫帚或毛扫将蜘蛛网清理干净；第三，换气窗口和窗户应用抹布擦拭干净，保证无印迹、无灰尘。

（8）器具清洁 第一，照明灯具、管线浮尘要用毛扫掸除干净；第二，库房内摆放的消防器材、温湿度计、货位卡应用抹布擦去灰尘；第三，推车、计量磅秤要用抹布或扫把清理表面污迹。

（9）废弃物整理 仓库内设备、设施及用具清洁后的废弃物要整理到垃圾存放处，并作好"仓库卫生检查记录"。

（10）附录　仓库清洁检查记录。

3. 原辅料和包装材料的接收程序

"原辅料"指原料药生产过程中使用的所有投入物。包括中药材、中药饮片、西药原料和辅料等。

"包装材料"包括内包装材料、外包装材料和印刷包装材料三部分，其中内包装材料指的是与原料药直接接触的包装材料；外包装材料指的是除内包装材料或印刷包装材料以外的包装材料；印刷包装材料指的是任何印刷过的或其他装饰包装材料，包括标签、说明书、包装盒、外包装箱等，印有企业标志或文字内容等。

（1）接收前的准备工作　在仓库接收原辅料和包装材料的区域，对运输期间所要使用的各种容器如桶、箱等进行细致的清洁，擦拭除尘，防止对原辅料的污染。

（2）内包装材料的接收　内包装的材质、形状、大小应与产品性质、装量相适应。内包装上的文字及内容应尽可能全面，主要包括药品名称、适应证或者功能主治、用法用量、规格、储藏、生产批号、有效期、生产企业等标示内容。如果受包装大小限制无法做到内容全面，至少包括药品名称、规格和生产批号等。

（3）中包装材料的接收　中包装的包装物选择、形状、大小应与内包装材料相匹配。中包装材料上的文字、内容应包括药品名称、主要成分、性状、适应证或主治功能、用法用量、不良反应、规模、储藏、禁忌证、生产日期、生产批号、有效期、批准文号、生产企业等。

（4）印刷包装材料的接收　接收时，质量管理部门负责对印刷包装材料上的文字、标签、说明书等内容适用性进行审核，并对印刷包装材料进行备案；如果印刷包装材料不符合要求，企业质量管理部门应拒收印刷包装材料。印刷包装材料上的文字内容包括药品名称、规格、储藏、生产日期、生产批号、有效期、批准文号、生产企业以及包装数量、运输注意事项或其他内容等。

（5）使用说明书的接收　药品说明书应包括药品的有关安全性和有效性等信息，药品说明书上应包括以下内容：药品名称（通用名、商品名、英文名、汉语拼音）、药品成分、性状、药理毒理、药代动力学、适应证、用法用量、不良反应、禁忌证、注意事项（孕妇及哺乳期妇女用药、儿童用药、老年用药、药物相互作用等）、药物过量（包括症状、急救措施、解毒药）、有效期、储藏、批准文号、生产企业（包括地址及联系电话）等内容，如不良反应、禁忌证等尚不明确，应注明"尚不明确"字样；如果明确无影响，应注明"无"字样。

（6）原辅料的接收

① 仓库工作人员应首先仔细核对送货凭单和采购合同是否一致，主要核对品名供应厂商、出厂合格证、订货数量、产品检验报告等内容，然后核对送货凭单和原辅料是否一致。

② 检查每一个包装容器是否受潮，包装上的文字、内容是否完整。中药材、中药饮片每件包装上应附有明显标记，标明品名、规格、数量、产地、来源、采收（加工）日期。毒性药材、易燃易爆等药材外包装上应有明显的规定标志。

③ 如发现有以下情况之一应及时通知质量管理部门，对货物做出退货或换货处理：一是包装容器的密封口有渗漏、有破损、有虫蛀或鼠害等；二是包装用玻璃材料有碎玻璃和破损。如发现虫蛀或鼠害情况，应将该物料移出仓库区，以防止蔓延。

（7）填写物料初验记录

① 初验不合格原辅料和包装材料的处理　当原辅料和包装材料出现不合格或需处理时，质量检验员应立即填写不合格/待处理通知单，在通知单上选择不合格或待处理项，按顺序

编号记录。质量检验员填写处置方法及要求后交主管领导审核，审核通过后，仓库管理人员应将不合格/待处理原辅料和包装材料移至不合格区。

②原辅料和包装材料进入代验区　对检查情况完好的原辅料和包装材料，应将其转运到仓库待验区域，不同批号的材料应有明显标志。仓库管理人员对不同物料进行编号并填写"收料通知单"，并将"收料通知单"与产品检验报告一起报送企业质量管理部门。

③质量管理部门对原辅料和包装材料的验收　质量管理部门根据收料通知单对物料进行化验和验收，如化验结果和验收情况完好，应在物料容器上贴上合格标签，一个容器贴一张合格标签，如物料是由较小包装组成，可用绳圈住贴一张合格标签。

将合格的原辅料和包装材料移入仓储区。

（8）存档　检验报告书保存至该批号原料或包装材料生产的成品的原料药有效期后一年。

4. 原辅料和包装材料的待检、储存程序

（1）质量管理部门结合各种物料的实际状况，建立"材料包装要求表"，仓管员对原物料等进料的包装规格与方式执行检查点收。

（2）相关单位及人员按流程图要求作业，仓库物料应按类别标识明确，且做到料账卡一致，各物料按仓区规划存放整齐，保持通道畅通并做好防火工作。堆高排列限制，原则以不触及楼面且不对原物料造成破坏为准。

（3）搬运用的手推车或其他运输工具应放置在指定地点，不得随意摆放。

（4）为了便于搬运时空间得到有效利用，原辅料和包装材料等物料收发时应遵循先进先出的原则。

（5）对于相同类别的原辅料和包装材料，应将其置于同一区域位置上，但堆放时不得积压，以免造成变质。如物料数量较多，占用空间较大，应留出过道，以利搬运输送作业。

（6）对于桶、罐、瓶装的化学原料（包括固体、液体），最好按月使用量发放，并注明出库日期和有效期限等。危险性物料（如易燃物、溶剂类、有毒物等）应储存在仓库特定区域，除仓库管理人员之外，其他人员不得随意取用，并在此特定区域做好消防安全措施。标明所有仓储区域范围内一律严禁烟火。

（7）对于生产车间生产损坏的物料或多领剩余物料应区分出良品和不良品，并一一进行标识。对于合格品的退仓，应先填写"退料单"并注明退料原因，经质量保证部门主管确认签核处置方法后，可送至材料仓库办理退仓。如果还需要补发，车间工作人员应填写"领料单"并注明补料原因，经车间部门主管批准，并交由质量管理部主管确认后方可至仓库办理补料。对于不良品，经质量管理部门审核确认后退回仓库不合格区域，并由仓库工作人员统一填写"退料单"，经质量管理主管确认后通知采购联络厂商前来办理退货手续。

5. 印刷包装材料的管理程序

（1）印刷包装材料的设计　企业综合设计部门负责包装材料的设计或联系设计，在设计过程中应与企业生产部门沟通；确定设计的大小、形状、使用材质等信息，并将设计文字、内容交质量管理部门审核，确保文字内容与批准的文字内容一致，最后将样张设计稿经各部门审核后交企业总负责人签字。综合设计部门负责将内部批准的样稿报原料药监督管理部门审批。应该注意的是，印刷包装材料的设计版面应简洁、明快，不烦琐，所选择包装材料的材质、形状、大小应与产品性质、装量相适应。

（2）印刷性包装材料标签的内容起草要求　原料药的标签分为内包装标签、中包装标签和外包装标签。内、中、外包装标签内容应符合国家原料药监督管理局批准的原料药说明书

所规定的内容；文字表达应与说明书保持一致。

① 内包装标签应根据其尺寸大小，尽可能包含原料药名称、适应证或者功能主治、用法用量、规格、储藏、生产日期、生产批号、有效期、生产企业等文字内容，如果受尺寸大小的限制，以上信息无法全部显示，至少应包括原料药名称、规格及生产批号等标识。

② 中包装标签应注明原料药名称、主要成分、性状、适应证或功能主治、用法用量、不良反应、禁忌证、规格、储藏、生产日期、生产批号、有效期、批准文号、生产企业等内容。由于受尺寸限制，中包装标签不能全部注明以上全部内容的，应注明"详见说明书"字样。

③ 大包装标签应注明原料药名称、规格、储藏、生产日期、生产批号、有效期、批准文号、生产企业以及说明书规定以外的必要内容，包括包装数量、运输注意事项或其他标记等。

（3）印刷性包装材料使用说明书的内容起草要求　原料药说明书应包含有关原料药的安全性、有效性等基本科学信息，应列有如下内容：原料药名称（通用名、商品名）、药代动力学、性状、药理毒理、适应证或功能主治、不良反应、用法用量、禁忌证、注意事项（孕妇及哺乳期妇女用药、儿童用药、药物相互作用和其他类型的相互作用）、药物过量（包括症状、急救措施、解毒药）、有效期、储藏、批准文号、生产企业（包括地址及联系电话）等内容。如禁忌证、注意事项等有其中一项尚不明确，应该标明"尚不明确"字样；如确定没有影响，应注明"无"。

（4）印刷性包装材料起草的其他要求

① 印刷包装材料商的文字应用汉字表示，并且采用国家语言文字委员会公布的简化字描述，必要时可以加注英文或汉语拼音。

② 如果商品名已经注册，应在商品名的右上角加注"®"或标明"注册商标"的字样。

（5）印刷性包装材料印刷过程要求　首先依据原料药监督部门批准的审批稿，经过企业质量管理部门批准，企业物料控制部门联系印刷厂家制作印版，印刷厂家向企业物料控制部门提供印制的彩稿初稿，企业质量管理部门对彩稿初稿进行审批，如发现错误，交由企业物料控制部门返回印刷厂家及时修改，并印制修改后的彩稿，经企业质量管理部门校对无误之后，在标准彩稿样张上盖章，并交由物料控制部门、质量管理部门、仓储部门各一套留存保管。

（6）与印刷厂家签订供货合同　为防止印刷性包装材料的差错，质量管理人员应以标准样张为依据，在正式大批量印刷前对文字、内容反复核对，防止在细节上出现错误，导致企业损失。为防止印刷性包装材料流失，在印刷制作过程中应严格把关，清点技术，凡有作废或多余的印刷性包装材料应销毁，防止外流。对于在印刷过程中作废的印刷模板，企业质量管理部门应派专人监督销毁，防止外流。

（7）印刷性包装材料的验收　仓库管理员应拿出之前留存的标准样张和来货包装材料反复比对验收。

（8）印刷性包装材料的储存　按品种、规格、批号分区或专柜存放，并专人专锁管理。

（9）印刷性包装材料的发放　仓储管理员根据各车间领料单进行印刷性包装材料的发放，由各车间物料员到仓库计数领取。在领取时仓库管理员应作好记录并让各车间物料员进行签字。在使用完毕后，各车间应如实填报实用数、残损数和剩余数，并与领用数进行比较，计算出物料平衡率，超过规定限度的按"偏差处理程序"处理，及时查明原因，作好记录。

（10）印刷性包装材料的使用注意事项

　　① 各车间在领取印刷性包装材料后，不得在使用说明书及包装上进行涂改或将包装容器改作他用。

　　② 各车间领取的印刷性包装材料上如果已经印有批号，则不得将此包装材料退回库房，由车间指定人员进行销毁，并作好销毁记录。

（四）工作记录

　　记录包括：小组成员表、储养操作记录表、原料药验收记录、原料药检验记录、原辅料验收记录、原料药储存记录等。

小组成员表

项目	姓名	职务	职责	联系电话
组长				
副组长				
成员				
成员				
成员				
成员				
…				

阿司匹林储养操作记录表

操作内容		操作地点		任务编号	
参加人员					
操作依据					
实施情况					
实施过程					
结果评审					
存在问题及改进措施					

　　以原料药验收记录为例说明，原料药验收记录如下表所示：

序号	名称	型号	规格	数量	生产日期	保质期	质量标准	生产厂家	经销商	验收结果	备注

（五）工作总结及评价

　　工作总结主要包括工作态度、卫生、储存养护办法掌握度、质量稳定性分析准确性及全面性、形状分析情况、着装等方面，从今后的注意事项及努力学习方向等方面进行评价。

任务二　盐酸吗啡原料药的运输

【任务引入】某原料药加工生产企业向一家药品生产企业出售盐酸吗啡，现委托一家物流运输公司运输这批原料药品，请根据盐酸吗啡的特性及运输条件要求，顺利将原料药品配送到这家药品生产企业。

分组要求安排：3～4人一组，1人模拟司机，1～2人模拟配送员，1人模拟收货方。请明确各自职责，顺利完成原料药的运输配送操作。

【分析结果】盐酸吗啡属于冷藏原料药，在配送时应该选择冷藏运输车进行配送，司机应在出行前检查运输车冷藏设备是否正常运转。

运输配送员在运输过程中应保证盐酸吗啡的质量安全，以及面对行车过程中遇到的各种问题进行及时合理解决。

各小组应配合完成运输操作任务，整个过程注意操作任务的规范性和职责的明确性。

（一）工作目标

1. 各小组分工明确，每个人应明确所在岗位的工作操作流程和规范。
2. 确保每组的每位成员按照要求完成对原料药的运输操作。
3. 指出各小组在操作中存在的问题以及解决方案。

（二）工作内容及要求

应指定专业人员负责盐酸吗啡的发货、装车工作，并选择适合的运输方式。

装载盐酸吗啡时，冷藏车或保温箱应预冷至符合药品储藏运输温度。

盐酸吗啡由库区转移到符合配送要求的运输设备的时间，冷藏药品应在30min内，冷冻药品应在15min内。

需要委托运输盐酸吗啡的单位，应与受托方签订合同，明确药品在储藏运输和配送过程中的温度要求。

1. 盐酸吗啡运输管理

（1）应配备有确保盐酸吗啡温度要求的设施、设备和运输工具。

（2）采用保温箱进行盐酸吗啡运输时，在保温箱上应有储藏条件、启运时间、保温时限、特殊注意事项或运输警告等标识。

（3）采用冷藏车进行盐酸吗啡运输时，装载吗啡应按照冷藏车标准进行。

（4）制定盐酸吗啡发运程序。发运程序的内容主要包括出运前通知（如通知接货方）、出运方式（如出运工具的选择）、线路、联系人、异常处理方案等。

（5）运输人员在出行前应仔细检查冷藏车和冷藏车上的制冷设备、温度记录显示仪是否完好，以此确保所有的设施设备能够正常使用并符合温度要求。在运输过程中，也要不断查看温度记录显示仪，如果出现温度异常情况，应及时报告并进行处置。

（6）采用冷藏车运输时，应在冷藏车上至少配备一个温度记录仪；采用冷藏（保温）箱运输时，每种规格的冷藏箱中也应至少配备一个温度记录仪。温度记录仪摆放的位置应明显，并能够显示冷藏车或冷藏箱的真实温度，数据具有代表性。

（7）盐酸吗啡不得和控温物质直接接触，以免对其质量造成影响。

2. 盐酸吗啡温度控制和监测管理

（1）对盐酸吗啡的温度记录和监控应是24h连续不间断的，温度记录间隔的时间设置不得超过 10min/次，保证盐酸吗啡在运输过程中的质量不会发生变化。

（2）冷库内的温度设置应符合药品冷藏要求，自动监测布点应逐一进行验证，保证万无一失。

（3）对自动温度记录设备的温度监测数据应进行存档，存档记录至少保存 3 年。

（4）温度报警装置应确保完好，对于在临界状态下的报警信号，应有专人及时到场处置，并对温度超标报警情况进行记录。

（三）工作流程

1. 司机检查运输车上所有设备是否能够正常使用。采用冷藏设备，设备上装有温度自动监控设备，以便实时监测，保证在运输过程中能够符合规定的温度要求。

2. 在运输过程中，配送员不定时检查车内温度是否满足盐酸吗啡的储存温度，并作好温度记录。

3. 将行车过程中的监控数据和到货接货员进行交接。

（四）工作记录

小组成员表

项目	姓名	职务	职责	联系电话
组长				
副组长				
成员				
成员				
成员				
成员				
…				

盐酸吗啡运输配送操作记录表

操作内容		操作地点		任务编号	
参加人员					
操作依据					
实施情况					
实施过程					
结果评审					
存在问题及改进措施					

（五）工作总结及评价

盐酸吗啡运输配送操作　工作总结

任务布置者： （教师姓名）	部门：		时间：	
任务承接者： （学生姓名）	部门：			
任务总结：				
教师点评：				
任务编号:20××××××××		任务评分：		

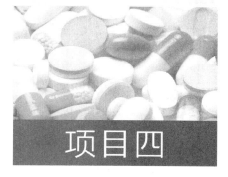

项目四
各种剂型的储运管理

　　药物制剂是依据药典或药政部门批准的质量标准，将原料药和辅助物料（简称辅料）加工制成适合临床需要，并具有一定规格和不同给药形式的具体品种，简称制剂。剂型是指药物加工制成的适合于疾病的诊断、治疗或预防需要的给药形式。常用的剂型有 40 余种，剂型不同，储运过程中要注意的问题也不尽相同。

一、职场环境

（一）药物制剂的仓储和运输

　　药物制剂为临床应用的药品，无论是在制剂企业的成品仓库、药品批发货零售企业的仓库还是在药品的流通过程中，都要按照质量管理制度的要求，严格执行储存和运输操作规程，并采取有效措施，防止在储运过程中发生事故，保证药品质量与安全。

（二）设备、用具

　　影响药物制剂稳定性的因素除了药物本身的因素之外，外界环境（主要是温度和湿度）的影响也是非常重要的因素。在储运过程中，根据药物的特性，保证药物制剂的适宜储运条件需要用到下面几种常用的监测仪器：

1. 温度计（表）

　　温度计主要有水银温度计和酒精温度计，它们都是利用热胀冷缩原理制成的用于测量空气温度的仪器。水银温度计，准确度高，但凝固点高，不宜用于测定低于 $-36℃$ 的温度；酒精温度计，准确度相对较低，但凝固点低，适宜测定低温。

2. 湿度计

　　湿度计主要用于库内湿度的测量。可以用以下几种湿度指数衡量湿度：

　　① 绝对湿度　绝对湿度是指一定空间中水蒸气的绝对含量，可用 kg/m^3 表示。绝对湿度也可称为水汽浓度或水汽密度。

　　② 饱和湿度　饱和湿度是表示在一定温度下，单位容积空气中所能容纳的水汽量的最大限度，亦称最大湿度。如果超过这个限度，多余的水蒸气就会凝结，变成水滴。饱和湿度以 g/m^3 表示。饱和湿度可随温度升高而增大。

　　③ 相对湿度　指在同一温度空气中，绝对湿度与饱和湿度的比值，用百分比表示。

　　④ 露点　指空气在水汽含量和气压都不改变的条件下，冷却到饱和时的温度。

　　目前药物制剂仓库常使用的湿度计按测量方法分类，主要有干湿球湿度计、露点湿度计、毛发湿度计、温湿度计、库伦湿度计、电化学湿度计、光学型湿度计；按显示方式不同分类，有指针温湿度计和数字温湿度计温湿度计；按精度级别分类，有民用温湿度计和工业温湿度计。

（1）转筒式干湿球湿度计　转筒式干湿球湿度计由刻度板、干球温度计、湿球温度计、水盂和转筒组成。示度刻度板上有温标标记℃（摄氏度）或℉（华氏度）；干球温度计示度是当时的气温；湿球温度计和水盂用约 10cm 长的纱布连接，一端包住湿球，一端浸于水盂中；转筒上有相对湿度查算表。

① 转筒式干湿球湿度计测定相对湿度的操作方法　取干湿球湿度计，首先查看温标标记，如以℉标记，则查看干球温度计华氏示度（如 80℉），然后查看湿球温度计示度（如 70℉）。由于湿球表面水分蒸发失热，使周围空气温度降低，这样，干、湿球温度计出现温度示度差值。转动转筒，对准"10"，此时湿球温度计示度 70 与转筒上查标表"10"相交的数字，即是当时的相对湿度 55％。在水盂中有水的情况下，干、湿球温度计示度相等时，相对湿度为 100％。

② 干湿球湿度计的测量时间　每日上午 9：00、下午 3：00 各记录 1 次。

③ 干湿球湿度计在库房的悬挂位置　一座库房内挂两个干湿球湿度计：其中一个挂在不靠门窗、墙角而空气又能适当流通的地方，同时避免日光直接照射，高度宜在 1.5m 左右，以便保管人员起立平视观测；另一个挂在温度和湿度最差位置。当发现水银柱内有气泡和中断情形应即调换。湿球上包的纱布在任何时间都应保持洁白柔软和湿润。

（2）毛发湿度计　毛发湿度计由脱脂人发、指针、刻度盘构成。它的工作原理是脱脂毛发随相对湿度在 0～100％ 的变化过程中，其伸长可达自身长度的 2.5％。脱脂毛发随湿度变化不呈线性关系，因此刻度盘上的刻度是由疏到密的。由于脱脂毛发的伸长变化，带动指针转动，可以直接从刻度盘上读出相对湿度数据。

毛发湿度计可以直接读数，操作简单，但精确度不高，一般在使用前应与干湿表在同一条件下测定空气湿度，并进行校正。

毛发湿度计通常设置在库区百叶箱内，冬季结冰时使用较方便。

（3）湿度传感器　湿度传感器是将湿度量转换为容易被测量处理的电信号的装置。电子式湿度传感器是由湿敏电容、湿敏电阻或湿敏谐振器等湿敏元件及其相应变换电路组成的。

湿敏元件一般分为电阻式和电容式，其特点是在基片上覆盖一层用感湿材料制成的膜，当空气中的水蒸气吸附在感湿膜上时，元件的电阻率和电阻值都发生变化，利用这一特性即可测量湿度。湿度传感器的准确度可达到 ±2％RH～±5％RH。湿敏元件除对环境湿度敏感外，对温度亦十分敏感，其温度系数一般在 (0.2～0.8)％RH/℃ 范围内。

电子式湿度传感器的长期稳定性和使用寿命不如干湿球湿度传感器，并且在实际使用中受到尘土、油污及有害气体的影响，随着使用时间的延长，会产生老化，导致精度下降。所以电子式湿度传感器测湿度方法更适合于在洁净及常温的场合使用。

二、工作目标

（1）掌握影响药品质量变异的因素。

（2）能制订药品仓储养护和运输计划。

（3）能按 GSP 要求调节仓库温度及湿度。

（4）能科学合理消除虫害和鼠害。

（5）能对液体制剂进行储养和管理。

（6）能对固体制剂进行储养和管理。

三、岗位人员要求

（一）药品出入库

药品出入库的工作人员必须确保药品储存的库房和储存条件，以保证药品在储存过程中的质量，从而保证患者用药安全。同时在出入库过程中要遵从物流流程，必须保证在《药品经营质量管理规范》的条件下进行。

（二）药品在库养护

药品的在库养护是保证药品在储存期间质量完好、减少损耗、提高经济效益的重要手段。作为药品养护工作人员，在进行养护过程中应做到：严格验收药品质量并采取防治措施；安排好储存场所并改善保管条件；对药品进行妥善的堆码与苫垫；控制和调节库内的温湿度；保持库内外的清洁卫生；进行药品的在库养护检查和坚持药品"四先出"与催调制度。

（三）药品运输

药品运输是保证药品质量的重要环节，尤其是冷藏、冷冻药品的运输。药品运输员在负责运输过程中的职责是：保证药品质量，树立"质量第一"的观念；承担购进、销售药品的运输质量责任；按照规定履行交接手续；负责装卸、搬运药品的人员应严格按照外包装标示的要求搬运、装卸药品；司机须谨慎驾驶，避免造成药品的损坏；运输药品过程中，运载工具应当保持密闭，必须使用厢式货车运输药品；对有温度要求的药品运输，需要有冷藏或保温的措施；特殊管理药品和危险品的运输应严格按照有关规定办理等。

总之，药品的储运管理是一项涉及面广、技术性强的工作，对保证药品的安全合理储存、质量稳定、减少损耗、促进流通起着重要的作用。

四、基础知识及法规

（一）药物制剂的稳定性

不同的药物和剂型具有不同的化学组成或成分，因此也具有不同的物理性质和化学性质。物理性质是指不发生化学变化就能表现出来的固有性质。化学性质是物质在发生化学变化时才表现出来的性质。药品的性质会发生变化，从而影响药品的稳定性。药品的稳定性是指药品在体外保持其物理、化学、生物学和微生物学性质的能力，主要包括化学稳定性、物理稳定性和生物稳定性三个方面。

化学稳定性是指药物由于水解、氧化等化学降解反应，使药物含量（或效价）、色泽产生变化的性质。在储运过程中，药品的各个成分之间，药品与溶剂以及附加剂、赋形剂、容器、外界环境（空气、水分、光线）、所含杂质等都可能发生化学变化而导致药品变质。

物理稳定性是指制剂的物理性能发生变化的性质，例如乳剂的乳析、分层；混悬剂中颗粒的结块、结晶生长；某些散剂的共熔；芳香水剂中挥发性油挥发逸散；片剂在储藏中崩解、溶出速度改变等。一般来讲，药物的物理变化不会引起化学变化，而化学变化必然伴随着物理变化。

生物稳定性一般指药物制剂由于受微生物的污染而使产品变质、腐败的性质，实质上仍属于化学稳定性。由于环境的温度、湿度、时间等因素影响，微生物得以生长繁殖而发生霉烂、腐败或者分解。

药物制剂的基本要求是安全、有效、稳定。影响药品稳定性的因素除了药品本身的理化性质和生产工艺的内在原因之外，外界的不良因素也是重要原因。因此，我们必须高度重视和严格控制药品在储运过程中的养护条件和要求，使药品保持其固有的理化性质，从而保证药品的安全性和有效性。

影响药品稳定性的因素：一是内因，主要是药品本身的物理性质、化学性质等性质的变化引起的；二是外因，外界环境影响会促使药品变质、疗效降低或丧失药用价值，主要有空气、温度、湿度、光线、时间、真菌、虫鼠、容器以及包装方法等。

1. 影响药品稳定性的内在因素

影响药品稳定性的内因主要是药品本身的化学成分以及它所反映的物理性质和化学性质。

（1）物理性质因素

① 药物的吸湿性（吸水性）　药物的吸湿性是药物的重要特性，指药物从环境中吸收水蒸气的性质。药物的剂型、药物的空间结构等均能影响药物的吸湿性。

药物在吸湿后可能只发生物理变化，也可能同时发生化学变化，如结块、胶黏、分解变质、潮解、稀释、发霉虫蛀等。

影响潮解的因素主要有药物本身理化性质的特殊性和剂型因素。比如：氯化钾片、乳酶生是由于本身的理化性质易潮解；糖衣片（多酶片）、颗粒剂（呋喃妥因）、散剂（思密达）、泡腾片（克霉唑泡腾片）等是因为剂型易潮解。此外，有些中成药如消栓颗粒、板蓝根颗粒、银黄含片、外用溃疡散等也易潮解。

② 药物的挥发性　药物的挥发性是指由固体或液体变为气体的过程。药物的挥发程度和快慢与药物本身的理化性质和环境温度的高低有关。一般气温高则挥发快，气温低则挥发慢。

大多数的中药材，日常生活中的挥发油（精油）、风油精、花露水、十滴水、碘酒等，还有化学药品如麻醉乙醚、甲醛、乙醇、液溴等，均含有挥发性成分或具有挥发性。

药物的挥发性成分与药物的疗效密切相关，如果因为药物的挥发性成分降低，导致药物的疗效下降，那么在储运过程中应该采取措施，降低药物的挥发程度和速度。

③ 药物的吸附性　药物的吸附性是指吸收空气中的有害气体或有特殊臭气的性质。吸附性和药物本身结构有关，一般比表面积大的有强烈的吸附性，能吸收空气中的特殊气味。如淀粉、药用炭、滑石粉、乳糖、葡萄糖、氢氧化铝等易吸收空气中的特殊气味，发生"串味"。具有挥发性、散发特殊异味的药物习惯上称为"串味药"。发生"串味"的药物和"串味药"由于理化性质、疗效、安全性等方面都发生变化，一般不能应用于临床。

④ 药物的熔化性　药物的熔化性是在一定温度下药物开始熔化的性质。药物的熔化性与药物本身结构和外界环境温度有关。某些分子间引力微弱的药物，如阿司匹林、樟脑、非那西丁、氨茶碱、安替比林、咖啡因、维生素C等，在环境温度下熔化；某些药物两种或多种混合时由于熔点、湿润点降低，在室温下湿润甚至液化，发生共熔。

⑤ 药物的冻结性　药物的冻结性是指一些液体制剂遇冷凝结成固体的性质。例如含有药物的水剂、鱼肝油乳、松节油搽剂、氢氧化铝凝胶、以烯醇作溶剂的制剂等。

（2）化学性质因素　药物的化学结构是药物化学性质最重要的决定因素，一般来说，有什么样的化学结构，就会表现出什么样的化学性质。药物化学性质变化主要表现为水解、氧化、光化分解、碳酸化、变旋、聚合、异构化、脱羧、霉蛀等。

① 药物的氧化性 有还原性基团（官能团）的药物易被氧化，如过氧化物、银盐、硝基化合物、高锰酸钾、三氯化铁等遇光易被还原而变质。

② 药物的还原性 有氧化性的基团（官能团）能被还原剂还原。如：醛类（链霉素、葡萄糖、吡哆醛等），醇与烯醇类（可的松、麻黄碱、苯甲醇、维生素 C 等），酚类（肾上腺素、左旋多巴、吗啡、己烯雌酚、水杨酸钠、维生素 E 等），肼类及胺类（异烟肼、对氨基水杨酸钠、盐酸普鲁卡因、磺胺类的钠盐等），硫醇及硫化物（半胱氨酸、卡托普利、巯嘌呤等），含 C＝C 及含共轭双键体系的化合物（维生素 A、叶酸、十一烯酸锌、松节油等），金属化合物（溴化钠、硫酸亚铁、硫代硫酸钠、亚硫酸钠、碘化钙等），以及其他如苯并噻嗪类（奋乃静、盐酸异丙嗪等）、吡唑酮衍生物（安乃近）等药物均具有还原性。

③ 药物的水解性 药物的水解性是指药物与水发生反应的过程。盐类（盐酸地巴唑、苯妥英钠等）、酯类药物（亚硝酸乙酯、盐酸丁卡因、阿司匹林、硝酸甘油、华法林等）、酰胺类药物（青霉素 G 钾盐或钠盐、巴比妥类、氯霉素类等）、苷类药物（强心苷、芦丁、苦杏仁苷等）均易发生水解反应。

④ 药物的碳酸化性 药物的碳酸化性药物吸收空气中的二氧化碳或直接与碳酸作用发生的变化即药物的碳酸化性。易发生碳酸化反应的药物主要有苯妥英钠、巴比妥类的钠盐、氨茶碱、磺胺类的钠盐、氢氧化物等。

⑤ 药物的分解性 药物的分解性是指由于环境温度和湿度的作用而自动分解的化学性质，如碳酸氢钠、雄黄等受外界温度的影响易分解。

⑥ 药物的聚合性 药物的聚合性是指由单体合成为聚合物的反应。如甲醛在特定的条件下会聚合为多聚甲醛。

⑦ 药物的霉蛀性 药物的霉蛀性是指某些生物制剂或者脏器制剂受到微生物污染或昆虫生长繁殖使药物霉变或生虫的性质。夏季的高温和潮湿往往适合昆虫及微生物繁殖，如生物制剂洋地黄粉（片）、脏器制剂胃蛋白酶等。

2. 影响药品稳定性的外在因素

药品稳定性的外在影响因素主要包括空气、温度、湿度、光线、微生物和昆虫、包装、时间等，这些因素可以单独作用影响药物稳定性，但更多的时候是交叉进行、相互促进、相互作用，加速药物变质失效。

（1）空气 空气是各种气体的混合物，其中氮气、氧气和二氧化碳对某些药品的质量影响较大，此外，空气中的水蒸气及灰尘等固体杂质和微生物也会影响药物质量。在工业城市和工厂附近还混杂有氯、三氧化硫、二氧化硫、盐酸蒸气、氨等有害气体。

① 氧气 氧的化学性质非常活泼，能将露置于空气中的具有还原性的药品氧化，使之发生变色、异臭、分解、变质、失效，甚至产生毒性。如亚铁、亚汞盐类、碘化物、亚硝酸盐、硫代硫酸盐等能被氧化成高铁、高汞、碘、二氧化硫；醇氧化成醛；醛氧化成酸；油脂及含油脂软膏因氧化而酸败；各种挥发油氧化后产生臭味、沉淀或颜色变深；有机胂剂因氧化而变质；维生素 C 因氧化分解而失效等等。此外，还要注意氧的助燃性可促使易燃药品燃烧，甚至发生爆炸。所以此类药品应该密封保存。

② 二氧化碳 二氧化碳被药物吸收后产生碳酸化反应，改变药物的酸度，促使药物分解，产生沉淀，引起固体药物变质。如氨茶碱露置于空气中吸收二氧化碳后，析出茶碱而不溶于水；磺胺类钠盐、巴比妥类钠盐、苯妥英钠等与二氧化碳作用后，分别生成游离型磺胺类药品、巴比妥类药品、苯妥英等皆难溶于水；某些氢氧化物、氧化物和钙盐等药品都可吸收空气的二氧化碳而生成碳酸盐或碱式碳酸盐。

③ 水蒸气和其他　有些药物，尤其是粉末性的药物（如活性炭、白陶土、滑石粉等）易吸收水蒸气、灰尘或空气中的其他有害气体，而使药物变质。

（2）光　药品在光的作用下会产生光化反应。红外线有显著的热效应，但一般不引起化学变化；紫外线能量较大，它能直接引起或促进（催化）药品的氧化、变色、分解等化学反应。由于药品性质不同，光化作用产生的变异现象也不同，有的变色，有的产生沉淀，有的在外观上并没有什么特异的变化。药品发生此种变异现象后，往往使药品的疗效降低或失效，毒性增加。

易受光线影响的药品可采用棕色瓶或用黑色纸包裹的玻璃容器包装；门、窗可悬挂遮光用的黑布帘、黑纸；储存于严密的药箱内，以不透光的布帘遮蔽；尽量采用小包装。

（3）温度　温度是引起药品不稳定的重要影响因素。

温度过高，可促使药品发生氧化、水解、分解等化学反应或促使微生物的生长繁殖而加速药品变质；使具有挥发性、沸点低的药物的有效成分加速挥发，造成含量变化并发生串味；破坏剂型，如胶囊或胶丸的软化破裂、糖衣片融化粘连、软膏融化分层、颗粒剂发黏结块；使糖浆剂、眼药水出现沉淀、变色、结晶或气泡等；使重要制剂发生霉蛀；使栓剂变质，出现酸败、颗粒干涸、稀薄、变色、油水分离、粘连软化变形；使抗生物、生物制品、脏器制品、生化制品等变质。

温度过低可以使药品发生沉淀、冻结、凝固，有的可能使容器破裂造成损失。

因此，每一种药品在储存养护中都要求在一定的温度范围内，大多数药品适宜在常温下（0～30℃）储存；一部分药品适宜在阴凉环境下（0～20℃）储存；少部分药品需放入冰箱中冷藏（2～10℃）储存。在2℃以上时，温度愈低，对保管愈有利。挥发性大的药品不应剧烈震动。开启前应充分降温，以免药液冲出。对易冻和怕冻的药品，必须保温储藏。

《中国药典》及其他各国药典也都对此项作了专门规定，保持适当的温度是保证药品储存质量的关键环节。

（4）湿度　空气中水蒸气含量越大，湿度越大；反之湿度越小。湿度太大，能使药品潮解、液化、稀释、水解、形状变化、变质或霉烂；湿度太小，也容易使某些药品风化或干裂。

易受湿度影响的药品可用玻璃塞或软木塞塞紧，蜡封，外加螺旋盖盖紧。保持相对湿度在70%左右为宜，也可采用石灰干燥器储存。

（5）昆虫和微生物　药品露置于空气中，由于密封不严，微生物和昆虫等易侵入使药品腐败、发酵。

（6）包装容器　包装容器是直接盛装和保护药品的器物，对药品的质量影响也很大。玻璃性质稳定，不与氧气、二氧化碳发生反应，但是在溶液中可释放出碱性物质；金属锡、镀锡的铝、铝软管等具有较高的机械强度，牢固，密封性好，药物不受污染，但金属的稳定性较差，易被氧化剂、酸碱性物质腐蚀；塑料质量轻，耐碰撞，耐腐蚀，价格低，但是具有双向穿透性，影响药物的稳定性；纸质包装具有抗震作用，价格低，但是受环境湿度影响大；橡胶制品要关注和主药、抗氧剂、防腐剂有无相互作用，确保药物质量。

（7）时间　时间也是影响药物稳定性的一个因素，随着储存时间的延长，稳定性差的药物如抗生素、生物制品、胰岛素等的有效成分含量下降，毒性增大；同时，一些性质不稳定的剂型，随着储存时间的延长，也会发生变质。

有效期药品在保管过程中，应掌握"先进先出、近期先用"的原则，以防过期失效，造成损失。凡过期的药品，不得再用，必须作不合格药品处理。

（二）不同剂型的质量变异原因及储养方法

1. 注射剂

（1）注射剂的质量变异

① 变色　注射剂在储运过程中受到温度、光线等的影响发生氧化分解等反应而变色。

② 生霉　注射剂生产过程中由于灭菌不彻底、密封不严等原因，在储运过程中会发生霉菌生长现象，尤其是营养成分含量高又没有抑菌剂的药品更容易发生生霉现象。

③ 析出结晶或沉淀　有些注射液在遇冷后会析出结晶或沉淀，如果在热水中加热后沉淀可溶解，冷却至室温不再析出结晶者，仍可以供注射用；如果因为药品分解变质析出结晶或沉淀，就不能再供药用。

④ 脱片　碱性较强的药物如磺胺嘧啶钠、葡萄糖酸钙或氯化钙、钠盐类的注射液等在质量差或者耐碱耐腐蚀性不强的安瓿里存储时，药液对玻璃侵蚀发生"脱片"及浑浊现象。

⑤ 产生白点或白块　由于密封不严注射液吸收空气中的二氧化碳后，药液中常会出现小白点、小白块，使药液浑浊，产生沉淀。

⑥ 冻结　因为水溶液的注射剂、水混悬型注射剂的溶剂是水，在低温时易冻结，浓度低的注射液比浓度高的注射液易冻结。

玻璃瓶或安瓿受冻后脆性增加，体积缩小，而药液受冻后膨胀，体积增大，易将玻璃瓶或安瓿涨破，并且容积越大越易冻裂，所以大输液剂受冻后尽量保持静止不动。某些注射液受冻后还可能发生变质，不再适合供注射用。

⑦ 结块　粉针剂由于密封不严以及受光线、热等因素影响发生粘瓶、结块。

（2）注射剂的储养方法　注射剂在储运过程中的稳定性除与本身的理化性质、生产工艺和包装有关外，储存条件和保管方法也是影响稳定性的重要因素，主要表现在以下几个方面：

① 温湿度　不同的注射剂储存温度不一样，但必须按照药品包装标签说明书上标示的温度进行储存。有的储存在普通冷库（$2\sim 8$℃），如注射用胸腺素类、胰岛素、脏器或酶类注射剂、生物制品等；有的储存在阴凉库或常温库，如氯化钠注射液、葡萄糖注射液、蛋白同化激素等；有的储存在冷冻库（-20℃以下），如脊髓灰质炎减毒活疫苗长期储存时，应储存在冷冻库中才能保证 2 年有效期内性质稳定。

注射剂仓库的相对湿度一般是 $35\%\sim 75\%$。

② 避光　注射剂应按照药典或药品包装上规定的条件采取遮光措施，以防紫外线照射而发生变色、变质、产生沉淀等。油溶性注射剂的溶剂是植物油，含有不饱和脂肪酸，因日光、空气或高温的影响发生变色，进而发生氧化酸败，所以，储存中应避光、避热。

③ 防冻　药物受冻后可能因为容器破裂被污染或药品本身发生变质，所以水溶液注射剂在冬季注意防冻，库房温度一般保持在 0℃以上。$20\%\sim 50\%$葡萄糖注射液由于浓度较大，冰点温度较低，在$-11\sim -13$℃才发生冻结，库房温度可以适当降低。

④ 防潮　小瓶装注射用粉针剂的风口是橡胶塞外轧铝盖再烫蜡，不能保证完全不漏气，仍可能受潮变质。尤其是在储运过程中骤冷骤热，使瓶内的空气骤然膨胀或收缩，致使外界潮湿空气进入瓶内，药品发生变色、结块，从而变质，所以在储存中应注意防潮。

⑤ 储存时间　钙、钠类的注射液如氯化钠、乳酸钠、枸橼酸钠、水杨酸钠、碘化钙、溴化钙、葡萄糖酸钙等注射液，在储存过程中可能侵蚀玻璃，使安瓿发生脱片或浑浊。所以，这类注射液在保管时注意"先产先出"，不宜久储，并加强澄明度检查。

中草药注射液由于含有不易除尽的杂质（树脂、鞣质等），或者浓度过高，所含成分性质不稳定，在储存过程中发生反应而变质，因此中草药在储运过程中一般应避光、避热、防冻等，并注意"先产先出"，不宜久储，并加强澄明度检查。

2. 片剂

片剂是临床应用最广泛的剂型之一，由两大部分构成：一部分是主药，发挥治疗作用；另一部分是辅料，也就是赋形剂，为非治疗物质，包括填充剂、润湿剂、黏合剂、崩解剂、润滑剂、着色剂等。

（1）片剂的质量变异原因　造成片剂不稳定的原因除了生产过程中造成的裂片和松片、粘冲、毛边和飞边、麻面和花斑、暗斑、黑点等外观质量问题，还有崩解迟缓、片重差异超限、溶出超限、片剂含量不均匀等肉眼观察不出的问题。

此外在储运过程中也会出现以下问题：

① 一般压制片

a. 霉蛀　由于包装不善或存储不当，造成吸潮受热后引起微生物繁殖而霉变；有营养物质添加的，如淀粉、糊精、糖粉等受潮后也易生霉；抗生素类、磺胺类药物对霉菌没有抑制作用，也可生霉；此外含有生物、动物脏器以及蛋白质类的药物片剂，吸潮后发生松片霉变，还可生虫或有异臭等。

b. 细菌污染　片剂在生产时操作污染或包装不洁，瓶内填充物消毒不彻底等，会引起严重的细菌污染，尤其是中药片剂染菌现象严重。

c. 粘连熔（溶）化　有吸潮性的药物片剂，吸潮后溶化粘连成团，如复方甘草片；含糖较多的片剂，吸潮受热后溶（熔）化粘连，如三溴片。

d. 析出结晶　含有挥发性药物的片剂，受热后药物挥发出的蒸气遇冷后又结晶析出，黏附在片剂表面或瓶壁面，如含有薄荷脑、冰片的片剂；还有一些片剂在储运过程中发生化学变化，生成的新物质也可析出结晶，如阿司匹林片吸潮水解后生成水杨酸针状结晶。

② 包衣片　包衣片除了在生成过程中因为原辅料的质量不高、操作方法不当和原辅料的比例不适合等原因造成质量问题外，储运条件的影响也比较明显。由于储运时间相对于制造包装滞后，在储运过程中会发生以下几种现象，并且还会出现粘连溶化、霉变等：

a. 褪色　褪色是比较常见的质量问题，主要因生产中片芯和包衣片层不够干燥、包衣片受潮、长时间暴露于光线下引起色素氧化而褪色。

b. 花斑或色泽不均　花斑或色泽不均主要是由于在制造时温度过高、干燥过快，糖浆在片面析出过快，包衣还未干燥就进行加蜡打光等原因造成的。

c. 龟裂与爆裂　龟裂与爆裂是由于包糖衣时糖浆与滑石粉用量不当，温度高，干燥快，使片面有裂缝，或糖质量差、糖粉过分干燥等原因产生的。

d. 起泡皱皮与脱落　在生产中由于固化条件不当，干燥过快，不同片剂表面与衣料特性影响黏着性等，均会造成起泡皱皮与包衣脱落。

e. 露边与麻面　造成露边与麻面的原因是衣料用量不当、温度过高或吹风过早、干燥过快造成的。

（2）片剂的储养方法

① 温湿度　片剂一般均储存于常温库（0～30℃），但糖衣片最好储存于阴凉库（不高于20℃）。

② 防潮　库房湿度要求均在35%～75%。南方梅雨季节相对湿度多超过75%，需要做好防潮准备。

一般压制片放在干燥处，以防松片、破碎、发霉、变质等；糖衣片、肠溶衣片放在干燥、凉处，防止衣层褪色、褪光、花斑、溶化、粘连等；含糖片剂应放在干燥、凉处，防止溶化变形。

③ 避光 有效成分对光线敏感，遇光易变质的应该避光保存，如维生素 C 片、磺胺类片剂、硫酸亚铁片等。

④ 防热 含挥发性药物的片剂受热后有效成分挥发，含量下降，影响疗效，需要防热存放，如西瓜霜含片、薄荷片、人丹等药物。

⑤ 隔离存放 内服、外用、环境卫生消毒片等需要分开存储，防止混淆；有特殊气味的片剂也应该与其他片剂分开存放，防止"串味"。

⑥ 时间 抗生素类、某些生化制剂的性质不稳定，特别是随着存储时间的延长，疗效会逐渐下降，所以这类药物要注意有效期限，及时填报"药物催销表"。

3. 胶囊剂

胶囊剂是临床口服给药最常应用的剂型之一，仅次于注射剂和片剂。

（1）胶囊剂的质量变异原因 空心胶囊的主要原料为明胶，明胶中含有水分。在储运过程中由于明胶中的水分含量和空气中的水分含量不对等，容易发生水分的扩散。空气中的水分含量大于明胶中的水分时，空气中的水分向囊壳扩散，导致囊材黏软变形；空气中水分含量小于明胶中的水分时，囊壳中的水分向空气中扩散，导致囊壳水分含量下降。同时，胶囊也受填充的药物和辅料的影响，从而发生质量变异。

① 漏粉 胶囊剂在制备及储运中由于干燥，导致囊壳含水量下降，脆性增加，引起脆裂；高温高湿交替导致胶囊变脆裂开；空心胶囊锁口不紧，运输中出现抖动；包装物的防潮、遮光性能不好或者松紧不适；滑石粉过多等，均可造成胶囊破裂而漏粉。

② 漏液 漏液主要是由于软胶囊在制造时工艺难度大，囊壳配方、内容物配方亲水亲油的比例、烘干工艺、包装材料透水透气防潮等原因引起的。漏液的胶丸易受污染、氧化而发霉酸败。

③ 黏软变形、霉变生虫 软硬胶囊制备不当、包装不严或储存不当，都可因吸潮、受热而发生黏软、发胖、变形甚至生霉变质。装有生药或脏器制剂、含有营养物质的胶囊吸潮受热后还易霉变生虫，产生异臭。

（2）胶囊剂的储养方法 胶囊剂的储养要点是控制温度和湿度，胶囊在受热吸潮后容易粘连、变形或破裂。胶囊剂最佳储存条件是不高于 20℃的阴凉库，相对湿度 35%～75%。

同时胶囊剂应该避光保存，以免出现变色、色泽不均等变质现象。

4. 水剂类

水剂类药品是以水为溶剂制成的各种制剂。注射剂中以水作为溶剂的也属于水剂类。水剂类的类型有溶液剂、芳香水剂、混悬剂、乳剂、合剂、滴眼剂、滴鼻剂、滴耳剂、凝胶剂、洗剂等。

（1）水剂类的质量变异原因 水剂类中水占极大比例，所以水剂类的特点是：稳定性差，防腐性差，容易发生很多变异现象。

① 发霉 水剂类药品稳定性差，药物比例小，防腐性差，在包装不严、温度变化的情况下受到霉菌的污染，发臭发霉。有的口服溶液的含糖量高，长时间暴露在空气中易生菌、长毛发霉。

② 沉淀 某些溶液剂、滴眼剂、合剂、芳香水剂等久储后，由于药物在水溶液中发生水解、氧化等化学反应，或者吸收空气中的二氧化碳而产生沉淀。

空气、温度、光以及玻璃容器的耐酸碱性不良也能促进此类现象的发生。

中草药液体制剂由于生产过程中杂质过滤不完全或沉淀不完全，在储存过程中也会逐渐析出沉淀。

③ 变色　有些药物在水剂中受空气、温度、光的影响，易氧化分解而变色。

④ 冻结　水剂类药品在低温下或严寒气候下易发生冻结。

（2）水剂类的储养方法

① 温湿度　水剂一般均储存于常温库（0～30℃）；对湿度没有严格的要求，但仍以35％～75％为标准。

芳香水剂在高温下芳香成分挥发，冰冻使挥发性成分游离；乳剂在高温下分层，低温下析出结晶。

② 防冻　水剂在低温下易发生冻结，因此在冬季要注意防冻。

③ 防霉　水剂类溶剂为水，防腐性差，不稳定，易变质，有时还会变色、变味、沉淀、分层、挥发、分解等，所以要防霉，严防污染。尤其滴眼剂是无菌包装，在储运中更要注意防霉。

④ 防撞击　很多水剂类药品是用玻璃容器盛装，碰撞易碎，所以在搬运过程中注意外包装上的运输指示性标志，轻拿轻放，以免破裂受损。

⑤ 避光　芳香水剂的主要成分是挥发性油，溶剂是水，防腐性和稳定性都很差，光和空气均可影响其质量，使光化降解、霉败变味或滋生微生物。因此，必须密封保存，并避光放在凉处，冬季防冻。

⑥ 时间　由于水剂稳定性较差，在储运中注意有效期，掌握"先进先出、近期先用"的原则，以防过期失效。

5. 散剂与颗粒剂

散剂也叫粉剂，指一种或多种药物与适宜的辅料经粉碎、均匀混合制成的干燥粉末状制剂，可内服，也可外用。

颗粒剂是将药物与适宜的辅料配合制成的颗粒状制剂，只供内服。

（1）散剂与颗粒剂质量变异的原因

① 吸潮　药物粉碎后的比表面积增大，吸湿性较强，散剂比颗粒剂的吸湿性更强，尤其是复方散剂。由于包装或保管不善，散剂和颗粒剂吸湿后可以发生物理变化，散剂失去流动性、结块；也可发生化学变化而变色、分解或效价降低；也可被微生物污染发生生物学变化而失效。

② 变色　因包装或保管不当，有些散剂和颗粒剂遇光、热、空气或吸潮氧化而分解变色。

③ 异臭、异味　含有生化或中药成分的散剂和颗粒剂，吸潮受热后可产生霉味和异臭；有些散剂和颗粒剂性质不稳定，吸潮受热后发生分解，产生臭气，如含有乙酰水杨酸的散剂和含有氨茶碱的散剂。

④ 霉蛀　含有蛋白质、淀粉、胶质、糖类或生化药品的散剂和颗粒剂吸潮后可发生霉变、生虫，中药散剂和颗粒剂吸潮后更容易发霉生虫。

⑤ 串味分层　内含挥发性成分（如薄荷脑、冰片、薄荷油、樟脑）的散剂，久储或受热后易挥发串味，有效成分减少，影响疗效；一些复方散剂在运输中由于振动原因，密度不同的药物发生流动，密度大的下沉分层，使散剂的均匀性受到影响，造成用药剂量不准确。

⑥ 微生物污染　散剂和颗粒剂在储运中杂菌和霉菌污染情况比其他制剂容易发生且严重，中药散剂更为突出。所以在储运过程中严防微生物的污染。

（2）散剂与颗粒剂的保管方法　散剂和颗粒剂的分散度大，比表面积大，与日光中的紫外线和空气中的水蒸气和氧气接触面积大，因此在储存过程中受环境影响比较大，尤其是湿度，在保管中关键是防潮，且在干燥密闭处保存。

① 防潮　散剂和颗粒剂分散度大，吸湿性强，尤其是有些含有糖分，更应注意防潮。

② 避光　有些散剂、颗粒剂中含有不稳定成分，遇光易分解变质，如含磺胺类药物的散剂遇光逐渐变色失效，应避光密封在干燥处保存。

③ 防热　含糖粉的散剂、颗粒剂，中草药散剂或生化药品的散剂、颗粒剂吸潮受热易发生虫蛀、生霉现象；含有挥发性成分的或含结晶水的散剂和颗粒剂受热后有效成分挥发，造成药效降低。在储存过程中应该特别注意防热，密封存放且置于干燥阴凉处。

④ 隔离存放　有特殊臭味的散剂应与其他药品隔开存放，以防串味；特殊管理药品的散剂应专柜、专库存放。

6. 糖浆剂

糖浆剂是指含有药物、药材提取物或芳香物质的浓蔗糖水溶液，口服给药。糖浆剂的含糖量不低于45%（45g/100mL），主要附加剂为防腐剂，也可添加色素。

因为蔗糖浓度高，渗透压大，能够抑制微生物的生长；如果含糖浓度低，易被霉菌、酵母菌和其他微生物污染，使其发酵、生霉、酸败、产生浑浊，需添加防腐剂。

（1）糖浆剂质量变异的原因

① 霉败　糖浆剂被微生物污染后生霉和发酵，引起糖浆变质，称为霉败。由于药材不纯净，蔗糖质量不好，糖浆在生产中处理不当导致空气中的霉菌、酵母菌及其他微生物带入制剂，含糖浓度低，以及温度、光线不适等原因产生霉败。

② 沉淀　糖浆剂在储存过程中，有时会出现浑浊或沉淀，主要是由于糖浆的质量差、含浸出制剂、糖浆败坏、配伍不当等原因造成的。

③ 变色　有着色剂的糖浆由于色素遇还原性药物或在光线作用下逐渐褪色。此外，存储温度过高亦会使糖浆颜色变深变暗。

（2）糖浆剂的保管方法　糖浆剂受热、光照等因素，易产生发酵、酸败、产气，最好储存在20℃以下的阴凉库，并避免日光照射。库内的相对湿度按照35%～75%控制。

① 防霉　糖浆剂在保管期间，由于包装不严，受热或污染，会出现生霉、发酵甚至变酸、发臭等现象，所以储存时应注意防热、防污染。

② 防冻　含糖量在60%（60g/100mL）以上的一般可以不防冻，个别特冷地区视情况而定；含糖量在60%以下的制剂，视各地气温考虑是否需要防冻。

7. 半固体制剂

半固体制剂主要是对软膏剂、眼膏剂、凝胶剂和栓剂等几种介于固态和液态之间的剂型的统称，多以皮肤和黏膜给药。

临床中栓剂和软膏剂需求量最大，以这两种半固体制剂的质量变异进行说明。

（1）半固体制剂质量变异原因

① 软膏剂

a. 酸败　用动物油脂类基质制成的软膏剂，受光、热、空气和微生物的影响，容易酸败，并产生异臭。含水量过多或温度过高更容易发生。

b. 流油、发硬　软膏剂发硬一般是由于加入石蜡或蜂蜡等熔点较高的基质或用量过多；软膏剂流油是由于使用熔点较低的基质或用量过多。同时，储存的温度过高会使软膏剂流油，温度过低则软膏剂发硬。

c. 分离　软膏剂受热后含有不溶性药物的油脂性基质熔化变稀，药物沉入底部和基质分离；含有松馏油的软膏剂在冷处也会发生分离；用乳剂型基质、水溶性基质的软膏剂久储或受冻后，水分与基质也会发生分离。

d. 生霉　因为软膏剂含有水分，防腐性差，容易生霉或产生异臭。

e. 变色　由于某些软膏剂中含有不稳定性药物，在空气、光线、温度以及自身理化性质的影响下变色。

f. 变质失效　由重金属盐制成的软膏剂等制剂在储存过程中被氧化还原，导致颜色变化、药效丧失甚至毒性增加；抗生物类软膏剂久储后疗效下降；避孕药膏中的醋酸苯汞因基质含水，容易分解失效。

② 栓剂　栓剂在储存过程中因为环境温度过高或受潮后引起软化变形或熔化走油；水溶性基质的栓剂具有引湿性，栓剂软化或变成不透明；环境干燥或久储后，水分蒸发使栓剂干化；栓剂久储后，基质受外界因素影响分解变质而酸败，或因微生物繁殖而腐败。

（2）半固体制剂保管方法

① 软膏剂的保管养护　密闭、避光、干燥、凉爽、常温保存，注意防重压、冬季防冻。

② 栓剂的保管养护　30℃以下常温、密闭、避光、适宜湿度保存，太干易开裂，受潮易变形、发霉和变质。

8. 丸剂和滴丸剂

丸剂是指药材细粉或药材提取物加入适宜的黏合剂或其他辅料制成的球形或类球形制剂；滴丸剂是指固体或液体药物与适宜的基质加热熔融后溶解、乳化或混悬在基质中，再滴入互不混溶、互不作用的冷凝液中，由于表面张力的作用使液滴收缩成球状而制成的制剂。

丸剂常装于塑料球壳内，壳外再用蜡层固封或用蜡纸包裹装于蜡浸过的纸盒内，盒外再浸蜡，密封防潮。滴丸剂一般采用玻璃瓶或瓷瓶包装，也有用铝塑复合材料的包装。

（1）丸剂和滴丸剂质量变异的原因　丸剂和滴丸剂在储存中容易发生虫蛀、发霉和质量变异，一般是因为包装密封不严，受到环境污染造成的。

（2）丸剂和滴丸剂的保管方法　丸剂和滴丸剂选择干燥阴凉的库房（阴凉库）存储，库温不超过28℃，相对湿度不超过70%。

在储运过程中防虫蛀、防霉变、防挥发、防潮，并掌握"先进先出"原则。

（三）药品养护计划、措施及检查

制订药品养护计划是为了在药品储存过程中，通过控制调节药品的储存条件，对药品储存质量进行定期检查，达到有效防止药品质量变异、确保储存药品质量的目的。药品在养护过程中应遵循以下方针：严按要求、手段科学、控制条件、定期检查、防止质变。

1. 药品养护的具体内容

在质量管理人员的指导下，制订药品养护工作计划，确定重点养护品种，检查控制在库药品的储存条件，定期检查药品质量，对发现的问题及时采取有效的处理措施。

（1）按月填报"近效期药品催销表"。

（2）定期检查库存药品的质量。

① 片剂：检查有无变色、斑点、龟裂、脱壳、掉皮、粘瓶、溶化、发霉、松片、破碎、异物等现象。

a. 一般压制片：检查有无变色、松片、发霉等现象。

b. 包衣片（糖衣片、肠溶片、薄膜衣片）：检查有无包衣褪色、结晶析出、粘连、粘瓶、脱壳、龟裂、掉皮（衣）、霉变等现象。

c. 含糖片（口含片等）：检查有无溶化粘连及变形等现象。

② 胶囊剂：检查有无漏粉、破裂、漏油、黏软变形、黏结等现象。

a. 硬胶囊：检查有无碎裂、漏粉、黏结、粘瓶、霉变等现象；内容物应无吸潮、变色、结块、霉变等异常现象，有色胶囊应检查有无变色现象。

b. 软胶囊：检查有无漏油、黏软变形、粘瓶等现象。

c. 装有生药等营养性物质的胶囊：注意是否有霉变、生虫现象。

③ 散剂、颗粒剂：观察色泽，检查有无吸潮、软化、结块、霉变，包装封口是否严密及有无破裂。

a. 颗粒剂：检查有无吸潮、结块、变色、霉变、虫蛀及异味等现象。

b. 散剂：检查有无变色、潮解、风化、霉变、虫蛀、异味等现象。

④ 丸剂：观察色泽，检查有无吸潮、霉烂、虫蛀、皱皮、粘连及脱壳、褪色、掉皮、异味等现象。必要时抽样做水分等检验。

a. 水丸、糊丸：检查有无吸潮、粘连、变色、霉变、虫蛀、走油等现象。

b. 水蜜丸、蜜丸：检查有无霉变、粘连、硬化、皱皮、异味等现象。

c. 包衣丸：检查有无脱壳、褪色、掉皮等现象。

⑤ 口服溶液剂：自然光亮处直立、倒立、平视三步法检视，观察药液的澄明度，含有中药的制剂允许有轻摇易散的沉淀，不得有变色、霉变等现象。

⑥ 糖浆剂：观察澄明度，不得有沉淀、结晶析出等现象，但不得有异臭、发酵、产气、酸败、霉变等现象，且瓶口不得有生霉现象。

⑦ 软膏剂：观察其色泽、膏体的细腻度，不得有异臭、酸败、霉变等现象。

⑧ 栓剂：检查有无软化、变形、干裂、酸败、霉变等现象。

⑨ 橡胶膏剂：检查有无透油（背）、色泽、异物、老化失黏等现象。

⑩ 滴眼剂：检查有无色泽，观察澄明度，不得有漏液、霉变、结晶等现象。

（3）定期汇总分析、上报药品养护质量信息。

（4）管理验收仪器设备，建立药品养护档案。

2. 药品养护的措施及检查

药品在库储存期间，由于受到外界环境因素的影响，随时都可能出现各种质量变异现象。因此，必须定期进行药品的在库检查，以便采取相应的防护措施，保证药品质量。

（1）药品循环检查按季度进行，一般入库后3个月起进行第一次库存药品检查。遇到汛期、雨季、高温、严寒等特殊情况，应增加突击性的养护检查。

检查顺序：按每个货架顺时针检查。

主要检查内容：药品包装情况、外观性状，对易变质药品、储存期较长、近效期不足一年的药品或其他检查的药品，应按规定的程序和要求进行有效的管理。

（2）检查色标和药品储存是否符合规定，确保仓储条件、养护设施检测仪器发挥应有作用。每天上、下午各一次记录各库房温湿度。如库房温、湿度超出规定范围，应及时采取调控措施，并予以记录。

① GSP要求在库药品均应实行色标管理，避免交叉存放，保证用药安全。

② 搬运和堆垛要求

a. 怕压药品严控高度，防止包装箱挤压变形。倾斜角度小于15°。

b. 与门、防火栓、电器装置等保持一定距离，以利于检查、搬运和消防。

c. 质轻者放于中心，可尽量堆高。

d. 按品种、批号集中堆放，不同品种或同品种不同批号药品一般不得混垛，防止发生错发事故。

药品与墙、屋顶（房梁）的间距不小于 30cm，与库房散热器或供暖管道的间距不小于 30cm，与地面的间距不小于 10cm。

③ 分类储存管理，设置标识　药品入库以后，应根据各种药品性质、剂型、包装情况、仓库条件、出入库和在库养护操作要求进行分类储存，并设置货位标识。注意药品与非药品、内服药与外用药应分开堆垛；性质相抵触的药以及名称易混淆的药应分别堆垛，并间隔一定距离或采取有效分隔、识别措施，防止混淆。

④ 总的分类原则　药品与非药品、内用药与外用药应分开存放；易串味的药品等应与其他药品分库存放，性质相互影响的药品应分区储存；品名或外包装容易混淆的品种，应分区或隔垛存放。

⑤ 温湿度要求

a. 阴凉库温度不超过 20℃，冷库温度为 2～10℃；各库房相对湿度应保持在 45％～75％之间。

b. 特殊要求的药品：蜡丸应置于阴凉干燥处；挥发性药品或易吸潮药品的散剂应密封储藏；粉针剂注意防潮；软膏剂、乳剂注意防冻；危险药品一般控制在 20℃ 以下。

（3）检查卫生状况是否符合规定。

① 所存放药品无鼠咬、虫蛀、吸潮、发霉现象。

② 工作场所干净卫生，无积灰、积水及其他杂物。

③ 每周应对门窗、灭火器及药品表面作一次清洁处理（严禁用湿抹布）。

④ 对库房检查时，发现问题及时向主管和相应部门汇报。

（4）检查设施设备是否符合规定。

① 药品与地面之间有效隔离的设备：底垫、货架与地面距离＞10cm。

② 通风及避免阳光直射和排水的设备：拆零库区为密闭、遮光。

③ 有效调控和监测温湿度的设备：检查温湿度检测仪、空调、排风扇运行是否正常。

④ 防虫、防鼠设备：灭蝇灯、挡鼠板、纱窗。

⑤ 符合储存作业要求的照明设备：照明灯应有灯罩，电线管不得裸露。

⑥ 储存零货药品的设备：货架是否按照规定摆放。

3. 不同性质药品的保管

药品储存期间的稳定性与储存条件、保管方法有着密切关系。如果储存保管不当，会使药品变质、失效，贻误病情，甚至危及生命，有时还可能引起燃烧或爆炸。因此，为了保证药品质量和储存安全，必须加强保管工作。

（1）药品的一般保管方法　一般药品都应按照《中国药典》"贮藏"项下规定的条件进行储存与保管，也可根据药品的性质、包装、出入库规律及仓库的具体条件等因地制宜进行，以保证药品质量正常、数量准确和储存安全。

实行药品保管责任制度，建立药品保管账、保管卡，经常检查，定期盘点，保证账、卡、货相符。

库房的相对湿度保持在 35％～75％之间，保持清洁卫生，采取有效措施，防止药品生霉、虫蛀或鼠咬。

加强防火、防盗等安全措施，确保仓库、药品和人身安全。

（2）药品的特殊保管方法

① 性质不稳定药品的保管方法　遇光易变质的药品应储于避光容器内，置阴凉干燥处，防止日光照射。

对热不稳定、易挥发、易升华及易风化的药品宜密封置阴凉处保存，或置冷藏库保管。

易吸潮、霉变、虫蛀的药品宜储存于阴凉干燥处，梅雨季节应注意防潮、防热。

易串味的药品宜储存于阴凉处，与一般药品特别是吸附性强的药品隔离存放。易氧化和易吸收二氧化碳的药品应注意密封保存。

怕冻药品宜储存于 0℃ 以上仓库，防止低温下冻结变质或冻裂容器。

② 特殊管理药品的保管方法　危险药品的保管方法：危险药品是指受光、热、空气、水或撞击等外界因素的影响，可能引起燃烧、爆炸的药品，或具有强腐蚀性、剧毒性的药品。危险药品的储存以防火、防爆、确保安全为关键，在保管期间，必须熟悉各种危险药品的特性，严格执行《危险化学品安全管理条例》（国务院第 344 号令）中的各项规定，采取适当措施，预防险情的发生。

（四）仓库的温湿度管理

温度是表示空气冷热程度的物理量。空气温度、库房温度是药品储存常见的表示冷热程度的物理量。空气温度决定着库房温度，库房温度随着空气温度的变化而变化。

空气中含水蒸气量的大小，称为湿度。空气中水蒸气含量愈大，湿度也愈大；反之，湿度就愈小。

温度对药品的质量影响很大。过冷或过热都能促使药品变质失效，尤其是生物制品、脏器制剂、抗生素等储藏温度的要求更高。因此，每一种药品在储存保管中都要求在一定的温度范围内，《中国药典》以及其他各国药典都对此作了专项规定。

此外，温度对药品质量的影响还与湿度密切相关。干燥的固体药品受温度的影响远比受潮的药品或其溶液小。

1. 温度的控制与调节

温度对药品质量的影响与储存有很大关系，任何药品储存都有其适宜的储存温度条件。温度过高或过低都可能促使药品发生质量变化。因此，控制和调节药库的温度是药品养护至关重要的一环。温度控制与调节的措施如下：

（1）降温措施

① 空调降温　利用空调设备来调整库内温度是各大中型药库采用的主要降温措施。应注意按不同药品的储藏要求调节适宜的温度。

② 通风降温　自然通风：库内温度高于库外时，可开启门窗让其自然通风降温；但同时要注意是否会引起湿度的改变，只有库外的相对湿度也低于库内时才可采用。机械通风：当不适宜采用自然通风时，可选用通风设备进行机械通风，但不宜用于危险品仓库。

③ 库房遮光降温　在库房外搭棚遮挡日光，或在库内沿顶搭棚遮热，或在日光曝晒的墙外搭棚，以减少日光的辐射热，使库内温度降低。

④ 加冰降温　适用于密闭、隔热条件较好的库房，冰会吸收热量使室内温度降低。一般将装有冰块的容器置于高度 1.5m 的地方，以便于散发的冷气下沉；也可采用电扇对准冰块吹风，以加速对流，提高降温效果。同时，容器内应装有排水管以便将融化的水引出库外。但是，采用此法时，冰块融化的水会使库内湿度增高，通常不被采用，或仅用于不易潮解药品的降温。

⑤ 地下室或地窖　在炎热季节，地下室或地窖的温度较低，可以存放遇热易变质的药品。但地下室、地窖湿度较大，故只适于存放不易潮解的药品，或者另外采取特别的密封防潮保护措施。

⑥ 冷藏库和电冰箱　此类设备可以自动调控，不需专人管理。若药品量少，可置于家用电冰箱内保存，但以不易潮解和封口严密的药品为宜，并应注意温度控制，以防冻结。

（2）保温措施　温度过高可引起药品变质，温度过低也会对药品质量产生不良影响，产生沉淀、冻结、凝固甚至变质失效。因此，对于怕冻药品必须采取保温措施，以提高库内温度，保证药品安全过冬。

① 空调保温　有条件的药库可用冷暖型空调设备，提高并保持库内温度。

② 暖气库供暖　有条件的药库可在库内靠墙处安装暖气装置，但应注意暖气管、暖气片离药品有一定距离，并防止漏水情况。

③ 火炉取暖　火炉取暖应在火炉周围左、右、后三方用砖砌成防护墙，防护墙与货垛的距离不得少于 0.5m，库内不能存放易燃易爆药品。生火炉期间应有专人看管，注意防火，加强消防措施，同时要防止库内因长时间燃烧而造成缺氧空间，导致人员煤气中毒事故。

④ 火墙暖库　我国东北地区常采用火墙取暖法。采用火墙暖库应注意火墙暖库必须远离其他库房，添火口设在库外，库内药品要离暖墙 1m 以上，并经常检查墙壁有无漏火现象。

⑤ 保温库（箱）　保温库通常采用夹层墙，顶棚、内衬采用绝热材料，采用双层窗、两道门或挂厚帘，并经常将门窗关闭严密。此种库房适用于不太冷的地区。对一些特别怕冻的药物在严寒季节也可存放在保温箱内。此外，地下室、地窖也可代替保温库。

2. 湿度的控制与调节

（1）降湿措施

① 通风降湿　可根据干湿度计的读数指示，查出此时库内、库外的温湿度，按下述情况采取相应措施：

a. 当库内温度、相对湿度均高于库外时，可全部开启门窗，长时间通风，能使库内的温湿度均有一定程度的降低。

b. 当库内温度、相对湿度均低于库外时，应密闭门窗，不可通风。

c. 当库外温度略高于库内，但不超过 3℃，且相对湿度低于库内时，则可通风。

d. 当库外温度高于库内 3℃ 以上，虽相对湿度低于库内，此时亦不能通风。因为热空气进入库内后，由于热空气温度降低可使室内相对湿度立即增加，药品便更易吸潮。

e. 当库外相对湿度高于库内，虽库外温度低于库内，亦不能通风，否则会带进潮气。

在一天中，一般应在上午 8~12 时，即当温度逐渐上升、湿度逐渐下降时通风较为适宜；在后半夜 2~5 时，虽然库外温度最低，但此时相对湿度最高，如库内有易吸潮的药品，也不宜通风。

此外，还应结合气象情况灵活掌握，如根据晴天、雨天、雨后初晴、雾天、阴天以及风向等酌情处理。

通风降湿除开启门窗进行自然通风外，还可以装置通风设备（如排气扇等），但应注意危险品库不宜采用。

一般来说，通风降湿法简单易行，但要长年保证降湿效果则可靠性较差，故必要时可采用密封防潮或使用吸湿剂相结合的办法，才能保证达到防潮降湿的效果。

② 密封防潮　密封就是隔绝外界空气中的潮气侵入，避免或减少空气中水分对药品的影响，以达到防潮目的。一般做法是将库房筑成无缝隙气孔，设双窗两道门或挂厚帘。也可根据药品性质和数量，采用塑料薄膜等材料密封货垛、密封货架、密封药箱等形式。

上述方法只能达到相对密封，并不能完全消除气候对药品的影响。因此，最好结合通风驱潮、吸湿降潮等方法，这样才能取得更好的效果。

③ 吸湿降潮　在梅雨季节或阴雨天，库内外湿度都较高，不宜采取通风驱潮时，可以在密封库内采用吸湿的办法以降低库内湿度。采用空气降湿机驱湿效果更好。一台空气降湿机（抽湿机）在温度 27℃、相对湿度 70% 时，每小时可从空气中吸水 3kg；大型降湿机的吸水量更大。此外，也可采用干燥剂吸湿降潮，常用的干燥剂有生石灰、氯化钙、硅胶、木炭等。

（2）升湿措施　在我国西北地区，有时空气十分干燥，必须采取升湿措施。具体方法有向库内地面洒水，或用电加湿器产生蒸汽，库内设置盛水容器，储水自然蒸发等。

一些对湿度特别敏感的药品还须密闭保湿，使内装药物与外界空气隔绝。

3. 药品仓库的温湿度监控系统

大中型药品批发企业多采用现代化的物流感应设备，通过空调系统或者温湿度调节控制器来调节温湿度，方法科学简单，但是对资金要求较高。

药品储运温湿度监控系统由管理主机、测点终端（温湿度探头输出的数字直接为可联网数字信号）、运行软件等组成，运用现代传感技术，在药品储存区内设置若干个温湿度探测头，对温湿度进行监控。通过主服务器实时显示和监测各监测点的温湿度状况，并将数据传输给管理主机，自动记录温湿度的实际数值，实现药品的存储、运输温湿度环境的 24h 自动连续实时监测，并自动对区域环境进行温湿度调控。

药品温湿度监控系统的优势在于能够自动监测记录、数据安全自动传输、自动多模式报警、与药监系统无缝衔接等。

（五）仓库的害虫防治

害虫对药品的危害多发生在中药材、中药饮片和部分中成药。由于化学药品、生物制品、生化制品在生产过程中工艺先进，发生虫害的现象十分少见，但是含营养物质脂肪、糖、蛋白质、淀粉等成分的药品由于包装不严，受温湿度的影响，也可能发生虫害的现象。

药品被虫蛀后，内部组织遭到破坏，严重的被蛀成粉末，失去药用价值。害虫的尸体、排泄物等甚至产生有毒、有害物质。虫蛀是中药储存中危害最严重的变异现象之一。

1. 害虫的来源

（1）已寄生害虫的卵、幼虫或成虫的中药材进入仓库。

（2）仓库内已生虫的药材未能得到及时熏蒸杀灭和隔离堆放，与未生虫药材同库共存的交叉感染。

（3）被害虫污染的包装材料反复使用。

（4）储存药品前没有进行仓库内部的消杀处理，本身隐藏有害虫。

（5）仓库内部及周围环境不洁，害虫可寄居于内隐藏越冬，温湿度适宜时，飞入仓库内繁殖危害药物。

（6）运输过程中被害虫污染，携带入库。

2. 害虫的传播途径

（1）药材入库前未经仔细检查，将害虫或虫卵带入仓库。

（2）包装物料或包装容器以及各种运输工具本身不清洁，已感染害虫，消毒杀虫不彻底。

（3）害虫可由野外飞入库内，如蛾类、玉米象等。这类害虫生命力强，适应环境快，能在不太稳定的环境条件下发育繁殖。

（4）鼠类和昆虫也能传播。

3. 常见仓库害虫的种类和特征

仓库害虫种类繁多，主要来源为 2 纲、13 目、59 科。绝大多数害虫来源于昆虫纲的鞘翅目（甲虫类）和鳞翅目（蛾类）。

（1）鞘翅目（甲虫类）

① 药材甲（图 4-1）

a. 形状特征　身体长椭圆形，成虫体长约 2～3cm，红褐色或深栗色。

b. 生活习性　药材甲虫生育率较高，1 年发生 2～3 代。以幼虫越冬，成虫善飞，耐干力强，在黄昏或阴天较为活跃，一般产卵于药物表面凹褶不平的部位或碎屑中，经 5～10 天孵化出幼虫。幼虫喜暗，耐饥力强，常在药物内部蛀成孔洞，并在其中化蛹，羽化成虫继续为害。

② 米象（图 4-2）

a. 形态特征　成虫体长 3～4mm，初羽化时赤褐色，后变为黑褐色，触角 8 节。吻前伸呈象鼻状，后翅发达善于飞翔。卵长椭圆形细小，半透明，乳白色。幼虫似蝇蛆，蛹长近 4mm，椭圆形。

b. 生活习性　米象的繁殖视地理环境条件而不同，我国北方 1 年 2～3 代，南方可达到 5～6 代。成虫越冬，繁殖力强，对湿度要求较高，喜潮湿、温暖、黑暗的生活条件。

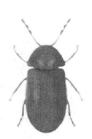 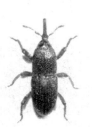 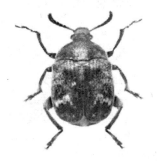

图 4-1　药材甲　　　　　　图 4-2　米象　　　　　　图 4-3　咖啡豆象

③ 咖啡豆象（图 4-3）

a. 形态特征　成虫体长 2.5～4.5mm，长椭圆形，暗褐色，密被黄褐色细毛，黄白色的小斑点，触角 11 节。头正面三角形，复眼圆形，黑褐色。前胸背板长等于鞘翅的 1/2，前缘较后缘狭窄，背面微隆起，上生灰白色细毛，并形成棋盘状花纹，小盾片极小，圆形。腹末小三角形，露于鞘翅外。足细长，前足基节卵圆形，深褐色。幼虫成熟时体长 4.5～6mm，乳白色，近弯弓状。具横向皱纹与白色短细毛。头大近圆形，淡黄色。

b. 生活习性　咖啡豆象 1 年发生 3～4 代，幼虫隐藏于种子类和根茎类药材中越冬。成虫善飞能跳。在温度 27℃的条件下，雄虫羽化后 3 天，雌虫羽化后 6 天即可交尾，交配后约半小时开始产卵，产卵前在药物上蛀蚀孔洞然后产卵。孵化后幼虫蛀入药物内部危害，直至化蛹羽化为成虫。

④ 谷蠹（图 4-4）

a. 形态特征　成虫体长 2.5～3mm，长圆形，暗红褐色至黑褐色，具光泽，头位于前胸背板下，触角 10 节。前胸背板中部隆起，上有多数小疣状突起，鞘翅上具显著刻点。幼虫体长 2～3mm，生有淡黄色细毛，乳白色，头三角状，黄褐色，各足大小相等。

b. 生活习性　1 年繁殖 2～3 代，以成虫在药物内越冬。在温湿度适宜的条件下繁殖 1

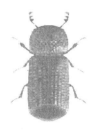

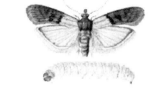

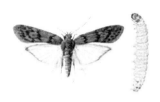

图 4-4　谷蠹　　　　　　　　图 4-5　印度谷螟　　　　　　图 4-6　地中海粉螟

代只需 30 天。成虫喜取食果实种子类中药，特别喜食种子胚部，善于飞行，寿命可达 1 年。卵常产于药材的蛀孔内或缝隙中，孵化率较高。幼虫在种子类或根茎类药材中蛀食，直至羽化为成虫才脱出。一般多在药物的堆垛深处聚集危害。

（2）鳞翅目（蛾类）

① 印度谷螟（图 4-5）

a. 形态特征　成虫体长 6～9mm；翅展 13～18mm，身体密被灰褐色及赤褐色鳞片，两复眼间具一向前方突出的鳞片锥体。前翅长三角形，近基部的 1/3 灰黄色，其余 2/3 为赤褐色，并散生黑褐色斑纹；后翅三角形灰白色，半透明。卵椭圆形，乳白色。幼虫体长 10～13mm，头部红褐色，体淡黄色。蛹长约 5.5～7.5mm，细长，腹部略弯向背面。

b. 生活习性　1 年通常繁殖 4～6 代，北方 3～4 代。以幼虫越冬。幼虫在第 2 年 4～5 月间即羽化为成虫。每雌虫可产卵 40～300 粒，卵产于药物表面或包装品缝隙中，孵化幼虫即钻入药物内为害，能排出大量带臭味的粪便，影响药材质量，是中药的重要害虫之一。

② 地中海粉螟（图 4-6）

a. 形态特征　成虫体长 7～15mm，翅展 16～25mm。前翅狭长，灰黑色，近基部及外缘各有一淡色的波状横纹，翅的外缘横列明显的小黑斑；后翅灰白色。幼虫体长 15mm 左右，头部赤褐色，背面常带桃红色，体乳白色。

b. 生活习性　1 年发生 2～4 代，以幼虫越冬。幼虫与谷蛾相似，吐丝将药材黏聚成团块。

4. 仓库害虫的危害

害虫对药品的蛀蚀可引起药品质变，以致报废损失。害虫的蛀蚀及其所带来的危害通常表现在以下几个方面：

（1）害虫是带菌的媒介，它的分泌物、排泄物及腐败的残体是微生物生长和繁殖的营养物质，可引起害虫和微生物的共生。

（2）害虫蛀入药材内部，排泄粪便，分泌异物，害虫繁殖变化的残体、死亡的尸体对药品造成不洁和污染，对人身健康带来危害。

（3）药材被蛀蚀成为洞孔或残缺不全，使药材减量，破坏药物的有效成分，使疗效降低或丧失药用价值。

（4）中药材被虫蛀之后，易导致某些品种泛油（如枸杞子、当归、党参等），花类药材容易散瓣，外形遭到破坏，引起进一步质变，影响药材质量。

（5）破坏包装及库房结构，影响中药的安全储存。

5. 仓库害虫的防治

仓库害虫的生长繁殖和环境的温度、湿度、空气、营养成分、微生物等密切联系。

对易生虫的药物在储存养护过程中，除了要勤检查以外，还必须从杜绝害虫来源、控制其传播途径、消除繁殖条件等方面入手。药品储存时，首先要选择干燥通风的库房，加强昆虫害虫的防治。

（1）预防仓库害虫的方法

① 入库验收　入库验收是关键。药品入库时除了对其规格、真伪、优劣等进行全面检验以外，首先检验药品包装周围和四角部分有无虫迹，经敲打震动后是否有蛀粉及虫粪落下，同时应注意包装容器本身是否干燥。然后取样检验药材的内外部是否生虫。可根据药材的不同情况，对药材采取剖开、折断、打碎、摇晃等方法来进行检查。若发现含水量超标、有虫蛀现象或有虫卵附着，应拒绝入库，隔离存放，避免交叉感染。

② 做好在库检查　药品经检查合格入库后，由于库存的其他商品以及仓库内外环境的影响，仍有可能会生虫。因此，必须做好经常性的在库检查工作。检查要依次逐包、逐件、逐货垛地进行。夏秋季气温高，湿度大，可3～5天检查1次；冬春季，温湿度低，不利害虫生长，可每半个月检查1次。同时要根据品种、季节的具体情况进行有目的、有重点的检查，发现问题及时处理。

③ 控制中药的含水量　中药的生虫与否和它的含水量有着重要的关系，在一定条件下，中药的含水量高，易发生虫害。如果把含水量控制在一定标准下，就能抑制生虫或减少虫害的发生。大多数中药材的含水量应控制在13％以下。

④ 控制库房温湿度　仓库害虫的生长、发育、繁殖等生命活动都要求一定的温湿度条件。害虫在适宜的温度范围（15～35℃）内，一般都能完成其正常生长发育。水是药物害虫进行生理活动不可缺少的基本条件，没有水就没有害虫的生命活动。因此，应加强仓库内温湿度管理，选择干燥通风库房，垫高垛底，必要时可使用适宜的隔潮材料或在适宜的地方放置吸潮剂，使仓库的温湿度控制在安全合理的范围内，杜绝虫害的发生。

（2）仓库害虫的防治技术　常用的仓库害虫的纺织技术有物理防治法、化学防治法和其他一些防治技术。

① 物理防治法

a. 曝晒法　适用于一般不易变色、融化、脆裂、泛油的药材。一日中较适宜的曝晒时间为上午9时至下午5时，以下午1～3时温度最高。曝晒过程中每隔0.5～1h翻动一次，以便晒匀，加速水汽散发。晒完还须摊晾，使热气散尽后，再包装堆垛，曝晒时间5～6h。

b. 高温干燥法　夏季雨水较多时，某些易吸湿的品种或含水量较高的品种可采用烘箱或烘房进行干燥，既可杀虫，也可控制药物的含水量。此外，对某些药材还可以采用热蒸法。

c. 低温冷藏　低温冷藏法是防治害虫的一种理想方法。降温方法有机械降温和自然降温。一般温度控制在8℃以下，环境温度−4℃为仓库害虫的致死临界点。利用冷库储藏药物，应包装密封后入库，出库后要及时出售，不宜久存。药物出库待温度回升至室温后再开箱，以免药物表面结露而导致蛀霉。

② 化学防治法　即采用化学药剂来预防或杀灭仓虫的方法。化学防治法的效果好，速度快，省时省力。但是某些剧毒化学药剂的使用往往造成有害物质在药物当中的残留，对药物造成极大的污染，为临床用药埋下了隐患。因此，对化学药剂的使用应严格控制，对用剧毒化学药剂处理过的药物应进行残毒检测，符合安全用药要求后才能用于临床。

a. 少量药物化学防治法　利用乙醇挥发的蒸气防治仓库害虫，可将浓度75％～95％的乙醇放在敞口容器内，然后放在储品容器中，但不得沾染药物，使乙醇蒸气逐渐挥发，达到防虫杀虫的目的。

b. 大量药物化学防治法　常用的药剂按性质可分为触杀剂和熏蒸剂两大类。为了达到经济、有效、安全的目的，一般多与其他防治方法配合使用。

③ 近代养护方法　近代有很多的防治害虫的方法和措施，主要有：

a. 自然降氧防治法　自然降氧法是在密封条件下，利用药材自身、微生物、害虫等的呼吸作用，消耗密封环境内的氧气，使含氧量逐渐下降，二氧化碳量相应地上升，形成不利于仓虫、微生物生长繁殖的低氧环境。

b. 低氧低药量防治法　自然降氧法降氧速度慢，要求药材有一定的干燥度，而且杀虫效果不十分理想。为减轻化学防治法的弊端，弥补自然降氧的不足，可采用低氧低药量防治法。在密闭条件下，施用少量磷化铝，并利用磷化铝药剂投放后吸收空间水汽，产生磷化氢气体，同时库房内的药材、仓虫、微生物的呼吸耗氧，在有限的空间内增大了磷化氢的有效浓度，从而恶化了害虫的生态条件，达到防治害虫的目的。

c. 气调养护防治法　在密闭的条件下，人为地调整空气组成，造成低氧环境，抑制害虫和微生物的生长繁殖以及药物自身的氧化反应。

d. 远红外干燥法　远红外干燥灭虫技术是 20 世纪 70 年代发展起来的一项新技术。干燥灭虫的原理是电能转变为远红外线辐射药物，导致物体变热，经过热扩散、蒸发或化学变化，最终达到干燥灭虫的目的，并具有较强的杀菌、灭卵的能力。此法一般在中药材加工企业应用较多。

e. 微波防治法　微波干燥杀虫是一种感应加热灭虫和介质加热灭虫。药物中的水和脂肪等能不同程度地吸收微波能量，并把它转变为热量。仓虫经微波加热处理，体内水分子发生振动摩擦产热，微波被水吸收转变为热能，使虫体内蛋白质遇热凝固，虫体内水分被气化而排出体外，促使害虫迅速死亡。此法具有杀虫时间短，杀虫效力高，无残毒，无药害的特征。在操作中人员要采取有效防护措施。

f. 电离辐射防治法　电离辐射防治是指被射线照射的药物产生电离作用，利用原子辐射作用杀灭害虫，或使害虫不能完成发育以及产生不育成虫。在操作中人员要严格执行安全防护措施。

微波防治和电离辐射防治法，要求有很高的技术条件和设备条件，所以在实际的药品养护工作中应用较少。

6. 鼠害防治方法

（1）环境防治法　仓鼠的生长发育需要水、食物以及隐蔽的栖息条件。因此，创造不适宜其生存的环境，就能使鼠量大大下降，并能使灭鼠成果容易得到巩固。首先要搞好环境卫生、清除仓库周围的杂草、随意堆放的物品，经常清扫库内外卫生，各种用具杂物收拾整齐，经常检查，不使鼠类营巢。仓库门口要设 30~40cm 的挡鼠板。把易发生鼠害的中药尽可能存放在加盖的容器内。

（2）物理防治法　又称器械灭鼠法，应用较久，应用方式也较多。如鼠夹、鼠笼、粘鼠板、超声波灭鼠器、电子捕鼠器等。超声波灭鼠器是利用电子仪器产生的超声波来驱杀老鼠，此法对仓储药品无污染，对人无危害。电子捕鼠器须设立离地面 3~5cm 的电网，使用时一定要注意安全，严格按操作规则进行操作，同时要远离易燃易爆品，捕鼠时要有人员看守。

（3）化学防治法　又称药物灭鼠法，是应用最广、效果最好的一种灭鼠方法。药物灭鼠又可分为肠毒物灭鼠和熏蒸灭鼠。灭鼠所用的肠道灭鼠药，主要是有机化合物，其次是无机化合物和野生植物及其提取物。

（4）生物防治法　利用鼠类的天敌，如鹰、猫头鹰、蛇等。因此，保护这些鼠类天敌，对减少鼠害是有利的。同时，可利用对人和仓储药物安全、不污染环境的生物药剂灭鼠。

五、工作任务实施

任务一　糖浆剂的储养管理

【任务引入】某医药公司药品仓库新进一批糖浆剂，请你根据糖浆剂的类型，选择适宜的储存环境和方法。

【分析结果】糖浆剂在储存过程中由于受热、光等因素易产生质量变异。因此在储存过程中应该采取一定的方法和措施，保证糖浆剂的稳定性。

（一）工作目标

1. 了解糖浆剂霉变、沉淀、变色的原因。
2. 能够对糖浆剂进行验收入库。
3. 制定糖浆剂防污染、防霉变、防尘垫、防冻结的养护措施。

（二）操作方法

1. 糖浆剂的存储环境

保证存储糖浆剂的阴凉库温度在 20℃ 以下，并采取遮光措施。库内的相对湿度以 35％～75％ 为标准进行调节。

2. 糖浆剂的验收入库

检查包装容器封口是否严密，有无渗漏液现象；瓶外是否清洁，有无黏结现象，有无未擦净的糖浆痕迹。

对光检视糖浆是否澄清，应无浑浊、沉淀；有无糖结晶析出；同一批号的糖浆其色泽是否一致，有无变色、褪色现象；有无杂质、异物。

检查有无生霉、发酵。必要时开瓶尝闻，看有无因霉变引起的异臭、异味。

必要时检查其装量的准确性。

糖浆剂的入库验收以肉眼观察为主，一般不宜开启瓶口，以防污染。

（三）工作内容及要求

1. 一般储存养护

糖浆剂容易发生霉变、变色、沉淀等质量变异。因此，糖浆剂应密闭，储存于 30℃ 以下的避光处。

2. 防污染、防霉变措施

含糖 60％ 以上的糖浆剂，微生物在其中不易繁殖，本身具有一定的防腐作用，但如果储存温度太低，易析出蔗糖结晶，因此糖浆仍需保持清洁，防止污染。含糖 60％ 以下的糖浆剂容易滋生微生物，一般加有防腐剂。在储存养护期间因包装封口不严被污染或受热，糖浆剂会生霉、发酵、酸败、发臭、产气，受热发生膨胀而破裂。在潮热的地区更易发生此类现象。

糖浆剂在储存时应特别注意防热、防污染。炎热季节将糖浆剂置于阴凉通风处，或采取降温措施；梅雨季节检查包装封口，发现瓶盖长霉，用医用棉花蘸取 75％ 的酒精消毒擦洗，同时按出库原则加速流通。

3. 沉淀的处理

含有少量沉淀的糖浆剂经振摇能均匀分散，则可供药用。糖浆剂发生霉变、浑浊、沉淀时则不能再供药用。

4. 冻结和解冻

糖浆剂尤其是含糖量低的糖浆剂在寒冷的季节和地区容易发生冻结，冻结时其质地比较松软，不易冻裂容器，放置在室温时可自行解冻。如不能解冻，可用温水浴解冻，但不得破坏其标签。一般含糖量在 60％ 以上的糖浆剂，可不需防冻。

（四）工作流程

1. 成立学生糖浆剂储养管理小组，由组内推选组长负责后期任务组织工作。
2. 对糖浆剂进行储养管理，及时排查质量变异因素，积极采取措施对质量变异因素整改。
3. 查找质量变异因素，包括
（1）霉变；
（2）沉淀；
（3）变色；
（4）温度；
（5）光照；
（6）湿度。
4. 对所排查的安全隐患，填写"排查糖浆剂质量变异因素排查记录单"。
5. 由学生小组组内讨论研究编制整改措施方案。在书面报告中，报告人要把存在的质量变异因素的内容、拟采取措施建议、报告人姓名、报告接受人姓名、报告时间等写清楚。
6. 进行糖浆剂储养管理整改工作。
7. 对各学生小组查出的质量变异因素进行登记，建立储养管理信息档案。

（五）工作记录

糖浆剂储养管理质量变异因素排查　任务单

任务布置者： （教师姓名）	部门：×××车间	时间：
任务承接者： （学生姓名）	部门：×××车间	
1. 工作任务： 　现需要对糖浆剂储养管理质量变异因素全面排查。要求在××个工作日内完成。 2. 完成方式： 　以工作组为单位学习该项目，以工作小组（5人/组）完成仓库质量变异因素全面排查。 3. 提交材料： 　（1）排查药品储存温度因素 　（2）排查药品储存霉变因素 　（3）排查药品储存沉淀因素 　（4）排查药品储存光照因素 　（5）排查药品储存变色因素 　（6）排查药品储存湿度因素		
任务编号：20××××××××	项目完成时间：××个工作日	

（六）工作总结及评价

糖浆剂储养管理质量变异因素排查　工作总结

任务布置者： （教师姓名）	部门：×××车间		时间：
任务承接者： （学生姓名）	部门：×××车间		
任务总结： 			
教师点评： 			
任务编号：20×××××××××		任务评分：	

任务二　片剂储存的温湿度管理

【任务引入】2015 年 8 月，广州某医药公司药品仓库新进一批维生素 C 片，请你根据片剂的储存要求，对维生素 C 片进行温湿度管理。

【分析结果】维生素 C 片为白色或浅黄色，味酸，遇光颜色逐渐变深，如温度稍高，或有水分（片剂含水量应控制在 4% 左右），以及暴露于空气可迅速失效。所以，在存储维生素 C 片时，温湿度的管理非常重要。

（一）工作目标

1. 能将片剂分类。
2. 能判断片剂质量变异现象。
3. 能说出片剂质量变异因素。
4. 能对库存片剂控制适宜的温湿度。

（二）操作方法

1. 选择温湿度调节方式。由于维生素 C 需要遮光、密封，在干燥处保存，而广州的 8 月份多为潮湿、闷热的天气，所以选择空调降温除湿的方式进行温湿度调节。
2. 做好温湿度记录。

（三）工作内容及要求

1. 将维生素 C 片置于密闭、干燥处储存，防止受潮、发霉、变质。
2. 调节仓库的温湿度，使之符合储存要求，如遇梅雨季节或在潮热地区，应特别注意。
3. 维生素 C 片对光敏感，必须盛装于遮光容器内，注意避光储存。
4. 填写温湿度记录表。

温湿度记录表

_____ 年 _____ 月

日期	适宜温度范围：12～30℃					适宜相对湿度范围：35～75 ℃				
	上午（9:00～10:00）			采取措施后		下午（3:00～4:00）			采取措施后	
	温度/℃	相对湿度/%	如超标：至：采取何种养护措施	温度/℃	相对湿度/%	温度/℃	相对湿度/%	如超标：至：采取何种养护措施	温度/℃	相对湿度/%
1										
2										
3										
4										
5										
6										
7										
8										
9										
10										
月平均温度		最高温度		最低温度			最高相对湿度		最低相对湿度	

（四）工作流程

1. 成立学生片剂储存温湿度管理小组，由组内推选组长负责后期任务组织工作。
2. 对片剂进行储存温湿度养管理，及时排查质量变异因素，积极采取措施对质量变异因素进行整改。
3. 查找质量变异因素，包括：
（1）霉变；
（2）裂片；
（3）变色；
（4）粘连；
（5）潮解；
（6）溶化。
4. 对所排查的安全隐患，填写"VC 片储存温湿度管理记录单"。
5. 由学生小组组内讨论研究编制整改措施方案。在书面报告中，报告人要把存在的质量变异因素的内容、拟采取措施建议、报告人姓名、报告接受人姓名、报告时间等写清楚。

    6. 进行片剂储存温湿度整改工作。

    7. 对各学生小组查出的质量变异因素进行登记，建立储养管理信息档案。

（五）工作记录

___VC 片储存温湿度管理___ 任务单

任务布置者： （教师姓名）	部门：×××车间	时间：
任务承接者： （学生姓名）	部门：×××车间	

1. 工作任务：
  现需要对片剂储存进行温湿度管理。要求在××个工作日内完成。
2. 完成方式：
  以工作组为单位学习该项目，以工作小组（5 人/组）完成片剂质量变异因素的全面排查。
3. 提交材料：
  （1）排查片剂储存霉变因素
  （2）排查片剂储存裂片因素
  （3）排查片剂储存变色因素
  （4）排查片剂储存粘连因素
  （5）排查片剂储存潮解因素
  （6）排查片剂储存溶化因素		

任务编号：20××××××××	项目完成时间：××个工作日	

（六）工作总结及评价

___VC 片储存温湿度管理___ 工作总结

任务布置者： （教师姓名）	部门：×××车间	时间：
任务承接者： （学生姓名）	部门：×××车间	
任务总结： 		
教师点评： 		
任务编号：20××××××××	任务评分：	

任务三 仓库的虫害防治

【任务引入】 某医药公司药品仓库虫害一时猖獗，请你利用现有的仓库害虫防治方法，对仓库害虫进行消杀。

【分析结果】 仓库害虫和其他生物有机体一样，它们的生长、发育、繁殖与周围环境有着密切的联系，它们从环境中获得所需食物的同时也受到周围环境条件的制约，如温度、湿度、空气、营养成分、微生物等。所以，可以通过环境条件的改变控制仓库的虫害。

（一）工作目标

1. 能说出温度、湿度、空气对害虫的影响。
2. 掌握仓库害虫防治的一般操作方法。
3. 掌握鼠害的防治方法。

（二）操作方法

本次任务选取气调养护防治法。在密闭的条件下，人为地调整空气组成，造成低氧环境，抑制害虫和微生物的生长繁殖以及药物自身的氧化反应，以保持药物品质。

（三）工作内容及要求

采用气调养护法的操作程序如下：

建立密闭环境 → 抽空气充惰性气体 → 维护气调指标

气调养护的关键是密封。目前由于各地、各单位养护条件不同，能够达到气调养护条件的密封库比较少，所以气调养护多使用塑料薄膜罩帐密封。

塑料薄膜要有良好的气密性，每天氧气回升率在 0.2%～0.4% 以内，超过 0.5% 则影响养护效果。罩帐一般以方形或长方形向上堆码成货垛设计。按照货垛长、宽、高度确定罩帐下料的基本长度和宽度，再加 50cm 左右，以留有活动余地。根据设计下料，热合制成五面罩帐或六面罩帐，查料补漏，并安装相关测试装置。

塑料罩帐通常采用"先抽气后充气"的方法。

① 用吸尘器或真空泵将帐内气体抽至薄膜紧贴药物货垛，并检查是否漏气，然后再充入氮气，充至薄膜胀满为度。如未达到指标，应重复数次抽气和充气，直到符合标准。

② 每次重复抽、充气时，应有一定的间歇时间，以利帐内气体平衡，提高置换效率；每次充气胀满罩帐后，停止充气，同时，用测氧仪测试氧浓度，充气达到低氧浓度时，还应小于指标，如氧浓度为 2% 的指标，应降至 1.5% 以下。

此外，以二氧化碳代替氮气降氧也较常用。此法不仅能够降低氧的浓度，高浓度二氧化碳也可以直接杀灭害虫。当二氧化碳浓度达到 40%～50% 时，霉菌的生长繁殖就会受到抑制，害虫很快窒息死亡，药材的呼吸强度也会显著降低。二氧化碳浓度在 20% 以上时，可达到防虫的目的。二氧化碳浓度在 35% 以上时，温度 25～28℃，密封时间 15～25 天，可杀灭幼虫、蛹和成虫，气体置换方法同上。

（四）工作流程

1. 成立学生仓库虫害防治小组，由组内推选组长负责后期任务组织工作。
2. 对药品仓库进行虫害防治管理，及时排查虫害隐患，积极采取措施对虫害预防措施进行整改。

3. 对所排查的虫害隐患，填写"药品仓库虫害防治记录单"。

4. 由学生小组组内讨论研究编制整改措施方案。在书面报告中，报告人要把虫害防治措施的内容、拟采取措施建议、报告人姓名、报告接受人姓名、报告时间等写清楚。

5. 进行虫害防治整改工作。

6. 对各学生小组查出的虫害防治措施进行登记，建立储养管理信息档案。

（五）工作记录

虫害防治管理　任务单

任务布置者： （教师姓名）	部门：×××车间	时间：
任务承接者： （学生姓名）	部门：×××车间	

1. 工作任务：

　现需要对药品仓库虫鼠害防治管理。要求在××个工作日内完成。

2. 完成方式：

　以工作组为单位学习该项目，以工作小组(5人/组)完成虫鼠害防治安全隐患的全面排查。

3. 提交材料：

任务编号：20×××××××××	项目完成时间：××个工作日

（六）工作总结及评价

虫害防治管理　工作总结

任务布置者： （教师姓名）	部门：×××车间		时间：
任务承接者： （学生姓名）	部门：×××车间		
任务总结：			
教师点评：			
任务编号：20×××××××××		任务评分：	

任务四　糖浆剂的运输

【任务引入】某医药公司欲发运一批感冒止咳糖浆，请你设计运输的方法及注意事项。

【分析结果】感冒止咳糖浆属于中药制剂，主要成分有柴胡、葛根、金银花、连翘、黄芩、青蒿、苦杏仁、桔梗、薄荷脑等。适宜的储运环境为密封、阴凉（不超过20℃）。所以在运输工作中，遵循"及时、准确、安全、经济"的原则，遵照国家有关药品运输的各项规定，合理组织药品运输，压缩待运期，把药品安全、及时地运达目的地。

（一）工作目标

1. 能说出药品装卸注意事项。
2. 掌握不同药品运输方法。
3. 掌握运输过程中保持药品质量的方法。

（二）工作内容及要求

1. 正确选择发运方式

发运前必须复核，药品未经质量复核不得发运。

按照运输计划及时组织发运，做到包装牢固，标识明显，凭证齐全，手续清楚，单、货同行。

2. 药品检查

药品发运前必须检查药品的名称、规格、单位、数量是否相符，包装标识是否符合规定。生产企业直销药品未经质量验收的不得发运。

3. 药品搬运装卸

感冒止咳糖浆用塑料瓶装；1瓶/盒。在运输过程中怕撞击、怕重压，搬运装卸时必须轻拿轻放，防止重摔，且不得倒置。如发现药品包装破损、污染或影响运输安全时，不得发运。

4. 药品运输

在运输途中防止日晒雨淋，保证运输车的温度不超过20℃。

（三）工作流程

1. 成立学生药品运输小组，由组内推选组长负责后期任务组织工作。
2. 初步设计药品运输的方案和路线。
3. 审查运输过程中的注意事项，填写"药品运输记录单"。
4. 学生小组组内讨论研究药品运输的具体方法。在书面报告中，报告人要把药品运输的方法、拟采取措施建议、报告人姓名、报告接收人姓名、报告时间等写清楚。
5. 进行药品运输方法整改工作。
6. 对各学生小组查出的药品运输注意事项进行登记，建立药品运输信息档案。

（四）工作记录

药品运输　任务单

任务布置者： （教师姓名）	部门：×××车间	时间：
任务承接者： （学生姓名）	部门：×××车间	
1. 工作任务： 　现需要发运一批止咳糖浆。要求在××个工作日内完成。 2. 完成方式： 　以工作组为单位学习该项目,以工作小组(5人/组)完成止咳糖浆的运输方法及注意事项。 3. 提交材料：		
任务编号:20××××××××	项目完成时间:××个工作日	

（五）工作总结及评价

药品运输　工作总结

任务布置者： （教师姓名）	部门：×××车间		时间：
任务承接者： （学生姓名）	部门：×××车间		
任务总结：			
教师点评：			
任务编号：20×××××××××		任务评分：	

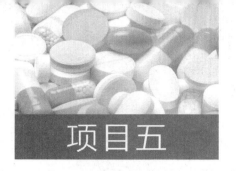

项目五

生物药品储运管理

  生物药品是指从动物、植物、微生物等生物体中制取的以及运用现代生物技术生产的各种天然生物活性物质及其人工合成或半合成的天然类似物。包括生化药品、微生物药品、生物制品和生物技术药品。

  生物药品的储运管理是生物药品储存与运输的总称，是指生物药品在储运过程中对其质量进行科学保养、维护、合理储存，"及时、准确、安全、经济"地运输，保证生物药品质量安全有效。

一、职场环境

（一）生物药品仓库

1. 生物药品仓库的种类

  生物药品仓库是维护储存药品质量和数量，保障社会供应的组成部门。仓库储存的生物药品种类繁多，结合 GSP 的规定，按照生物药品的特性，可将生物药品仓库划分为以下几类：

  （1）GSP 对库房分类的要求

  ① 按一般管理要求　按一般管理要求，可分为待验库（区）、发货库（区）、合格品库（区）、不合格品库（区）、退货库（区）。以上各库（区）均采用色标管理的方法：待验库（区）、退货库（区）为黄色；发货库（区）、合格品库（区）为绿色；不合格品库（区）为红色。

  ② 按温度管理要求　按温度管理要求，生物药品一般储存在冷库（2～10℃）、阴凉库（不超过 20℃）、常温库（10～30℃）。以上各库房的相对湿度均为：35％～75％。

  （2）按照仓库建筑的技术设备条件分类　按照仓库建筑的技术设备条件通常将药品仓库分为：通用仓库，保温、冷藏、恒温恒湿仓库，危险品库，气调仓库等。结合生物药品的性质，一般用于储存生物药品的仓库是保温、冷藏、恒温恒湿仓库。

  生物药品较易受外界温湿度影响而发生变质和失重，因而要求用保温、冷藏、恒温恒湿仓库加以储存。在技术设备上，不仅有制冷设备，还有良好的保温隔热性能以保持所需温湿度。

  （3）按建筑形式分类　按照仓库建筑的技术设备条件通常将药品仓库分为：露天仓库，半露天仓库，平面仓库，多层仓库，立体仓库，地下仓库，密闭仓库等。结合生物药品的性质，一般用于储存生物药品的仓库有平面仓库、多层仓库、立体仓库、密闭仓库。

① 平面库　平面库又称平房仓库，是指单层建筑仓库，小型企业及农村、小城镇适宜建造。特点是建造结构简单、造价较低、移仓作业方便，但是土地利用率低。

② 多层库　多层库又称为多层楼房仓库，是指两层或两层以上建筑的楼房仓库，大中城市和规模较大的仓库适宜建造。特点是可提高仓容量和土地利用率，但是建筑结构复杂、造价较高。

③ 立体库　立体库又称为自动化立体仓库，是指采用几层乃至几十层高的货架储存药品，并且可用相应起重运输设备进行药品入库和出库作业的仓库。此类仓库可实现计算机网络管理，实现物流仓储的自动化、智能化、快捷化、网络化和信息化。特点是提高了土地利用率、单位面积储存量，有利于提高仓库的出入库频率，提高仓库的管理水平；有利于仓储实现最合理、最有效、最经济的流动，并能较好地适应黑暗、有毒等特殊储存情况的需要。自动化立体仓库是众多高技术集成工程，涉及的领域有条码技术、图像识别技术、网络通信、数据采集技术、数据库系统、巷道堆垛机、自动导向搬运车系统、自动分拣系统、实时监控系统、计算机集成管理系统、机器人技术等。自动化立体仓库是未来药品仓库发展的主要趋势之一。

④ 密闭库　密闭库具有严密、不受气候影响、储存品种不受限制等优点。药品仓库的所有生物药品一般都应储存于此类库房内。

2. 生物药品仓库的设置

仓库设置地区及地址的选择，不仅影响仓库的经济效益和仓库的使用期限，而且会影响药品的安全和民众的健康，因此仓库的设置地区及地址要综合考虑以下 6 个方面的因素：

（1）交通方便，运输通畅　仓库设置的地点最好在公路、铁路、航运的交通枢纽结点，交通运输方便，有利于药品的调运，加速中药的流转，降低库存量，节约储运费用。

（2）生物药品生产的布局　生物药品仓库的设置地区，应与生物药品生产的布局相适应，以利于生物药品的收购和调运。医药采购仓库应建设在大中城市及医药生产比较集中的地区，以便就近收购，近厂近储；而生物药品采购仓库的设置，则必须考虑安排在集中收购、便于调运的地点，以利于集中分运。

（3）企业经营规模的需要　生物药品仓库的设置，应与各企业药品经营规模相适应，才能服务购销，促进购销。

（4）经济区域和生物药品的合理流向　经济区域是根据生产、消费和交通运输条件等相结合而自然形成的经济活动区域。按经济区域分布仓库网点，有利于购-销-存的相互联系，可缩短运输路程，减少流通环节，加速中药流转，降低流通费用。

（5）地质坚固，地势平坦干燥　库址应选择地质坚固，地势平坦、干燥，地形较高的位置，既便于库内运输，又便于地面排水。仓库不应建在地质松软或地质构造不稳定的地段；库址还要考虑到地下水位和汛期洪水等情况。邻近海、河的地区不得有地下水上溢；库址还要考虑有良好的排水条件，在雨季和汛期无水淹之患。化学危险品仓库可建在有山冈自然屏障和易建地下工程的地点，有利于建筑半地下仓库，节约基建投资。

（6）给水充足，用电方便　充足的水源能够满足生活和消防用水；生物药品仓库对温湿度控制比较严格，方便稳定的电力条件能够保证库房合格的存储条件。

（二）设备、用具

仓库除主体建筑之外，一切进行仓储业务所使用的设备、工具、用品和仓库管理系统，统称为仓库设备。仓库合理配置各种软硬件设备，对提高劳动效率、减轻劳动强度、缩短药品进出库时间、改进药品堆码、维护药品质量、充分利用仓容和降低保管费用等，均有重要作用。

1. GSP 对仓库设备管理的要求

GSP 规定库房应当配备以下设施设备：药品与地面之间有效隔离的设备；避光、通风、防潮、防虫、防鼠等设备；有效调控温湿度及室内外空气交换的设备；自动监测、记录库房温湿度的设备；符合储存作业要求的照明设备；用于零货拣选、拼箱发货操作及复核的作业区域和设备；包装物料的存放场所；验收、发货、退货的专用场所；不合格药品专用存放场所；经营特殊管理的药品有符合国家规定的储存设施。

特别是对于经营需冷藏的生物药品的，应当配备以下设施设备：与其经营规模和品种相适应的冷库，经营疫苗的应当配备两个以上独立冷库；用于冷库温度自动监测、显示、记录、调控、报警的设备；冷库制冷设备的备用发电机组或者双回路供电系统；对有特殊低温要求的药品，应当配备符合其储存要求的设施设备；冷藏车及车载冷藏箱或者保温箱等设备。

2. 仓库设备的种类

仓库设备的种类繁多，按其主要用途和特征可分为硬件和软件两大类。

（1）仓库硬件的种类

① 装卸搬运设备　装卸搬运设备是仓库用来提升、堆码、搬运药品的机械设备。

② 保管设备　保管设备是用于保管环节的基本物质设施，其完善程度是仓库维护药品质量可靠程度的标志之一。该设备可分为两类：第一类是苫垫用品，货场上存放的药品，一般要上盖下垫，库房内的货垛需要垫垛，以通风隔潮；第二类是存货用具，包括货架、货橱等。

③ 计量设备　计量设备是仓库进行药品验收、发放、库内周转以及盘点等各项业务必须采用的度量衡工具。计量设备有两类：第一类是称量设备，如各种磅秤、杆秤、天平、台秤、自动计数机等；第二类是库内量具，包括直尺、卷尺、卡钳等。

④ 仓库应配备以下储存与养护用设备

a. 检测调节温湿度的设备，如空调、除湿机、温湿度检测仪等。

b. 通风照明保暖设备，包括：通风使用的有抽（排）风机、各式电扇、联动窗户启闭装置，窗户应有防护窗纱，排风扇要有防护百叶；符合安全用电要求的照明设备；保暖设备主要有暖气装置等。

c. 避光设备。

d. 防鼠、防虫、防鸟设备。

e. 储存特殊管理药品、贵重药品的安全专用保管设备，如铁栅栏、保险柜等。

f. 消防安全设备是保障仓库安全必不可少的设备。

g. 经营中药饮片的企业仓库还应有饮片储存箱。

h. 电冰箱或小冷藏库，用于储存需冷藏药品，如生物制品、脏器制剂。

i. 防尘、防潮、防霉、防污染的设备，如纱窗、门帘、灭蝇灯、吸湿机等。

⑤ 劳动防护用品　如工作服、安全帽、坎肩、围裙、胶鞋（耐酸碱）、绝缘手套、口

罩、护目镜、防毒面具以及防放射线装置等。

⑥ 其他用品及工具　包括钉锤、斧、锯、钳、开箱器、小型打包机、活络扳手、螺丝改锥、电工刀、剪刀、排刷、标号打印机等。

（2）仓储软件的种类　仓储软件是指一切涉及药品仓储管理全过程的书面文件和实施过程的真实记录。仓储软件包含的内容有制度与记录（凭证）两大类。一般而言，制度应包括规则、职责、标准、程序四个方面，而记录和凭证是用于证实制度的执行情况。其中规则一般是"能做什么"和"不能做什么"的规定，具有强制性。职责是指某项职位应完成某项任务的责任。标准是衡量事物的准则，是依据科学技术和实践经验确定的实际活动应达到的基本限度。程序规定了如何处理那些重复发生的例行问题的标准方法。

① 质量管理制度　仓库质量管理的制度主要有药品保管、养护和出库复核的管理制度，有关记录和票据的管理制度，特殊药品和细贵药品管理制度，效期药品、不合格药品和退货药品的管理制度，质量事故、质量查询和质量投诉的管理制度等。

② 质量程序文件　为落实各项质量管理制度，做好仓储保管工作，仓库还应有生物药品储存养护质量的操作程序，生物药品出库复核质量控制程序，生物药品销后退回的处理程序，不合格药品的确认和处理程序，生物药品拆零和拼装发货的程序，生物药品配送的程序和生物药品购进、退出的程序等。

③ 管理记录、凭证、台账　仓库常用的质量记录有温湿度记录、养护设备使用记录、药品养护检查记录、药品出库复核记录；凭证包括近效期药品催调表、不合格药品申报表、药品养护档案表、退货通知单；台账包括不合格药品台账、销货退回药品台账等。

④ 计算机管理系统　企业应当采用计算机系统对库存药品的有效期进行自动跟踪和控制，采取近效期预警及超过有效期自动锁定等措施，防止过期药品销售。有关人员应当按照操作规程，通过授权及密码登录后方可进行数据的录入、修改、保存等操作或者复核；数据的更改应当经质量管理部门审核并在其监督下进行，更改过程应当留有记录以保证数据原始、真实、准确、安全和可追溯。企业计算机系统应当符合以下要求：有支持系统正常运行的服务器和终端机；有安全、稳定的网络环境，有固定接入互联网的方式和安全可靠的信息平台；有实现部门之间、岗位之间信息传输和数据共享的局域网；有药品经营业务票据生成、打印和管理功能；有符合本规范要求及企业管理实际需要的应用软件和相关数据库。计算机系统运行中涉及企业经营和管理的数据应当采用安全、可靠的方式储存并按日备份，备份数据应当存放在安全场所，记录类数据的保存时限应当符合相关的要求。

仓库设备管理要求做到"有条不紊、使用方便、精心养护、检修及时、不丢不损、专人专管、职责分明、账物相符"等内容。仓库设备在使用时要注意合理地选择设备，遵守操作规程和相关规章制度；合理负荷按核定标准使用；持证上岗；做好日常维修保养，管理人员要随时了解设备的运转情况，及时对设备进行清洁、润滑、调整、防腐检查。

二、工作目标

1. 保证市场供应

储运管理要以保障供应为前提，储药待病，这是中药企业组织药品流通的客观要求。当储存药量小于供应需求时，则影响药品的正常使用，无法保证治病用药的需求；而储存药量超过供应需要时，则会给医药企业造成货物积压，影响企业运营和发展。

2. 保证企业利益

药品储存是否合理，直接关系到流动资金占用的多少，占有率高，流通费用开支就会大大增多；反之就少。当流通费用率大于商品毛利率时，企业会出现经营亏损。因此，在保障市场供应的前提下，还要保证企业的经济利益。加强对储品的数量和结构核算，分析药品储存是否合理、是否适销对路，是做好仓储、提高经济管理水平的关键。

三、岗位人员要求

（一）人员资质要求

企业从事药品经营和质量管理工作的人员，应当符合有关法律法规及 GSP 规定的资格要求，不得有相关法律法规禁止从业的情形。

药品批发企业负责人应当具有大学学历或者中级以上专业技术职称，经过基本的药学专业知识培训，熟悉有关药品管理的法律法规及 GSP；药品零售企业法定代表人或者企业负责人应当具备执业药师资格，企业应当按照国家有关规定配备执业药师，负责处方审核，指导合理用药。

药品批发企业质量负责人应当具有大学本科以上学历、执业药师资格和 3 年以上药品经营质量管理工作经历，在质量管理工作中具备正确判断和保障实施的能力；企业质量管理部门负责人应当具有执业药师资格和 3 年以上药品经营质量管理工作经历，能独立解决经营过程中的质量问题。

药品批发企业从事质量管理工作的人员，应当具有药学中专或者医学、生物、化学等相关专业大学专科以上学历，或者具有药学初级以上专业技术职称；药品批发企业从事验收、养护工作的人员及药品零售企业从事质量管理、验收、采购人员应当具有药学或者医学、生物、化学等相关专业中专以上学历或者具有药学初级以上专业技术职称。

经营疫苗的企业还应当配备 2 名以上专业技术人员专门负责疫苗质量管理和验收工作，专业技术人员应当具有预防医学、药学、微生物学或者医学等专业本科以上学历及中级以上专业技术职称，并有 3 年以上从事疫苗管理工作经历。

从事质量管理、验收工作的人员应当在职在岗，不得兼职其他业务工作。

企业应当对各岗位人员进行与其职责和工作内容相关的岗前培训和继续教育培训，以符合 GSP 要求。

药品批发和零售企业在质量管理、药品检验、验收、养护、保管等直接接触药品的岗位工作的人员，每年应进行健康检查并建立档案。患有传染病或者其他可能污染药品的疾病的，不得从事直接接触药品的工作。身体条件不符合相应岗位特定要求的，不得从事相关工作。

药品批发企业从事质量管理、检验、验收、养护等工作的专职人员数量，不少于企业职工总数的 4%（最低不应少于 3 人），零售企业此类员工不少于职工总数的 2%（最低不应少于 3 人），并保持相对稳定。

（二）养护职责与分工

（1）质量管理人员负责对药品养护人员进行业务指导，审定药品养护计划，确定重点养护品种，对药品养护人员上报的质量问题进行分析并确定处理措施，对养护工作的开展情况实施监督考核。

（2）仓储保管员负责对库存药品进行合理储存，对仓库温湿度储存条件进行管理，按月填报"近效期药品催销表"，协助养护人员实施药品养护的具体操作。

（3）仓储保管员负责指导保管人员对药品进行合理储存，定期检查在库药品储存条件与库存药品质量，针对药品的储存特性采取科学有效的养护方法，定期汇总、分析和上报药品养护质量信息，负责验收养护储存仪器设备的管理工作，建立药品养护档案。

（4）重点养护品种药品的储存质量是受储存环境和药品性状的制约和影响的，在实际工作中，应根据经营药品的品种结构、药品储存条件的要求、自然环境的变化、监督管理的要求，在确保日常养护工作有效开展的基础上，将部分药品确定为重点养护品种，进行有针对性的养护工作。重点养护品种范围一般包括：主营品种、首营品种、质量不稳定的品种、有特殊要求的品种、储存时间较长的品种、近期内发生过质量问题的品种及药监部门重点监控的品种。重点养护的具体品种应由养护组按年度制定及调整，报质量管理机构审核后实施。

四、基础知识及法规

（一）生物药品的分类

我们通常把天然存在于生物体（动物、植物、微生物和海洋生物）中，通过提取、分离、纯化获得的具药理作用的有效成分称为天然生化药品。其化学本质多数已经比较清楚，故一般按其化学本质和药理作用进行分类和命名。如氨基酸类药品、多肽和蛋白质类药品、酶与辅酶类药品、核酸及其降解物和衍生物类药品、多糖类药品、脂类药品和细饱生长因子与组织制剂等。生物制品包括预防用制品、治疗用制品和诊断用制品。预防用制品主要指各类疫苗（卡介苗、甲肝疫苗、白喉类毒素等）。治疗用制品有特异性治疗用品与非特异性治疗用品，前者如狂犬病免疫球蛋白，后者如清（白）蛋白等。诊断用制品中最主要的是免疫诊断用品，如结核菌素、锡克试验毒素及多种诊断用单克隆抗体、酶联免疫诊断试剂等。血液制品包括静脉注射用丙种球蛋白、各种特异性免疫球蛋白、血液中各种成分如红细胞、白细胞、血小板、血浆蛋白等。生物技术药品主要包括基因重组药品和基因药品。基因重组药品指通过基因重组技术获得的各种生物活性蛋白质、多肽及其修饰物、抗体、疫苗、连接蛋白、嵌合蛋白、可溶性受体等；基因药品指治疗基因、反义药物和核酶等。

由于基因工程的应用开发，生物药品也不再限于来自天然材料加工而成的产品，而且可来自人工合成的化合物。应用范围也不局限于常见传染病的预防和治疗，在癌症、多发性硬化症、贫血、发育不良、糖尿病、肝炎、心力衰竭、血友病、囊性纤维变性及一些罕见的遗传性疾病的诊断与治疗上，发挥着越来越大的作用。随着生物科学的迅速发展，生物药品在品种和数量上都得到了快速发展。在此领域中将会出现更多的高效、特异性优良的药品和试剂，使人类更加及时地了解和控制病情，更快地得到治疗和康复。

1. 按临床用途分类

（1）治疗药品　生物药品对许多常见病、多发病有着很好的疗效，如应用抗生素治疗感染、应用胰岛素治疗糖尿病。对于某些疑难病，如免疫性疾病、内分泌性疾病、肿瘤、心脑血管疾病等，生物药品的治疗效果是其他药品难以比拟的。

（2）预防药品　许多疾病，尤其是传染性疾病，如天花、脊髓灰质炎、乙型肝炎等，预防远比治疗更为重要。生物药品尤其是各种疫苗在预防疾病方面已经显示了其不可替代的作用。

（3）诊断药品　部分临床诊断试剂属于生物药品，这也是生物药品的重要用途之一。如诊断乙型肝炎的酶联"两对半"诊断试剂；做血型鉴定的标准血清。生物诊断试剂的特点是：速度快、灵敏度高、特异性强。

2. 按生物药品的化学本质和化学特性分类

（1）氨基酸及其衍生物类　包括天然氨基酸和氨基酸混合物，以及氨基酸衍生物。这是一类药品结构简单、分子量小、易制备的药品，约有60多种。主要生产品种有谷氨酸、蛋氨酸、赖氨酸、天冬氨酸、精氨酸、半胱氨酸、苯丙氨酸、苏氨酸和色氨酸。

氨基酸的使用可用单一氨基酸，如用蛋氨酸防治肝炎、肝坏死和脂肪肝，谷氨酸用于防治肝昏迷、神经衰弱，乙酰半胱氨酸用于将痰中的脓性成分及其他黏液和黏液分泌物从黏稠变为稀薄；也可用复方氨基酸作为血浆代用品和向病人提供营养等。

（2）多肽与蛋白质类　多肽和蛋白质的化学性质相似，但分子量不同，蛋白质分子量较多肽大，因此在生物学上的性质差异也较大，免疫原性也不同。常用的多肽类药品有缩宫素、降钙素、胰高血糖素等；蛋白质类药品有丙种球蛋白、血清白蛋白、胰岛素等。

（3）酶及辅酶类　酶的化学本质依然是蛋白质，但因其具有特殊的生化功能，故可单独列为一类。酶类药品用处十分广泛，如胃蛋白酶、凝乳酶、纤维素酶、麦芽淀粉酶等有助消化作用；溶菌酶、胰蛋白酶、糜蛋白酶、胰DNA酶、菠萝蛋白酶、无花果蛋白酶等可用于消炎、消肿、清创、排脓和促进伤口愈合；胶原蛋白酶用于治疗褥疮和溃疡；木瓜凝乳蛋白酶用于治疗椎间盘突出症；弹性酶能降低血脂，用于防治动脉粥样硬化；血管舒缓素有扩张血管、降低血压的作用；某些酶制剂对溶解血栓有独特效果，如尿激酶、链激酶、纤溶酶及蛇毒溶栓酶；凝血酶可用于止血；L-天冬酰胺酶用于治疗淋巴肉瘤和白血病；谷氨酰胺酶、蛋氨酸酶、组氨酸酶、酪氨酸氧化酶有不同程度的抗癌作用；超氧化物歧化酶（SOD）用于治疗类风湿性关节炎和放射病；PEG-腺苷脱氨酶（PEG-adenosinedeaminase，聚乙二醇化腺苷脱氨酶）可用于治疗严重的联合免疫缺陷症；DNA酶和RNA酶可降低痰液黏度，用于治疗慢性气管炎等。辅酶类药品也较多，化学结构各异，在酶促反应中起着传递氢、电子或基团的作用，对酶的催化反应起着关键作用。如辅酶Ⅰ（NAD）、辅酶Ⅱ（NADP）、黄素单核苷酸（FMN）、黄素腺嘌呤二核苷酸（FAD）、辅酶Q、辅酶A等已广泛用于肝病和冠心病的治疗。一部分辅酶也属于核酸类药品。

（4）核酸类及其衍生物类　包括核酸（DNA、RNA）、单核苷酸、多聚核苷酸、核苷、碱基等。人工化学修饰的核苷酸、核苷、碱基等的衍生物亦属于此类药品。如从猪、牛肝中提取的RNA制品可用于慢性肝炎、肝硬化和肝癌的辅助治疗；从小牛胸腺或鱼精中提取的DNA可用于治疗精神迟缓、虚弱和抗辐射；多聚胞苷酸、聚肌苷酸-聚胞苷酸、聚肌苷酸及巯基聚胞苷酸是干扰素的诱导剂，用于抗病毒、抗肿瘤；较为重要的核苷酸及衍生物有混合核苷酸、混合DNA注射液、三磷酸腺苷（ATP）、三磷酸胞苷（CTP）、一磷酸腺苷（AMP）和肌苷等。将它们进行化学修饰后也用于治疗肿瘤和病毒感染。

（5）糖类　以黏多糖为主。化学结构中都具有多糖结构，由糖苷键将单糖连接而成。由于单糖结构、糖苷键的位置不同，其种类繁多，药理功能各异，广泛存在于各种生物中。多糖类药品来源广泛，它们有抗凝、降血脂、抗病毒、抗肿瘤、增强免疫功能和抗衰老等多方面的生理活性。这类常用药品有肝素、硫酸软骨素A、透明质酸、壳聚糖。各种真菌多糖还具有抗肿瘤、增强免疫功能和抗辐射作用，有的还使血细胞升高和抗炎作用，常用的有银耳多糖、灵芝多糖、茯苓多糖、香菇多糖等。

（6）脂类　脂类药品包括许多非水溶性的但能溶于有机溶剂的小分子生理活性物质，其化学结构差异较大，包括脂肪酸、磷脂等药品。脂类药品用途广泛，如脑磷脂、卵磷脂可用于治疗肝病、冠心病和神经衰弱症；多价不饱和脂肪酸（PUFA）和前列腺素、亚油酸、亚麻酸、花生四烯酸和二十四碳六烯酸（DHA）、二十碳五烯酸（EPA）等有降血脂、降血压、抗脂肪肝的作用，可用于冠心病的治疗；前列腺素是一大类含五元环的不饱和脂肪酸，已成功地用于催产和中期引产；去氧胆酸可治疗胆囊炎，猪去氧胆酸可治疗高血脂，鹅去氧胆酸可作胆石溶解药；胆固醇是人工牛黄的主要原料。

（7）生物制品类　从微生物及各种动物和人源的细胞、组织和液体生物材料直接制备或用现代生物技术等方法制备的，用于人类疾病预防、治疗和诊断的药品，统称为生物制品。此类药品有疫苗、免疫血清、血液制品、细胞因子、诊断制品等。

（8）动物器官或组织制剂　指利用动物脏器或其他器官、组织，经过粗加工，未完全分离、精制，其有效成分是混合的或尚待分析，但临床上确有疗效的一类粗提物制剂。该类药品有近40种，如动脉浸液、脾水解物、骨宁、眼宁、蜂王浆、蜂毒、地龙浸膏、水蛭素等。

3. 按原料来源分类

（1）植物组织来源的药品　该类药品是由植物制得的具有生物活性的天然有机化合物，如酶、蛋白质、核酸等。我国药用植物资源极其丰富。过去在研究药用植物时，往往忽视了其所含的生化成分，常常把药用植物中的生物大分子物质当作杂质除去而未利用。近年来，对植物中的蛋白质、多糖、酯类、核酸类等生物大分子物质的研究和利用逐渐引起了人们的重视，分离出的品种也不断增加，如相思豆蛋白、菠萝蛋白酶、木瓜蛋白酶、木瓜凝乳蛋白酶、无花果蛋白酶、苦瓜胰岛素、前列腺素E、伴刀豆球蛋白、人参多糖、刺五加多糖、黄芪多糖、天麻多糖、红花多糖、薜荔果多糖、茶叶多糖以及各种蛋白酶抑制剂等。

（2）动物组织来源的药品　该类药品包括所有由动物脏器、组织制得的品种，如胰岛素、肝素等。最初的生化药品实际上大多数都来自动物的脏器。由于制药学的发展，原料来源不断扩大，已经不仅仅限于动物脏器，但脏器来源的药仍占重要地位和相当大的比例。动物来源的生化原料药品现已有160种左右，主要来自于猪，其次来自于牛、羊、家禽等，主要从动物的脑、心、肺、肝、脾、胃肠及黏膜、脑下垂体、血液、胆汁等脏器中获得各种生化药品。此外，肾、胸腺、肾上腺、松果体、扁桃体、甲状腺、睾丸、胎盘、羊精囊、骨及气管软骨、眼球、毛及羽毛、牛羊角、蹄壳、鸡冠、蛋壳等也均是生化制药的原料。但由于种属差异，此类药品的不良反应较人体组织来源的生物药品多。人体提供的原料制成的生物药品品种较多，疗效好，且副作用少，目前应用较多的品种主要有：人血白蛋白，人胎盘丙种球蛋白等。但由于人体提供的原料受到法律或伦理方面的严格限制，故未来批量生产寄托在生物技术制药的研究上。

（3）微生物来源的药品　微生物的种类繁多，包括细菌、放线菌、霉菌、酵母菌等。它们的生理结构和功能较简单，可变异，易控制和掌握，生长期短，能够实现工业化生产，是生化制药非常有发展前途的资源。抗生素是该类药品的典型代表。此外，很多氨基酸、维生素、酶类等药品也可由微生物大量制得；许多基因工程药物也需借助微生物制得。现已知微生物的代谢产物已超过1000多种，微生物酶也近1300种，开发的潜力十分巨大。

（4）海洋生物来源的药品　海洋生物是丰富的药品资源宝库。目前生存在海洋里有20多万种生物，它们统称为海洋生物。从海洋生物中制取的药品，称为海洋药品。自20世纪60年代开始，各国科学家对海洋藻类、腔肠动物类、节肢动物类、软体动物类、棘皮动物类、鱼类、爬行动物类、海洋哺乳动物类等八大类海洋生物进行了广泛的研究，从中分离和鉴定了数千种海洋天然物质。20世纪80年代后，由于现代精密分析仪器的发展与使用，使得更多复杂的海洋生物微量活性成分能得到快速分离、提纯和鉴定。它们的特异化学结构多是陆地天然物质无法比拟的。许多物质具有抗菌、抗病毒、抗肿瘤、抗凝血等药理活性作用。这些活性物质的发现为海洋新药开发研究打下了基础。

（5）人工生物技术来源的药品　生物技术药品是通过生物技术——基因工程技术和杂交

瘤细胞技术生产的生物药品。原先这些药品多数可以由动物材料或微生物源获得，但因受资源与工业成本的限制，尤其是对那些药理活性极强而在体内的含量又极微量的生理活性物质，已不可能用常规的生化方法来大量提取产品。现在不少品种可以应用 DNA 重组技术生产的白细胞介素、红细胞生成素等。

（二）生物药品的质量变异现象和原因

生物药品稳定性差，有的还是活微生物，具有生物活性易消失等特性。一般都怕热、怕光、怕冻。如血液制品在室温下保管容易变质失效。除另有规定外，多数药品适宜在 2～10℃干燥低温条件下保存；除冻干制品外，温度过低也可使含蛋白制剂、乳剂、胶体制剂冻结，析出沉淀或变性分层。药品即使储藏条件适宜，久存也易降低效价或变质。如肾上腺素受到光照的影响可发生氧化反应逐渐变为红色至棕色，甚至不可使用；除了上述因素外，尚有药品的包装容器及材料等因素也可对药品的质量产生影响。

1. 影响生物药品稳定性的内在因素

影响生物药品稳定性的内在因素除了与生物药品的处方组成和生产工艺有关以外，主要与生物药品本身的化学性质和物理性质有关，这些因素往往不单纯表现在一个方面，有时几个方面同时影响。

（1）影响生物药品化学稳定性的因素

① 水解性　水解的范围很广，包括盐类、酯类、酰胺类、苷类和其他水解。

a. 盐的水解　盐的水解系指盐和水作用产生酸和碱的反应。强酸强碱盐在水中只电离，不水解。水解的类型有：

ⅰ. 无机盐的水解　弱酸强碱盐的水解，如硼砂水解后产生硼酸和氢氧化钠，使水溶液呈碱性反应；强酸弱碱盐的水解，如明矾分子（硫酸铝钾）水解后产生硫酸钾、硫酸和氢氧化铝，水溶液呈酸性，并析出氢氧化铝胶状沉淀物；弱酸弱碱盐的水解，如醋酸铝在水溶液中水解产生醋酸和碱式醋酸铝，由于醋酸有一定程度的电离，所以溶液呈微弱的酸性。

ⅱ. 有机碱盐的水解　有机碱是指含氨基的有机化合物，包括生物碱和合成的碱性药物。大多数有机碱是弱碱，通常和不同的酸结合成盐。因此，有机碱盐多为强酸弱碱盐。大多数有机碱的溶解度很小，当有机碱可卡因在溶液中水解产生的有机碱量超过溶解度时就从溶液中析出。如盐酸地巴唑在水溶液中受热可析出地巴唑沉淀。

ⅲ. 有机酸盐的水解　有机酸一般都是弱酸，它们与碱金属结合的盐是弱酸强碱盐。因此，大多数有机酸盐在水溶液中可水解。当生成的游离有机酸量超过溶解度时，则从溶液中析出。如苯妥英钠遇水立即产生苯妥英，呈白色浑浊状，加热即产生白色沉淀。

b. 酯的水解　酯类包括无机酸酯、脂肪酸酯、芳酸酯、芳链烃酸酯、杂环羧酸酯及内酯等。这一类药品很多，如阿司匹林、阿托品、普鲁卡因、硝酸甘油、葡萄糖醛酸内酯、毛果芸香碱以及大环内酯类抗生素等。

酯类药品水解的难易程度也不一样。有的较易水解，如阿司匹林在湿空气中就可以缓缓水解生成水杨酸和乙酸；有的酯类药品比较稳定，可以制成比较稳定的水溶液制剂（如注射液），但在偏碱性的溶液中以及热压灭菌处理或久储后亦容易水解。如普鲁卡因的水解速度与溶液 pH 的关系很大，在碱性溶液中不稳定，故《中国药典》（2015 年版）规定该药品注射液的 pH 应为 3.5～5.0。

c. 酰胺及酰肼的水解　一般来说，酰胺类药品比其相应的酯类药品稳定，如普鲁卡因比普鲁卡因酰胺易水解。但酰胺在一定条件下，可水解成羧酸和氨基化合物，可水解的酰胺类药物有巴比妥类、青霉素类、头孢菌素类、氯霉素类。酰肼类药品与酰胺类药品一样也会被水解，如异烟肼水解后生成异烟酸和肼。

d. 苷的水解　苷广泛存在于植物体内，具有多方面的生理活性，是一类重要的中草药有机物质，在临床上广泛应用。结构属于苷类的药物如洋地黄毒苷、毒毛旋花苷，均易水解。苷类化合物水解后产生苷元和糖。

② 氧化性　氧化反应是药品分解失效的重要因素之一。大多数药物的氧化分解，包含自由基的自氧化键反应，结果使药品变质，颜色变深，形成沉淀物，或产生有毒物质。如有机砷剂氧化后，颜色变暗，毒性增加；麻醉乙醚氧化后生成有毒的过氧化物等。具有氧化性的药物，遇光易被还原而变质，如过氧化氢、硝酸银、呋喃西林等。

③ 还原性　一些具有还原性的药物易被空气中的氧或化学氧化剂所氧化，即自动氧化和化学氧化。药品在流通过程中所发生的氧化多是由空气中的氧所引起的，这类氧化常常使药品变质失效，是影响药品稳定性的重要原因。影响药品自动氧化的因素是复杂的，如氧的浓度、溶液的pH、光、温度、水分、附加剂以及金属离子等。

a. 无机药物　具有还原性的无机药物很多，如硫酸亚铁、碘化钾、硫代硫酸钠等。

b. 有机药物　具有还原性的有机药物类型有以下几种：醇、醛、醚类药物、酚类药、芳胺类药物、吡唑酮类药物、吩噻嗪类药物、含巯基药物等。

④ 其他因素　药物的异构化、脱羧、聚合、碳酸化以及霉变，都可以影响药品的稳定性。

（2）影响药品物理稳定性的因素　药品的物理稳定性是指药品的形态、颜色、气味、熔点、沸点、密度、溶解度、吸湿性、风化性、挥发性等。每一种药品都有其固定的物理性状。药品的不稳定性常常表现在物理性状方面的改变，而物理性状的变化又与药品稳定性密切相关。因此，要做好药品的保管养护工作，除了要了解药品的化学性质外，还必须知道物理性质对其质量的影响。

① 吸湿性　吸湿性是药物的重要特性。药物吸湿后可发生结块、潮解、稀释甚至发霉、分解变质等现象。如氯化钙易吸湿潮解，胃蛋白酶易吸湿发霉。

② 风化性　许多含有结晶水的药物都易风化。例如芒硝（$Na_2SO_4 \cdot 10H_2O$）等。药物风化后，药效虽未改变，但因失水量不定，往往影响使用剂量的准确性。

③ 挥发性　一些沸点较低的药物成分常温下就能变为气体扩散到空气中，如乙醇、挥发油、樟脑等，它们在常温下即有很强的挥发性。

④ 升华　有些固态药物不经过液态而变为气态，这种性质称为药物的升华。例如碘、冰片、樟脑、薄荷脑、麝香草酚等均具有升华的性质。

⑤ 熔化　某些药物在一定温度下即开始熔化。例如以香果脂或可可豆酯作基质的栓剂，在夏季往往由于库温过高而发生熔化。

⑥ 冻结性　某些以水或稀乙醇作溶剂的液体药物，当温度过低时往往发生冰冻，导致体积膨胀而引起容器破裂。

2. 影响生物药品稳定性的外在因素

（1）温度　温度对生物药品质量的影响很大，温度过高或过低都能促使生物药品变质失效。温度对生物药品的影响，可以从温度过高和温度过低两个方面说明。

① 温度过高　高温可促使生物药品发生化学和物理的变化，从而影响生物药品的质量。其主要影响有：

a. 促进变质　温度增高可促进氧化、水解、分解等化学反应或促进昆虫和微生物的生长繁殖而加速生物药品变质。例如抗生素受热后会加速分解失效；糖浆剂温度过高易发酵霉变。

b. 挥发减量　温度过高可使具有挥发性、沸点低的药品加速挥发而造成损失。如挥发油等挥发后可因含量的变化而影响药效。温度高可使含结晶水的药物加速风化。

c. 破坏剂型　温度过高易使糖衣片熔化粘连、软膏熔化分层、胶囊剂碎裂、栓剂粘连软化变形等，失去原有剂型的作用。

② 温度过低　一般生物药品均宜储存于冷处，但温度过低也能使一些生物药品产生沉淀、冻结、凝固，甚至变质失效，有的则使容器破裂而造成损失。

a. 遇冷变质　例如生物制品因冻结而失去活性，胰岛素注射液久冻后可发生变性；乳剂、凝胶冻结后分层且无法恢复原状。

b. 冻破容器　注射剂及水溶液制剂在 0℃ 以下能发生冻结，体积膨胀，使玻璃容器破裂。

（2）湿度　空气中水蒸气的含量称为湿度。空气中水蒸气含量越高湿度就越大；反之湿度越小。湿度对药品质量的影响很大，湿度过大能使生物药品吸湿而发生潮解、变形、发霉、稀释、水解；湿度过小又容易使某些生物药品风化或干裂。药品受湿度影响而发生的常见变质现象如下：

① 潮解　是指某些易溶于水的药品，露置于潮湿的空气中，逐渐吸收空气的水分，使其部分溶解呈现液状的现象，如胃蛋白酶等。

② 变形　是指药品吸湿后引起物理形态改变的现象。如片剂、丸剂受潮后出现松片、裂片；胶囊剂受潮后粘连软化变形。

③ 稀释　是指一些具有吸水性的液体药品在潮湿的空气中能吸收水分而使浓度变小的现象。如甘油、干糖浆等。

④ 水解　是指有些药品吸收水分后能分解变质的现象。如阿司匹林吸潮后水解生成水杨酸和醋酸；青霉素吸潮水解生成青霉醛和青霉胺而失效。

⑤ 风化　是指许多含有结晶水的药物在干燥空气中容易失去结晶水的现象。有的药品风化后易察觉，如蓝色结晶硫酸铜风化后为白色粉末；有的不易察觉，如重硫酸喹宁含 10 个分子结晶水，无论失水与否均为白色粉末。

（3）空气　空气是由许多气体组成的混合物，其主要成分是氮（78.095%）、氧（20.95%）、二氧化碳（0.03%）以及稀有气体（0.93%）等。此外，在空气中还含有水蒸气及灰尘等固体杂质和微生物。在工业城市或工厂附近还混杂有二氧化硫、硫化氢、氯化氢和氨等有害气体。空气中主要以氧及二氧化碳对药品的影响最大。

① 氧　化学性质非常活泼，露置于空气中的药品常易受氧的作用而变质、失效，甚至产生毒性。许多药品，如低价铁盐、碘化物、亚硝酸盐及硫代硫酸盐类、醇、醚、醛类、酚类、芳胺类、吡唑酮类、吩噻嗪类以及含巯基、不饱和碳链、肼基等结构的有机药品，都可被空气中的氧缓慢氧化。药品氧化后，可以发生变色、异臭、分解、变质失效等，有的还产生毒性。此外，还应注意氧的助燃性，可促使易燃药品燃烧，甚至爆炸。

② 二氧化碳　某些药品可与空气中的二氧化碳结合，造成变质失效。如氨茶碱露置于空气中吸收二氧化碳后析出茶碱而不溶于水；磺胺类钠盐、巴比妥类钠盐、苯妥英钠等与二氧化碳作用后，分别生成游离型磺胺类药品、巴比妥类药品、苯妥英等，皆难溶于水；某些氢氧化物、氧化物和钙盐等药品都可吸收空气中的二氧化碳而生成碳酸盐。

③ 水蒸气、灰尘等　有些药品，尤其是粉末性药品，如活性炭、滑石粉、白陶土等，易吸收水蒸气、灰尘及弥漫在空气中的其他有害气体而影响本身质量。活性炭可因吸潮而降低吸附作用。其他粉末性药物可能吸附具有强烈臭气药物的臭味，而产生"串味"，导致不能再供药用。过氧化氢受空气中尘埃的沾染能加速其分解变质。许多药品还受微生物的影响

而发生质量变化。

（4）光线　光线是由不同波长的电磁波所组成。光线使药品变质，紫外线起着主要作用，它能直接引起或促进药品发生氧化、变色、分解等化学反应。

在光的作用下进行的反应称为光化反应。光由各种波长的电磁波组成，除了可见光（波长在390～770nm）外，还有肉眼看不见的红外线和紫外线。红外线亦称红外光，波长在770nm以上，有显著热效应。紫外线亦称紫外光，波长约为40～390nm，能量较大。光线照射物质引起化学变化主要是因紫外线的作用，它能直接引起或促进（催化）药品的氧化、变色、分解等化学反应。

各种药品对光的敏感程度是不相同的，有的遇光变化较快，有的变化则较慢，有的仅受直射光的影响，而有的甚至仅受散光照射亦可引起变化。光对药品的影响在很多情况下并不是孤立地起作用，而常常是伴随着其他因素（如氧气、水分、温度等）共同起作用的。如酚类药品及维生素A、维生素D等是在光和氧的共同影响下，被氧化而失效；升汞溶液在水分参与下受光的作用分解出甘汞沉淀；维生素C在光照射下易被氧化，当加热使温度升高时可加速其被氧化，从而变色而失效；碘化钾在碳酸参与下受光照易被氧化并析出游离碘等。

① 变色　有些药品经光照射以后，可发生颜色改变。这类药品很多，变化情况也很复杂，除了因光线本身直接形成变色外，它尚有一种催化作用，常使药品的氧化过程加速，由于药品分子内部发生复杂的聚合、缩合等作用，生成有色或颜色不同的物质。例如磺胺类药物遇光渐变黄色，肾上腺素受光影响可逐渐变为红色至棕色，使疗效降低或失效。

② 分解　有些药品受光线作用后，可发生分解。例如氯化亚汞（甘汞）遇光能逐渐分解生成汞，过氧化氢溶液见光分解变成深灰色，对人体有剧毒。

③ 氧化　许多药品在有空气或氧气存在时，遇光能加速其氧化过程。例如三氯甲烷在空气中见光后经氧化分解产生有毒的光气及氯化氢，维生素A、维生素D在光、氧等的影响下，易氧化失效。

另一方面，日光对药品在储存、保管和养护中可能产生有利的作用。如杀灭微生物、干燥驱潮湿、防止发霉、防止生虫等。但是，其有害作用远远超过其有利作用。光对药品的影响大小不一，方式各异，引起药品变质的原因有些很复杂，且许多变化过程尚不清楚。因此，目前要概括光对药品影响的规律尚有困难。在储存保管中对一些药品的避光要求大多根据经验得出，2015年版《中国药典》中对许多药品的"贮藏"都有明确避光规定，应予认真执行。

（5）储存时间　药品储存时间对其质量也会有影响。有些药品即使储存条件适宜，但储存过久，亦会引起变质失效。如抗生素类药品、生物制品、脏器制剂以及某些化学药品都规定有一定的有效期限，过期或效力降低，或毒性增加，或两者兼有。有些制剂的剂型，如乳剂、水剂、栓剂等即使无有效期规定，但时间过长也会影响质量，不能长久保存使用。

药品储存时间还可以影响片剂的生物利用度。如阿司匹林片久储后崩解时限延长，溶出速度下降，造成的原因可能是因水解生成的酸使崩解剂淀粉糊化所致。辅料采用阿拉伯胶或明胶浆制成的片剂在储存中也可使崩解时间延长。

药品储存时限与外界因素（如空气、光、温度、湿度等）有一定关系。若储存不当，又受外界因素的影响，虽储存时间不长或未过有效期，但也有可能发生变质失效。一般说来，药品储存皆不宜过久。应注意先生产的产品先用，以免久储后影响药效。

（6）微生物和昆虫　药品在储存期间若暴露于空气中，微生物（细菌、霉菌、酵母菌等）和昆虫极易混入。由于微生物的繁殖可引起药品发霉、腐败从而造成变质失效，特别是含有营养性成分的药物制剂（如含淀粉、糖类、蛋白质类等）更易遭受污染、霉变或虫蛀。若温度适宜，空气中湿度又较高，则更有利于微生物的生长繁殖。药品受微生物和昆虫的侵袭后，如长霉、虫蛀、染菌，都不能再供药用。

（7）包装容器　包装容器是直接盛装和保护药品的器物，种类很多，质量有别，对药品的影响也不一样。包装材料选择是否恰当、质量优劣对药品受外界环境的影响及药物自身的稳定都有直接的关系。包装药品最常用的容器材料有玻璃、金属、陶瓷、塑料、纸质、橡胶等。具体特点如下：

① 玻璃　玻璃性质稳定，不与药物及空气中的氧、二氧化碳等作用，但在溶液中可能会释放出碱性物质和不溶性脱片，这可通过改变玻璃化学组成及组成成分的比例来克服。

② 金属　金属具有较高的机械强度，如锡、镀锡的铝、铝软管等，金属容器牢固、密封性能好，药物不易受污染。但一般金属的化学稳定性较差，易被氧化剂、酸碱性物质所腐蚀，选用时注意表面要涂环氧树脂保护层以耐腐蚀，但不宜用于汞化物的包装。

③ 陶瓷　陶瓷较玻璃硬，对多数化合物有良好的耐蚀性，但对氢氟酸及氢氧化钠（烧碱）不耐蚀，瓷质脆，有少许透光性。陶瓷可上釉，但应采用质量良好无毒的釉，即在加热或受潮之后不能析出铅，只有里外都上釉者才不透光。这类瓷器主要用于盛装软膏，也可用于盛装散剂等。

④ 塑料　塑料是聚氯乙烯、聚苯乙烯、聚乙烯、聚丙烯等一大类高分子聚合物的总称。塑料容器质轻，约为同容器玻璃重量的 1/5，机械性能良好，耐碰撞，具有高度的耐蚀性，价格低廉。与玻璃相比较，塑料最大的缺点是有两向穿透性，即容器中的溶液可通过塑料进入环境，周围环境中的物质可通过塑料进入到溶液中影响药物的稳定性。不同的塑料其穿透性也不相同，有些药物能与塑料中的添加剂发生理化作用，或药液黏附在容器壁上。总之，选用塑料包装时要根据其理化性质与药品性质、剂型等进行选择，必要时需做物理试验（如塑料与药液的相互作用及水蒸气透过试验）及生物试验（如毒性试验）等，以保证药品质量和用药安全。

⑤ 纸质容器　纸质容器重量轻，厚纸板还有一定的弹性，具有不同程度的抗震作用，价格也很低廉。纸质包装遇潮、经雨易破损。上过胶者可防潮、防水，但不甚坚固；蜡纸防潮效果较好；玻璃纸不透油脂，可根据药物性质选择适宜的纸质包装。

⑥ 橡胶　橡胶常被用来做塞子、垫圈、滴头等部件，使用时应注意橡胶塞与瓶中溶液接触可能吸收主药和防腐剂，需用该防腐剂浸泡后使用。橡胶塞用环氧树脂涂覆，可有效阻止橡胶塞中成分溶于溶液中而产生白点干扰药物分析等现象；还应注意橡胶塞中是否有与主药、抗氧剂和防腐剂相互作用的现象，以确保药品的质量。

（三）生物药品的储存养护

1. 温湿度自动监测系统

在储存生物药品的仓库中和运输生物药品的设备中配备温湿度监测系统，对药品储存过程的温湿度状况和生物药品运输过程的温湿度状况进行实时自动监测和记录，有效防范储运过程中可能发生的影响药品质量安全的各类风险，确保储存和运输过程的药品质量。

（1）温湿度自动监测系统的组成　温湿度自动监测系统由测点终端、管理主机、不间断电源以及相关软件等组成。各测点终端能够对周边环境温湿度进行实时数据的采集、传送和报警；管理主机可对各测点终端监测数据进行收集、处理和记录，并具有报警功能。

（2）温湿度要求及数据测量误差

① 温湿度要求　药品应按包装标示的温度要求储存，包装上没有标示具体温度的，按

照《中国药典》规定的储存要求进行储存。储存药品相对湿度应为35%～75%。

② 数据测量误差 系统温湿度测量设备的最大允许误差应当符合以下要求：

a. 测量范围在0～40℃之间，温度的最大允许误差为±0.5℃。

b. 测量范围在−25～0℃之间，温度的最大允许误差为±1.0℃。

c. 相对湿度的最大允许误差为±3%RH。

（3）数据更新及记录时间

① 数据更新时间 系统应当自动对药品储存运输过程中的温湿度环境进行不间断监测和记录。系统应当至少每隔1min更新一次测点温湿度数据。

② 数据记录时间 储存过程中至少每隔30min自动记录一次实时温湿度数据，运输过程中至少每隔5min自动记录一次实时温湿度数据。当监测的温湿度超出规定范围时，系统应当至少每隔1min记录一次实时温湿度数据。

③ 数据记录备份和保存时间 企业应当对监测数据采用安全、可靠的方式按日备份，备份数据应当存放在安全场所，数据应当至少保存5年。

（4）系统自动报警要求 当监测的温湿度数据达到设定的临界值或者超出规定范围，以及系统发生供电中断等情况，系统应当能够实现就地和在指定地点进行声光报警，同时采取短信通讯等方式对不少于3名指定人员报警。

（5）系统监测点数量的设置 药品库房或仓间安装的测点终端数量及位置应当符合以下要求：

① 每一独立的药品库房或仓库至少安装2个测点终端。

② 平面仓库每300m²面积至少安装1个监测终端，每增加300m²面积至少增加1个测点终端，不足300m²的按300m²计算。仓库测点终端安装的位置不得低于药品货架或药品堆码垛高度的2/3位置。

③ 高架仓库或全自动立体仓库的货架层高在4.5～8m的，每300m²面积至少安装2个测点终端，并均匀分布在货架上、下位置；货架层高在8m以上的，每300m²面积至少安装3个测点终端，并均匀分布在货架的上、中、下位置；不足300m²的按300m²计算。

高架仓库或全自动立体仓库上层测点终端安装的位置，不得低于最上层货架存放药品的最高位置。

④ 储存冷藏、冷冻药品仓库测点终端的安装数量，应当符合上述各项的要求，其计算安装数量的单位按每100m²面积计算。

⑤ 每台独立冷藏、冷冻药品运输车辆或车厢，安装的温度测点终端数量不得少于2个。车厢容积超过20m³的，每增加20m³至少增加1个测点终端，不足20m³的按20m³计算。每台冷藏箱或保温箱至少应当放置一个可移动的测点终端。

（6）测点终端的安装与校准要求

① 安装要求 测点终端的安装布点位置应当考虑仓库的结构、出风口、门窗、散热器分布等因素，防止因安装位置不合理而影响对环境温湿度检测的准确性。

测点终端应当安装牢固、位置合理准确，可有效防止储运设备作业及人员活动对监测设备造成影响或损坏，测点终端的安装位置不得随意调整。

② 校准要求 企业应当至少每年对测点终端进行一次校准，对系统设备进行定期检查、维修、保养，并建立档案。

2. 防虫

（1）仓库常见害虫种类 仓库害虫的种类很多，主要有药材甲、米象、咖啡豆象、谷蠹、印度谷螟、地中海粉螟等：

（2）常见害虫感染途径及预防方法　见表 5-1。

表 5-1　常见害虫感染途径及预防方法

感染途径	原因	预防方法
货物内潜伏	货物在入库前已有害虫潜伏其中,如中药材内一般均含有害虫或虫卵,在加工的过程中如果没有进行彻底的杀虫处理,成品中就会出现害虫	做好货物入库前的检疫工作,确保入库货物不携带害虫及虫卵
包装内隐藏	仓库包装物内藏有害虫,入库货物放入包装后,害虫即可以危害货物	对可重复利用的包装物进行定期消毒,杀死其中隐藏的害虫
运输工具感染	运输工具如果运装过带有害虫的货物,害虫就可能潜伏在运输工具中,进而感染其他货物	注意对运输工具的消毒,运输时严格区分已感染货物与未感染货物
仓库内隐藏	害虫还有可能潜藏在仓库建筑的缝隙以及仓库内的各种备用器具中,或者在仓库周围生长,并最终进入仓库	做好库房内、外环境的清洁工作,对库房内用具进行定期消毒,防止害虫滋生
邻垛间相互感染	当某一货垛感染了害虫后,害虫会爬到邻近的货垛上去继续为害	对已经感染了害虫的货垛及时隔离并对其相邻货垛进行严密监控

（3）仓库害虫的防治

① 卫生防治　库房要保持清洁卫生,使害虫不易滋生,彻底清理仓具和密封库房内外缝隙、孔洞等,严格进行消毒;严格检查入库货物,防止害虫入库内,并做好在库货物的经常性检查,发现害虫及时处理,以防蔓延。

② 物理防治

a. 曝晒法　适宜于一般不易变色、融化、脆裂、泛油的药材。一日中较适宜曝晒时间为上午 9 时至下午 5 时,以下午 1～3 时温度最高,曝晒过程中每隔 0.5～1h 翻动一次,以便晒匀,加速水汽散发。晒完还须摊晾,使热气散尽后,再包装堆垛。

b. 高温干燥法　某些易吸湿的品种或含水量较高的品种可采用烘箱或烘房进行干燥,既可杀虫,也可控制药物的含水量。

c. 低温冷藏法　一般温度控制在 8℃ 以下,环境温度 -4℃ 为仓库害虫的致命临界点。

③ 化学防治

a. 少量药物化学防治法　利用乙醇挥发的蒸气防治仓库害虫,将一定浓度的乙醇放在敞口容器内,然后放在储品容器中,但不得沾染药物。可使用 75%～95% 浓度的乙醇,使其蒸气逐渐挥发,达到防虫杀虫的目的。

b. 大量药物化学防治法　常用的药剂按性质可分为触杀剂和熏蒸剂两大类。为了达到经济、有效、安全之目的,一般多与其他防治方法配合使用。

④ 其他维护方法　包括自然降氧防治法、低氧低药量防治法、气调养护防治法、远红外干蒸法、微波防治法、电离辐射防治法等。

3. 温湿度的控制措施

企业应当按药品包装标示的温湿度要求储存,其温湿度调控措施包括冷藏降温措施、保温防冻措施、降温防潮措施、增湿措施。具体方法如下:

（1）冷藏降温措施

① 通风降温　通风就是利用库内外空气温度不同而形成的气压差,使库内外空气对流,达到降低库内温度的目的。当库内温度高于库外时,可开启门窗通风降温。在夏季,对于不易吸潮的药品可以进行夜间通风,直至日出后,气温回升再停止通风。

应注意,通风要结合湿度一起考虑,因为药品往往怕热也怕潮,只要库外温度和相对湿度低于库内就可通风，但不宜用于危险品库。

② 遮光降温　在库房外搭天棚或在库顶上 30～40cm 外搭一席棚，并在日光曝晒的墙外也搭上席棚，减少日光的热辐射，使库内的温度下降。

③ 冷藏库或电冰箱　这种冷冻设备多半是利用压缩式制冷机来制冷并用隔热箱或房间来保持低温，可以随意调节至所需要的温度，并能自动控制，不需专人管理。若药品数量较少并不易潮解，可置普通型的电冰箱内保存。

④ 空调机　在夏季高温季节，对无冷藏库或大型冰柜降温设备的经营企业，可安装空调机进行降温。安装空调机要求在密闭仓库内进行，温度一般控制在 20℃ 以下，以适应需在凉处保存的药品的储存与养护。

⑤ 地下室与地窖　在夏秋季节，地下室或地窖温度较低，一般可以存放遇热易变质的药品，但地下室或地窖湿度较大，所以只适用于不怕潮湿的药品（如安瓿熔封的注射剂），或者采取特别的密封防潮措施。

（2）保温防冻措施

① 保温库　在仓库顶棚、门窗添设保温措施（通常采用夹层窗户、门上悬挂棉门帘），并经常是门窗关闭严密，库房四周的墙用夹壁墙，内以稻糠、锯末等隔热物质填充。

② 暖气库　在有暖气条件的地方，可在库内靠墙壁处安装暖气片，密闭门窗，使库内保持适当温度。暖气库具有散热均匀、温度容易调节、清洁、无火灾危险等优点。但应使药品离散热器有一定距离，并注意暖气管、暖气片有无漏水情况。

（3）降温防潮措施

① 通风降潮法　通风降潮法是指利用空气自然流通的作用，促使库内外空气加快对流，以达到降潮目的的方法。该方法通常是打开门窗，使室外较干燥的空气进入室内，而室内潮湿的空气排到室外。自然通风必须是库外天气晴朗、空气干燥才能采用，在梅雨季节或阴雨绵绵、室外空气含湿量高时不宜采用。

② 密封防潮法　密封是隔绝外界空气潮气的侵入，免遭或减少空气中水分对药品的影响，以达到防潮的目的。

③ 吸湿降潮法　当库内外空气湿度都很高，以致不能利用通风降潮时，可以采用吸湿剂来吸收库内空气中多余的水分，达到降潮的目的，保持室内恒定的相对湿度。常用的吸湿剂有：生石灰、氯化钙、硅胶、钙镁吸湿剂、活性炭、降湿机等。

④ 增湿措施　若库内湿度过低，可采用以下方法增加湿度：

a. 在库内地面洒水。

b. 在库房内设置盛水容器，注满清水，使其自然蒸发；亦可采用挂湿纱布、麻袋、铺湿草垫等方法。如用电加湿器产生蒸汽则加湿速度和效果更好。

（四）生物药品的出库验发

1. 药品出库

药品出库业务，是仓库根据业务部门或存货单位开出的药品出库凭证（提货单、调拨），按其所列药品编号、名称、规格、型号、数量等项目，组织药品出库一系列工作的总称。出库发放的主要任务是：所发放的药品必须准确、及时、保质保量地发给收货单位，包装必须完整、牢固、标记正确清楚，核对必须仔细。

2. 出库要求

药品出库要求做到"三不三核五检查"。"三不"，即未接单据不翻账，未经审单不备货，未经复核不出库；"三核"，即在发货时，要核实凭证、核对账卡、核对实物；"五检查"，即对单据和实物要进行品名检查、规格检查、包装检查、件数检查、重量检查。具体地说，商品出库要求严格执行各项规章制度，提高服务质量，使用户满意。它包括对品种规格提出要求，积极与货主联系，为用户提货创造各种方便条件，杜绝差错事故。

3. 药品出库原则

（1）先进先出原则　仓库中的生物药品，出库时根据药品的验收入库记录，最先入库的药品最先出库。

（2）先产先出　仓库中的生物药品，出库时根据生物药品的包装标识上的生产日期，最先生产的药品最先出库。

（3）近效期先出　仓库中的生物药品，出库时同种药品根据包装标识上到达有效期的时间，效期近的药品最先出库。如"先产先出"与"近期先出"出现矛盾时，应优先遵循"近期先出"的原则。

（4）易变先出　在能够预见到某种药品经过短时间储存易发生质量变化时，该种药品的出库原则应遵循易变先出的原则。

（5）按批号发货　仓库发出药品时，对于一种药品（同一品名、同一规格、同一厂家）发送给同一客户时应尽量选择同一批号的药品；并且库中该药品也应当尽量选择同一批号发送，发送完这一批号后，再发送下一个批号。

4. 流程

（1）拣货

① 保管员按拣货单上架位号拣货，核对药品名称、剂型、规格、数量、批号等信息。如发现拣货单品种信息与实物不符，及时通知上架员更正。

② 拣货完毕，在拣货单上签字，将拣货单和应发实物移送到发货复核区；如系零货，应置拼箱复核台上，整货放在复核区垫板上。

（2）出库复核并填写药品复核记录　为防止差错，备料后应立即进行复核。仓库应设专职人员负责出库复核工作。复核应以实物为依据与备货单所列内容逐一核对。

① 重新检查药品的品名、规格、剂型、生产企业（产地）等是否与要货内容一致。

② 再次核查备货的药品数量，检查所抄录的药品生产批号、有效期、生产日期等信息是否与包装标识相一致。

③ 复核中若发现以下问题，通知保管员更正或报质管部处理：

a. 拣货单项目与实物不符的；

b. 药品包装内有异常响动和液体渗漏；

c. 外包装出现破损、封口不牢、衬垫不实、封条严重损坏等现象；

d. 包装标识模糊不清或脱落；

e. 药品已超出有效期，发现有质量变异及污染的药品。

④ 复核无误后，做好复核记录，复核记录的内容通常包括：出库时间、出库单编号、配货人、药品名称、规格、剂型、生产批号、批准文号、有效期、计量单位、出库数量、单价、金额、复核情况、复核人签章等内容。

出库复核记录应保存5年。出库复核记录，保存至超过药品有效期1年，但不得少于3年。同时生成随货同行单

扫描"中国药品电子监管码"，第二日上班后立即交质量管理员上传至"中国药品电子监管网"。

（3）包装　出库的货物如果没有符合运输方式所要求的包装，应进行包装。根据商品外形特点，选用适宜包装材料，其重量和尺寸应便于装卸和搬运。

① 零货药品拼箱　医药商品拼箱是指医药商品在销售出库时，由于单笔订单订货品种较多，而单品种数量较少，供应商无合适包装时将不同品种、规格的医药商品放在一个包装箱（袋）或周转箱内的现象。

a. 拼箱的分类

ⅰ. 大拼箱与小拼箱　根据所拼箱医药商品体积的大小，可分为大拼箱与小拼箱。

ⅱ. 规则拼箱与不规则拼箱　根据所拼箱医药商品的外观形状，可分为规则拼箱与不规则拼箱。

ⅲ. 纸质拼箱与塑料拼箱　根据选用包装材料的不同，可分为纸质拼箱与塑料拼箱。

ⅳ. 专用拼箱与代用拼箱　根据箱体外所标示的内容，可分为专用拼箱与代用拼箱。

b. 拼箱基本要求

ⅰ. 有拼箱标志　拼箱发货的代用包装箱（袋）应贴有醒目的拼箱标志。一般情况下，拼箱标示粘贴在包装箱左上角或包装袋正上方，且拼箱上应显示收货单位、暂存放区域货位号、总拼箱数量及本拼箱数目，便于出库复核。

ⅱ. 包装洁净安全　拆零销售的药品（最小包装发货的药品）应当使用洁净、安全的代用包装，代用包装上应当标明品名、规格、批号、有效期等内容，并附加盖企业质量管理部门原印章的药品质量报告书及药品说明书原件或复印件。

ⅲ. 附装箱清单　拼箱发货时应随箱附装箱清单，标明供货单位、生产厂商、药品的通用名称、剂型、规格、批号、数量、收货单位、收货地址、发货日期等内容，并加盖供货单位药品出库专用章原印章。

c. 拼箱原则

ⅰ. 分开装箱　装箱员应根据生物药品的不同属性、剂型分别装箱。具体要求如下：

● 水剂与固体剂型、内服与外用、冷藏与非冷藏药品、易碎易漏的药品、易对其他药品造成污染的要分开装箱。

● 同一品种的不同批号或规格的药品拼装于同一箱内。

● 多个品种，应尽量分剂型进行拼箱。

● 多个剂型，应尽量按剂型的物理状态进行拼箱。

● 需冷藏的生物药品应有冷藏设施并单独拼箱。

ⅱ. 科学牢固　装箱员应根据药品多少、大小及运输方式选择适合的外箱包装，对细小零散药品应用橡皮筋或胶带扎好，避免使用大包装，以免在运输过程中挤压变形。拼装箱内空隙的地方应用符合规定的衬垫物塞紧，防止碰撞；纸箱未装满的情况用其他的碎纸箱在上面覆盖一层，起保护的作用。

ⅲ. 防寒打包　对需要发运至严寒地区而且必须防寒、防冻的，应按规定垫衬物，严格做好防寒打包。

ⅳ. 贴冷藏标签　需要冷藏的药品应单独装箱，并将药品放入冷藏箱内，装箱完毕应粘贴冷藏标签。

d. 装箱原则　装箱时遵循"大不压小""重不压轻""整不压零""正反不倒置""最小受力面"的原则，以免在运输过程中造成医药商品破损。

② 拼箱操作流程　自动化仓储管理系统拼箱操作流程如下：

a. 扫描周转箱条码　复核员进入物流管理系统，用扫描器扫描周转箱条码，电脑中显示该复核台所分配周转箱的所有商品信息及周转箱数。

　　b. 选择包装材料　复核员通过检查周转箱内货物品种、规格、数量和体积，判断选用什么材质的包装材料，并选择大小适合的包装箱（袋）。

　　c. 打印拼箱标签　复核员扫描复核一个订单任务的第一个商品条码时，复核员根据系统提示输入拼箱号，则系统默认该商品存放至所需的拼箱里，并打印拼箱标签。拼箱标签内容应包括收货单位、拼箱数、复核员等信息。

　　d. 复核实物与系统信息是否一致　复核员将周转箱中的药品一一拿出通过扫描枪扫描并开始复核，每种药品只扫描一个。复核员扫描药品商品码时，电脑显示屏上显示该药品品名、规格、批号、有效期、生产日期、厂家、拼箱号、周转箱编号及拣货数量等信息，复核员根据电脑上显示的信息，复核药品的品名、规格、批号和数量与系统中是否一致。电子监管码药品在复核商品信息时还要进行监管码的上传扫描。

　　③ 装箱　复核员将已复核的药品放入包装箱内。一个包装箱装满后，复核员用封口胶带按"＋"型标准封箱，并在系统中点击"复核"按钮确认，系统默认该包装箱拼箱完成。复核员粘贴拼箱标签内有易碎品或贵重物品，加贴"易碎品"或"贵重品"标签。

　　（4）发货　通常有自提和配送两种形式。

　　① 自提　由购货人（单位）持提货凭证到仓库直接提取，经仓库核实和发货程序后把商品当面点交给提货人，办妥交接手续。这对提取细贵商品或毒麻品等更为适宜。

　　客户持业务部门开具的提货单自行到库提货，对于自提货的客户，无论何时保管人员都应当按照提货单所列内容及时理货验交。

　　② 配送　仓库部门按照出库单所列项目配货后，集中存放于发货区，由仓库运输部门统一送货。送到收货单位后根据配送单理货验交。送货系根据业务部门销售的需要，开出提货凭证，通过内部传送到仓库，仓库按单配货，及时将商品运送到购货单位；或完成备货作业后，由运输部门持托运单装运，发往购货单位。

　　（5）清理　现场清理包括清理库存商品、库房、场地、设备和工具等。档案清理是指对收发、保养、盈亏数量和垛位安排等情况进行分析。

　　在整个出库业务过程中，复核和验交是两个最为关键的环节。复核是防止差错的重要和必不可少的措施，而验交则是划清仓库和提货方两者责任的必要手段。

五、工作任务实施

任务一　生物药品的出库验发

生物药品大部分需冷藏存放，所以此次任务以需冷藏的生物药品为例练习出库流程。

（一）工作目标

掌握生物药品复核、拼箱包装要求和出库程序，掌握生物药品出库设备使用知识。

（二）工作流程

1. 原辅料称量程序

（1）目的　规范原辅料的称量。

（2）范围　适用于生产所用原辅料。

（3）职责　物控部、制造部、质量管理部负责此规程的实施。

（4）规程

① 原辅料在流转中应严格称重计量，并填写"称量记录"。

② 称量过程中应有交接双方及 QA 人员同时在场，并预先校对计量器具。

③ 原辅料入库前应称其总量，对分件包装货物，如其各件重量差值过大影响到车间岗位操作的，还应抽样称重单件货物，检验其重量是否在允许误差范围以内。

④ 送发料时，物料称量应由发、领料双方或发、领、送料三方共同复核签字。

⑤ 发料时应复核存量，如有差错，应立即查明原因。

⑥ 衡器要有校验记录，并在有效期内。

2. 原辅料、包装材料发放程序

（1）目的　建立原辅料、包装材料出库的管理规程，规范原辅料、包装材料发放程序。

（2）范围　适用于原辅料、包装材料的出库管理。

（3）职责　物料管理部长、仓库保管员、发货员、复核员对本规程的实施负责。

（4）规程

① 原辅料的发放　发货员依据车间主任签字的领料单所列品名、编号、批号、规格、数量等，根据出库原则按库卡确定的物料批号，将所需原辅料备齐并码放于备料区。

仓库保管员按批生产指令核对领料单所列原辅料的各项内容，确定所备物料有质管部出具的合格证或检验报告单后才发料出库。

须拆零的原辅料可根据其性质在指定区域拆包称量，并将被拆包件及称取的原料装入洁净容器，分别将拆包件开口封严，填写好标签，送回原位。

发货员将物料批号填在领料单上，并将每件原辅料密封，随同领料单送入生产车间（对有含量要求的原辅料，应准确计算出原辅料的实际重量并进行称量，由质量监督人员审核签字）。

车间领料人员逐项核对点收所送原辅料的品名、批号、规格、数量无误后。发货员和领料人员双方在领料单上签字。交接完毕由车间领料人员将原辅料送到使用工序。

发料后，仓库保管员应填写台账及货位卡，注明货物去向及结存数量。领料单和相应记录归档保存。

② 包装材料发放　仓库保管人员按领料单的要求，备齐包装材料，在发货区码放整齐。

按照批包装指令，保管员核对领料单所列包装材料的品名、规格、数量等内容，并有质管部出具的包装材料合格证或检验报告单后方可出库。

发料后，仓库保管员要填写发放记录，并在货位卡及台账上填写去向及结存数量，领料、发料人均在记录及领料单上签字。

车间领料员将从仓库领取的包装材料存放于指定地点，标签等标示包装材料应按品种、规格、批号等分类专柜存放并上锁，由领料人员负责保管，同时做好发放记录及标示卡。

③ 标签、说明书的发放　仓库标签、说明书发放，必须根据生产部包装指令及车间领料单计数发放。

领料人、发料人依据包装指令共同对品种、数量逐一核对，确认质量符合要求方可发货，双方签字并注明日期。

发料后，库存货位卡和台账上应详细填写标签去向，结存情况。

仓库保管员对领用退回数、残损数及剩余数做好确认记录和结存情况。

不合格的标签、说明书不得发出使用。销毁时应有专人监督并在记录上签字。

3. 原辅料、半成品（中间体）交接规程

（1）目的　建立原、辅料、半成品（中间体）接收管理的标准操作程序，规范接收过程的操作。

（2）范围　原、辅材料、半成品（中间体）的入库接收过程。

（3）职责　供应室负责人、仓库保管员、采购人员。

（4）规程

① 车间原辅料交接制度　各工序生产的原辅料应以"工艺规程"规定的质量标准作为交接验收的依据。原辅料的货位处应挂待验牌和用黄色标记围栏。

原辅料由车间检验室抽样检验，被抽样的容器上应贴上原辅料待验或标有待验标记，根据检验结果，由车间检验室发放原辅料合格证，取下黄色标记和待验牌后，才能移交下道工序。

交接时，必须填写原辅料交接记录。

不合格的原辅料应贴上不合格证，放于规定的区域，立红色不合格牌，未经有关部门批准不准使用或转移。

② 半成品（中间体）交接制度　各工序生产的半成品（中间体）应以"工艺规程"规定的质量标准作为交接验收的依据。半成品（中间体）的货位应挂待验牌和用黄色标记围栏。

半成品（中间体）由车间检验室抽样抽验，被抽样的容器上应贴上半成品（中间体）待验或标有待验标记，根据检验结果，由车间检验室发放半成品（中间体）合格证，取下黄色标记和待验牌后，才能移交下道工序。

交接时，必须填写半成品（中间体）交接记录。

不合格的半成品（中间体）应贴上不合格证。放于规定的区域，立红色不合格牌，未经有关部门批准不准使用或转移。

4. 成品出库验发与复核程序

（1）目的　规范药品出库管理，确保药品销售符合质量标准，杜绝不合格药品出库。

（2）范围　适用于仓库区内成品药的出库、复核和质量检查。

（3）职责　仓储管理部，质量管理部，及保管员、发货员、复核员。

（4）规程

① 保管员按销售凭证［药品出库单或发票、药品（出库、复核）清单］备货后，将应发实物移到发货区底垫上（零货置拼箱工作台上），逐一核对收货单位、发票印鉴、开票时间（即"三查"），核对货号、品名、规格、厂家、数量及发货日期（即"六对"）。按"先产先出""近期先出""易变先出""按批号发货"（即四先出）的原则出库。

② 复核人按复核记录项目进行质量检查和复核，并做好"药品出库复核记录"。如药品质量存疑或有过期、虫蛀、鼠咬、包装破损、封口不牢、衬垫不实、封条严重损坏、包装内有异常响动、渗漏等现象应立即停发，报有关部门处理。

③ 麻醉药品、一类精神药品、医疗用毒性药品、贵重药品发货应由发货员、复核员两人进行质量复核并做好质量跟踪记录。

④ 拼箱零货发放应选择合适包装、物料和方法，做到包装牢固。外包装注明拼箱标志、收货单位、数量、复核员等。

⑤ 发货后及时清场，填好"药品保管卡"，立即销账及动态盘点，做到账、货、卡相符及相关材料归档。所有记录保存至超过药品有效期1年，不得少于3年。

（5）出库验发结尾工作

① 检查出库验发复核所有记录或票单相关账卡，收发结存情况是否正确。仓储采用微机管理系统的除外。

② 所有物料均应归回原处在适合条件下放置。对出库验发、复核涉及的账表、记录等材料均应整理归档。各项记录、凭证有关部门或人员均应建档留存 3 年备查。

③ 对搬运设施、计量器具要归位归零，妥善保养存放。

④ 对地面、台面等工作场地进行清洁卫生整理，保持良好环境。

（三）工作记录

1. 称量记录

品名		规格		批号		日期	
原辅料名称	单位	毛重	皮重	净重	称量人	复核人	

2. 领料单

编号：

领料单位				发料单位			
编号				编号			
A(原料)			B(辅料)		C(包装)		D(其他物料)
代码	品名	规格	单位	请领	实领	单价	金额

材料会计：　　　　　保管员（发料员）：　　　　　制单人：

领料单位负责人：　　领料人：

3. 标签发放领取记录

年		名称	批号	规格	件数	标签张数	发放人	领取人
月	日							

4. 药品存放货位卡

名称

包装规格　　　代码　　　规格

货位号　　　储存条件　　　效期

日期		质量检验报告单号	批号编号	产地	来源去向	入库数量	出库数量	结存
月	日							

5. 药品出库单

客户编号：　　购货单位：　　填写日期：　年 月 日　　　　　　　　　共 页 第 页

编号	品名	规格	单位	数量	批发单价	实收金额	零售单价	零售金额	批号	产地

总计金额（小写）：　　　　　　　　　（大写）：万 仟 佰 拾 元 角 分

付货仓库：　　　发货员：　　　复核员：　　　业务员：　　　制票员：

6. 药品保管卡

货号		品名		规格			
包装		批号		效期			
月	日	摘要	收入	发出	结存	经手人	货位

任务二　冷藏、冷冻药品的储存

除生物药品外，还有一些化学药品需要冷藏。这些药品与生物药品共同构成了冷藏、冷冻药品。其他需冷藏的化学药品是指通过合成或半合成的方法制得的原料药及其制剂；天然物质中提取或者通过发酵提取的新有效单体及其制剂；用拆分或者合成等方法制得的已知药物中的光学异构体及其制剂。需冷藏的化学药品一般性质都不稳定，遇热后能够促进分解，效价降低，故需冷藏。

常用的种类有：注射用硫酸长春地辛、注射用硫酸长春新碱、蛙降钙素注射液、注射用盐酸阿糖胞苷、垂体后叶注射液、注射用多西他赛、注射用顺苯磺酸阿曲库铵、塞替哌注射液、注射用两性霉素B脂质体、巴曲酶注射液、替莫唑胺胶囊、前列地尔尿道栓、亚叶酸钙注射液、注射用水溶性维生素、卡莫司汀注射液、注射用头孢哌酮钠、舒巴坦钠、注射用硫酸长春碱、酒石酸长春瑞滨注射液、注射用门冬酰胺酶、注射用头孢呋辛钠、凝血酶冻干粉、马来酸麦角新碱注射液、注射用细辛脑、注射用尿激酶、注射用吲哚菁绿。

（一）工作目标

确保冷藏药品在储存、养护环节的温度控制和监测工作正常运行，以保证药品质量。

（二）工作流程

1. 库区划分

冷库内应划分待验区、合格品区、发货区、退货区等，并设有明显标志。

2. 安装温湿度自动监测系统

冷库安装对温度进行自动调控、监测、记录及报警的系统。每次温度记录、数据采集的间隔时间为10min。自动监测、记录和报警系统配套UPS不间断电源，保证记录的连续性及报警的及时性。

3. 保管员巡视并记录

冷藏药品进行24h不间断地自动温度记录和监控，保管员对冷库每隔1h进行巡视并记录。

4. 养护员按规定进行养护检查

发现质量异常，应先行隔离，暂停发货，做好记录，及时送检验部门检验，根据检验结果处理。温度报警时由养护员及时处理，做好温度超标报警情况和应急处理措施的记录。

养护员负责对温湿度监测数据进行检查和温度超标报警情况的处理。自动温度记录设备的温度监测数据可导出且不可更改，记录保存至有效期后1年，但不得少于3年。

冷链设备由专人保管，定期进行维护保养并做好记录。记录至少保存3年。

养护员对冷链设备建立档案和清单，详细记录设备名称、生产厂家、购买日期、使用状况、设备来源、设备保管人、维修服务商等内容，长期保存设备说明书。

（三）工作记录

1. 冷链设备保养和维修记录表

保养日期	保养项目及部位	保养人	故障时间	维修日期	维修项目及部位	维修后设备状态	维修日期	维修人

2. 药品养护检查记录

序号	检查日期	品名	数量	规格	批号	有效期	生产企业	存放地点	外观及包装质量情况	处理意见	备注

任务三　生物药品的运输

生物药品大部分需冷藏存放，所以此次任务以需冷藏的生物药品为例练习运输流程。

（一）工作目标

掌握生物药品运输要求，熟练使用生物药品运输设备。

（二）工作内容及要求

1. 冷藏运输设施

冷藏运输设施包括保温盒、保温箱、冷藏箱、冷藏柜、冷藏车、冷链箱、冰袋等。

（1）保温盒　由保温侧壁、保温门、保温底和保温盖制成，适用于胰岛素、疫苗等拆零拼箱药品的运输，避免与其他物品混杂存放，防止交叉污染。

（2）保温箱　是一种由保温侧壁、保温门、保温底板和保温顶板制成，可以限制内外热交换的箱体。带冷源的保温箱：一种是装备非运输用制冷机组的冷源，例如添加或未添加盐的冰块或固体二氧化碳等的保温箱；另一种是带运输用制冷机组的保温箱（装备运输用制冷机组，可以控制箱体内部温度的保温箱），适用于血液、血清、血浆、疫苗、生物试剂的冷藏及运输。

（3）冷藏箱　冷藏箱按材料不同分为塑料、布料、泡沫、金属材质、木制等各种冷藏箱，其工作应配合冰袋使用。

使用前将冰袋放入冰柜里冷冻24h充分蓄冷，按照标准配置，冷藏箱内温度保持在8℃以下可达到80h以上，适用于各种中远距离低温储存药品的运输。

（4）冷藏柜　箱体、制冷系统和温度控制装置组成药品冷藏柜，主要适用于药品、生物制剂、疫苗、血液制品等产品的冷藏和运输。

（5）冷藏车　安装带运输用制冷机组或冷源的保温箱的车辆。运输用制冷机组的制冷量应大于箱体传热负荷的1.75倍。箱体的类型按温度控制不同分为：

① 单温箱体　机组只对箱体内进行单个温度控制。

② 多温箱体　机组对箱体内多个相互隔离的空间进行不同温度的控制。

（6）冰袋（保冷袋）　冰袋是一种采用新技术生产的保冷、保鲜产品。它广泛运用于化学药剂、生物制品的远途运输。使用方法：将保冷袋放入冷冻室内充分预冷 12h 后，根据需要可作为冷冻介质使用。使用注意事项：冷冻前需将冰袋放置平整或根据需要确定形状。

2. 冷藏药品的运输要求

（1）冷藏车要求

① 具有良好的保温性能　冷藏车应具有良好的保温性能，在控温机组出现故障后，车厢内温度仍能在一定时间内保持在设定范围内。

② 控温设备应性能可靠的装置　冷藏车装配的控温设备应性能可靠，宜配套外接电源的装置。

③ 配备温度自动报警系统　冷藏车应有温度自动控制、自动记录与自动报警系统，并符合下列要求：a. 温度自动监测（记录）布点应经过验证，监测（记录）的温度应具有代表性；b. 在运输途中要对温度进行实时监测，记录时间间隔设置通常不超过 10min，数据应可导出且不可更改；c. 温度报警装置应能在设定的温度下报警，报警时应有专人及时处置，做好温度超标报警情况的记录，并有相应的应急处置措施；d. 应按规定定期对温度自动记录、自动监控及自动报警装置等设备进行校验或确认，保持准确完好。

（2）冷藏运输要求

① 冷藏箱上标明运输要求采用冷藏（保温）箱运输冷藏药品时，冷藏（保温箱）上应注明储藏条件、特殊注意事项或运输警告等文字标识。

② 在规定时间内送达采用冷藏（保温）箱运输时，应根据冷藏（保温箱）性能的验证结果，在符合药品储藏条件的保温时间内送达。

（3）冷藏运输人员要求

① 岗前培训　冷藏运输人员应经过上岗前培训，熟悉冷藏运输药品要求。

② 出行前检查车辆　出行前应对冷藏车及冷藏车的制冷设备、温度记录或温度显示仪进行检查，要确保所有的设施、设备正常并符合温度要求。

③ 运输中查看温度　在运输过程中，要及时查看温度记录显示仪，如出现温度异常情况，应及时报告并处理。

（三）工作流程

1. 装车前要求

首先将温控器设定在所需温度上，预冷车厢 1.5h，以排走留在车厢内的热量，防止车厢内的温度影响运送药品的温度，从而导致运送药品的质量发生变化。

2. 装卸药品时关闭制冷机组

装药品时将冷冻机组关闭，迅速装货。在装货或卸货时必须要关闭制冷机组，这是由于车厢制冷后，如果不关机，打开车厢时，冷冻机组蒸发器的风扇正在工作，风扇的正面是正压，而其背面是负压，因此冷气从车厢上部吹出，下部会将外面的热空气快速吸进来，从而导致车厢内的温度快速上升。如果关机后再装卸药品，由于风机处于停止状态，空气流动停止，车厢内外风压一致，因而使得外部热空气传递进入车厢内的速度相对减缓。许多人在装卸药品时都不关闭制冷机组，其实这是一种非常错误的操作。

3. 车厢内部必须保持洁净

使用冷藏车时，地面不应留有包装纸和纸屑。由于蒸发器风扇的作用，空气会在车厢内循环，导致地面的碎屑或脏东西被蒸发器风机吸入。长时间的作用，会使大量的杂质吸入到蒸发器盘管内，从而影响制冷效果。因为盘管会被杂质一点点地包围起来，导致盘管的热交换率下降，因此保证车厢内地面的洁净是保证制冷机组正常工作的关键。

4. 装货时药品必须提前预冷到所需的温度

因为冷藏车的制冷机组不是降低药品温度的，而是隔绝热源进入车厢，维持药品温度的，因此在装货时，必须先测量所装药品的温度。如果制冷机组的设定点温度高于或低于药品温度，车厢内的药品温度都很难达到运输所需要的温度。药品的储存温度与运输温度必须一致，如果药品温度经常变化，水分就会流失，导致药品发生质量变化。

5. 装载量要求

冷藏车装载药品量应小于或等于规定的容量。若装载量太大，将使空气流通不足，也会导致药品变质。

6. 严禁将货物直接堆放在平面的地板上

药品必须堆放在双面托板上，不可阻塞药品下的地板。一般的冷藏车地板都是采用带通风的铝导轨地板；也有一些冷藏车是不带铝导轨的，是采用平的防滑地板。通常作为第三方运输企业的运输车是采用平的防滑地板，目的是适合于多种商品的运输，或便于清洗地面。

7. 装货时不要将药品堆得太高

不要在蒸发器出口前堆放药品，以免阻碍冷气流。在药品顶部和车顶之间保持最小225mm的距离，一定要保证装货高度不高于出风口的平面高度。

8. 不得混装

不同温度的药品严禁存放在同一车厢空间内。应该用隔板分开摆放。由于冷冻机是用来维持药品温度，而不是降温用的，因此混装不同温度的药品，会影响药品的温度，导致药品质量受到影响。

9. 搬运得当

车门打开时应关闭冷冻机，尽可能缩短车门打开的时间；为了保证车厢内的药品温度，车门处建议使用条形门帘，以保证装卸货时车厢内的冷气不会迅速散失出去。

（四）工作记录

1. 冷藏药品运输交接单

日期： 年 月 日

供货单位(发运单位)				
购货单位(接收单位)				
药品简要信息	序号	药品名称/规格/生产企业/生产批号	数量	备注
(应与所附销售随	1			
货同行联相对应)	2			
温度控制要求	温度控制设备			
运输方式	运输工具			
启运时间	启运时温度			
保温时限	随货同行联编号			
发货人签字	运输人员签字			
备注				
以上信息发运时填写 以下信息收货时填写				
到达时间	在途温度			
到达时温度	接收人员签字			
备注				

2. 冷链追溯数据记录表

企业名称：			装车单号：			业务单据：	
配送日期：			收货单位：			配送员：	
车牌号：			保温箱号：			设备编号：	
送货地址：							
商品名称：			生产厂家：				
批号：			生产日期：			有效期：	
整件数量：			零货数量：				
采集时间	温度数据	采集时间	温度数据	采集时间	温度数据		

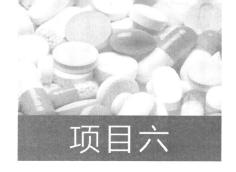

项目六
中药及中成药储运管理

一、职场环境

（一）中药仓库

1. 中药仓库的种类

仓库储存的中药种类繁多、性质各异。根据仓库承担的任务和储存量大小的不同，以及仓库储存业务情况的复杂性，结合 GSP 的规定，可将中药仓库划分为以下几类：

（1）GSP 对库房分类的要求

① 按一般管理要求　按一般管理要求，可分为待验库（区）、发货库（区）、合格品库（区）、不合格品库（区）、退货库（区）、中药饮片零货称取专库（区）。以上各库（区）均采用色标管理的方法：待验库（区）、退货库（区）为黄色；发货库（区）、合格品库（区）、中药饮片零货称取专库（区）为绿色；不合格品库（区）为红色。

② 按温度管理要求　按温度管理要求，可分为冷库（2～10℃）、阴凉库（≤20℃）、常温库（0～30℃）。以上各库房的相对湿度均为：35％～75％。

（2）按商品性质分类

① 普通中药仓库　普通中药仓库是储存一般中药商品的仓库。这种类型的药材仓库，在收购、加工、调拨、批发和零售等环节中都可以设置，涉及的范围最广、数量最多，如中药材仓库、中药饮片仓库。

② 特殊药材仓库　特殊药材仓库可分为细贵药材库、毒剧药材库、危险品仓库等。

a. 细贵药材库　专门储存来源不易、经济价值较高的中药材。如冬虫夏草、牛黄、麝香、珍珠等等，不能与普通药材混存，应设专库储存。

b. 毒剧药材库　单独储存国家限制使用的毒剧药材或中成药的仓库，管理严格，设施安全。

c. 危险品仓库　专门放置易燃易爆等危险品的仓库，如硫黄、芒硝以及杀灭害虫的化学熏蒸剂。

（3）按照仓库的主要业务职能分类

① 采购仓库　采购仓库是指设立在中药生产区的各种采购供应企业的仓库，地点一般设置在重要生产集中的大中城市、沿海进口口岸或中药运转的集散地，规模较大。此类仓库的主要职能为分批接收从生产部门收购的中药，经过集中再整批或分批发运各地。

② 批发仓库　批发仓库是指设在中药供应区的各种批发企业的仓库，地点一般设置在中药的销地，即中药的最终消费地区，规模较小。此类仓库的主要职能是将从外地和当地收

购的中药，按照供应合同或调拨供应凭证，分批发货，并根据要货单位的要求办理中药的编配、分装、改装、整理等业务。

③ 零售仓库　零售仓库是指为保证中药日常销售而进行短期的中药储存的仓库，地点一般设置在零售企业内或附近，归零售企业直接管理。此类仓库的主要职能为将零售企业购进的中药进行短期储存，并担负中药验收、拆包、挑选、分类、加工等业务。

④ 加工仓库　加工仓库是指将中药储存与加工业务结合在一起的仓库，地点设置在中药生产区或供应区。此类仓库的主要职能是对某些中药进行必要的挑选、分类、整理、分装及简单的流通加工，以弥补生产过程加工的不足，方便储存和适应销售。

⑤ 储备仓库　储备仓库是指为储存国家的某些重要储备物资和季节性储备而设立的专门仓库。此类仓库的主要职能是对中药进行较长时间的保管和养护业务，以调整国民经济计划过程中可能出现的重大失误以及补救大自然灾害所造成的损失或战争需要。

⑥ 中转仓库　中转仓库是物资流通的中转站，是指适应中药在运输途中进行分运或转换运输工具而建立的，以供中药短暂停留的仓库。设置地点一般在铁路、公路、航运等交叉汇集点，要求有齐全的装卸设备；若是大型的中转仓库，应有铁路专用线直达仓库站台或有专用航运码头，方便业务进行。

（4）按照仓库建筑的技术设备条件分类

① 通用仓库　通用仓库也称普通仓库，是指用于仓储一般性能相近，并在保管上没有特殊要求的中药仓库。它只要求有一般的保管场所，以及进出库、装卸、搬运、堆码和中药养护的普通设备。此类仓库特点是技术装备比较简单，建造比较容易，适用范围广泛。

② 保温、冷藏、恒温恒湿仓库　有些中药较易受外界温湿度影响而发生变质和失重，因而要求用保温、冷藏、恒温恒湿仓库加以储存。在技术设备上，不仅有制冷设备，还有良好的保温隔热性能，以保持所需温湿度。

③ 危险品库　危险品库是指用于储存易燃、易爆、有毒和有辐射的中药仓库。它要求有一定特殊技术装备，满足装卸、搬运、保管条件，并且能对危险品起一定防护作用。

④ 气调仓库　气调仓库是指能够控制库内氧气和二氧化碳浓度的中药仓库。通常存放对氧气和二氧化碳浓度有特殊要求的中药。

（5）按建筑形式分类

① 露天库　露天库又称货场，是用于堆放中药商品的露天场所。大多是经过简单加工的天然地面，一般要比地平面高出 20～25cm，场地平坦，设有排水沟，以利排水。只适合储存受气候影响较小的药材，一般仅用于临时存放中药商品，不能进行长期储存。储存时，货堆下面必须垫有枕木，上面用油布或毡布覆盖，特别是在夏天储存时间不宜过长。

② 半露天库　半露天库又称为货棚，是指用于存放中药商品的棚子。一般只有顶盖、无墙壁，棚盖材料可用石棉瓦、沥青纸、油毛毡、铁皮等。特点是结构简单、造价低廉，但是隔热防潮力差，使用寿命短。一般用于短期存放笨重或轻泡商品，如空坛、空箱、麻袋、空瓶、筐等。当密闭库空间不够时，也可暂时用来储存受温湿度影响较小的药材。在我国华北、西北等气候干燥的地区，可用来较长时间储存药材，但在长江以南地区只适合短期储存。

③ 平面库　平面库又称平房仓库，是指单层建筑仓库，小型企业及农村、小城镇适宜建造。特点是建造结构简单、造价较低、移仓作业方便，但是土地利用率低。

④ 多层库　多层库又称为多层楼房仓库，是指两层或两层以上建筑的楼房仓库，大中城市和规模较大的仓库适宜建造。特点是可提高仓容量和土地利用率，但是建筑结构复杂，造价较高。

⑤ 立体库　立体库又称为自动化立体仓库，是指采用几层乃至几十层高的货架储存中药，并且可用相应起重运输设备进行中药入库和出库作业的仓库。此类仓库可实现计算机网络管理，实现物流仓储的自动化、智能化、快捷化、网络化和信息化。特点是提高了土地利用率、单位面积储存量，有利于提高仓库的出入库频率，提高仓库的管理水平；有利于仓储实现最合理、最有效、最经济的流动，并能较好地适应黑暗、有毒等特殊储存情况的需要。自动化立体仓库是众多高技术集成工程，涉及的领域有条码技术、图像识别技术、网络通信、数据采集技术、数据库系统、巷道堆垛机、自动导向搬运车系统、自动分拣系统、实时监控系统、计算机集成管理系统、机器人技术等。自动化立体仓库是未来中药仓库发展的主要趋势之一。

⑥ 地下库　地下库具有隐蔽、安全的特点，一般用于战备和储存忌高温的商品。但是，这类库房要采取防潮措施，不适于存放怕潮药材。

⑦ 密闭库　密闭库具有严密、不受气候影响、储存品种不受限制等优点。药材仓库的所有药材一般都应储存于此类库房内。

（6）按照仓库的建筑面积规模分类

① 大型中药仓库　大型中药批发企业仓库内建筑面积不应低于 $1500m^2$。
② 中型中药仓库　中型中药批发企业仓库内建筑面积不应低于 $1000m^2$。
③ 小型中药仓库　小型中药批发企业仓库内建筑面积不应低于 $500m^2$。

除此之外，还可按照仓库使用的建筑材料分类，有土石仓库、砖木仓库及钢筋混凝土仓库等；按照仓库建筑形式分类，有地上仓库、半地下仓库及地下仓库等；按照仓库的使用年限分类，有永久性仓库、半永久性仓库及简易仓库等。

2. 中药仓库的设置

GPS要求医药经营企业仓库内、外环境要好。其中，外环境良好是指仓库选点远离居民区，无大量粉尘、有害气体及污水等严重污染源，库房所在地应地势高，雨季能迅速排水，无被淹没的危险，地质坚固能承受较大的压力，干燥且采光良好；内环境良好是指库房内墙壁、地面和顶棚光洁平整、门窗结构严密。

仓库设置地区的选择，不仅影响仓库的经济效益和仓库的使用期限，而且会影响药品安全和民众的健康，所以要综合考虑以下各方面的因素：

（1）经济环境　货流量较大的区域、交通便利的区域、药品的合理流向、药品生产区域附近等。
（2）自然因素　地质坚固、平坦、干燥，湿度、风向、降雨量适度。
（3）政策环境　地区产业政策、城市的规划等。

（二）设备、用具

1. GSP对仓库设备管理的要求

（1）保持中药与地面之间有一定距离的设备。
（2）避光、通风和排水设备。
（3）监测和调节温湿度的设备。
（4）防尘、防潮、防霉、防污染以及防虫、防鼠、防鸟等设备。

（5）符合安全用电要求、储存作业要求的照明设备。

（6）适宜拆零拣选、复核及拼箱发货的工作场所和包装物料等储存场所和设备。

（7）验收、发货、退货的专用场所。

（8）不合格药品专用存放场所。

2. 仓库设备的种类

药品仓库设备的种类繁多，按其主要用途和特征可分为硬件和软件两大类。

（1）硬件

① 装卸搬运设备　装卸搬运设备是仓库用来提升、堆码、搬运中药的机械设备。装卸搬运设备也称起重运输设备，一般可分为两大类：

a. 装卸堆垛设备　各种类型起重机、叉车、堆码机、滑车等。

b. 搬运传送设备　手推车、拖车、运货卡车、电瓶或内燃机搬运车、各式平面传送装置和垂直传送装置等。

② 保管设备　保管设备是用于保管环节的基本物质设施，其完善程度是仓库维护中药质量可靠程度的标志之一。包括货架、货柜、苫布、苫席枕木、隔板等。

③ 计量设备　计量设备是仓库进行中药验收、发放、库内周转以及盘点等各项业务必须采用的度量衡工具。计量设备有两大类：

a. 称量设备　各种磅秤、杆秤、天平秤、台秤、自动称量装置等。

b. 库内量具　直尺、卷尺、折尺、线规和卡钳、游标卡尺、千分尺等。

自动计数机是一种高效能的计数装置，既快又准，在现代化仓库中应用广泛。

④ 养护检验设备

a. 检测调节温湿度的设备，如空调、除湿机、温湿度检测仪等。

b. 避光设备可采用石棉砖或水泥砖设置库顶隔热层，或其他适宜材料制成遮阴棚。

c. 通风照明保暖设备是仓库进行中药养护和库内作业使用的通风、散潮、照明和取暖的设备。通风使用的有各式电扇、排风扇、联动窗户启闭装置，窗户应有防护窗纱，排风扇要有防护百叶；符合安全用电要求的照明设备；保暖设备主要有暖气装置等。

d. 防鼠、防虫、防鸟设备，如电猫、鼠夹、鼠笼等。

e. 储存特殊管理中药、贵重中药的安全专用保管设备，如铁栅栏、保险柜等。

f. 经营中药饮片的企业仓库还应有饮片储存箱。

g. 电冰箱或小冷藏库用于储存需冷藏的中药。

h. 防尘、防潮、防污染、防霉的设备，如纱窗、门帘、灭蝇灯、吸湿机等。

i. 验收养护室应配有千分之一天平、澄明度检测仪、标准比色液等；经营中药材、中药饮片的还应配备水分测定仪、紫外荧光灯、解剖镜或显微镜；验收养护室、中药标本室应有必要的防潮、防尘设备并备有空调。

⑤ 消防安全设备　报警器、灭火器等。

⑥ 安全防护用品　工作服、安全帽、护目镜、防毒面具等。

（2）软件

① 质量管理制度　仓库质量管理的制度主要有：中药保管、养护和出库复核的管理制度，有关记录和票据的管理制度，特殊中药和细贵中药管理制度，效期中药、不合格中药和退货中药的管理制度，质量事故、质量查询和质量投诉的管理制度。

② 质量程序文件　为落实各项质量管理制度，做好仓储保管工作，仓库还应有：中药储存养护质量的操作程序，中药出库复核质量控制程序，中药销后退回的处理程序，不合格中药的确认和处理程序，分装中药饮片的程序，中药拆零和拼装发货的程序，中药配送的程

序，中药购进、退出的程序等。

③ 管理记录、凭证、台账　仓库常用的质量记录有温湿度记录、养护设备使用记录、中药在库养护检查记录、中药出库复核记录；凭证包括近效期中药催调表、不合格中药申报表、中药养护档案表、退货通知单；台账包括不合格中药台账、销货退回中药台账、中药饮片分装记录等。

④ 计算机管理软件　仓储管理软件（WMS）是物流中心物流管理信息系统的代名词。WMS应包括物流中心业务过程的各个领域的信息系统，包括订单处理、入出库作业运输、仓储作业、拣选作业、输配送作业等，是一个由计算机网络、应用软件及其他高科技的物流设备通过计算机网络将供应链上下游连接起来、纵横交错、立体、动态互动的系统。

二、工作目标

化学药品成分、结构繁杂，中药大都含有淀粉、糖类、蛋白质、脂肪、纤维素、黏液质等成分，在储存过程中，受内在和外在因素的影响，必然发生物理、化学以及生物学等变化，如变色、氧化、风化、变味；中药发生霉烂、虫蛀、走油及变色等变质现象，其中尤以霉烂和虫蛀对中药材的危害最大，不仅在经济上会造成损失，更严重的是使中药疗效降低，甚至完全丧失药用价值，或产生毒副作用。因此，对药品进行严格的科学管理，才能够完成药品的流通过程，实现药品经营企业的"储备"（"桥梁"）与再"分配"（"纽带"）。其目的是保证医疗用药的安全、有效，减少药品损耗，满足人们防病治病、康复保健的需要。

（一）保证药品安全有效

"养护"是指药品在储存期间所采取的必要的保护措施，以确保药品的安全有效。药品来源广泛，性能复杂，所含的成分各不相同，有的怕热、怕冻、怕潮、怕干燥，有的成分是仓库害虫、鼠类、微生物的食料和养料，因而易发生虫蛀、鼠食、霉变等现象。有些鲜活药品，变质速度更快，有的药品在一定条件下还会"自燃"。因此，药品仓库的业务不单纯是进进出出、存存放放，必须重视保管养护，才能避免因保养不善而造成的各种损失。

（二）确保药品储存安全

确保药品安全是指在药品储存过程中，必须采取一定的养护技术，确保药品不发生质量变化，不发生燃烧、爆炸、倒塌、污损等现象。《中华人民共和国药品管理法》指出，药品仓库必须制定药品保管制度，采取必要的养护措施，强调变质的或被污染的药品不能药用，以保持药品的质量和纯洁度。由此可见，药品养护是一项必要的措施，只有遵守"预防为主"的原则，精心养护，才能确保药品的储存安全。

（三）降低损耗

降低损耗是指药品在储存过程中要切实防止霉烂、变质、虫蛀、鼠咬、泛油、挥发、风化、潮解等现象的发生，还要防止药品过期，减少损耗，节省保管费用。

（四）保证市场供应

药品储存，一方面有利于购进业务活动；另一方面又有利于批发、零售业务活动，可将药品源源不断地收进、发出，持续不断地供应市场，满足人们医疗保健的需要。

（五）促进流通顺畅迅速

药品的生产与消费在时间和地区上往往出现差异。进行必要的药品储存可以调节这种差异，灵活地调剂余缺，使药品的流通顺畅迅速。

（六）监督药品质量

药品进入流通领域的第一道关口就是药品的储存。一方面不合格的药品不许入库；另一方面不符合出库要求的药品不许放行。严格执行药品储存保管制度，可最大限度地保证进入流通领域药品的质量。

（七）提高应急能力

药品的生产与消费在时间上存在着差异。有的是常年生产，季节消费；有的是季节生产，常年消费；有的是这季生产，那季消费。因此，进行药品储存，保存一定量的药品，可使药品经营企业在疫病流行和自然灾害等各种非常情况下，具备应急供应能力。

（八）消除地区差异

药品的生产与消费在地区之间存在着差异。进行药品储存，可将药品从产地运往销地，进行地区间的调剂。

三、岗位人员要求

药品批发和零售连锁企业质量管理工作的负责人、大中型企业应具备主管药师（含主管药师、主管中药师）或药学相关专业（指医学、生物、化学等专业）工程师（含）以上的技术职称；小型企业应具有药师（含药师、中药师）或相关专业助理工程师（含）以上的技术职称；跨地域连锁经营的零售连锁企业质量管理机构的负责人，应是执业（中）药师。

药品批发和零售连锁企业从事药品质量管理和检验工作的人员，应具有药师（含药师、中药师）以上技术职称，或者具有中专（含）以上药学相关专业的学历。以上人员应经专业培训和省级中药监督管理部门考试合格后，取得岗位合格证书方可上岗。从事质量管理和检验工作的人员在职在岗，不得为兼职人员。

药品批发和零售连锁企业从事药品验收、养护、计量和销售工作的人员，应具有高中（含）以上的文化程度。以上人员应经岗位培训和地市级（含）以上药品监督管理部门考试合格后，取得岗位合格证书方可上岗。

药品批发企业从事质量管理、检验、验收、养护及计量等工作的专职人员数量，不少于企业职工总数的4％（最低不应少于3人）；零售连锁企业此类人员不少于职工总数的2％（最低不应少于3人），并保持相对稳定。

药品批发和零售连锁企业从事质量管理、检验的人员，每年应接受省级药品监督管理部门组织的继续教育；从事验收、养护、计量等工作的人员，应定期接受企业组织的继续教育。以上人员的继续教育应建立档案。

药品批发和零售连锁企业在质量管理、药品检验、验收、养护、保管等直接接触药品岗位工作的人员，每年应进行健康检查并建立档案。

四、基础知识及法规

（一）中药的分类

中药是我国传统药物的总称，是指在我国传统医药理论指导下使用的药用物质及其制剂。它是祖国医学的重要组成部分，也是医药学中的瑰宝，是人类在长期的生产和与自然界做斗争中，为了生存和征服疾病不断寻求和发现的，也是伴随成方及其剂型逐渐演变和发展的。中药包括中药材、中药饮片和中成药三大类。

中药材一般是指经过产地加工取得药用部位的生药材，包括植物药、动物药和矿物药。

中药饮片是指在中医药理论的指导下，根据辨证施治和调剂、制剂的需要，对中药材进行特定加工炮制的制成品。其加工过程包括净制、切制和炮炙。

中成药是指以中药材、中药饮片为原料，在中医药理论的指导下，按照法定处方、工艺和标准，制成一定剂型的药物，是我国历代医药学家经过千百年医疗实践创造、总结的有效方剂的精华。既包括用中药传统制作方法制作的各种蜜丸、水丸、冲剂、糖浆、膏药等中成药，也包括现代制药方法制作的中药片剂、针剂、胶囊、口服液等中成药。

（二）中药的质量变异现象及原因

1. 中药材的质量变异现象及原因

中药材一般是指经过产地加工取得药用部位的生药材，包括植物药、动物药和矿物药。我国幅员辽阔，自然条件优越，蕴藏着丰富的天然药物资源。据统计，我国目前可供药用的品种可达 12000 多种，全国经营的中药材品种在 1000 种以上。

我国医药商业企业常按药用部位，将中药材分为根与根茎类，叶、花、全草类，果实与种子类，茎、皮类，菌类，树脂类，动物类，矿物类及其他类等。

中药材在运输、储存保管过程中，如果管理不当，会出现霉变、虫蛀、变色、泛油、散气变味、风化、潮解、溶化、升华、自燃等现象，这些现象称为中药材的质量变异。中药材在储存过程中的变异现象是很复杂的，不仅取决于药材本身的性质，而且与外界环境的影响密切相关。要保证用药安全有效，提高企业的经济效益和社会效益，就必须认真探讨各种变异现象及其原因，采取有效措施进行防治，以保证药材质量。

（1）常见中药材质量变异的现象

① 霉变　又称发霉，是指酶菌在中药表面或内部的滋生现象。一般的霉变会导致药材变质、失效，甚至产生毒素，引起肝、肾、神经系统等方面的损害；严重的霉变可产生大量黄曲霉毒素，可致癌。

② 虫蛀　是指仓虫（如谷象、米象、大谷盗、药谷盗、烟草甲虫、粉螨等）侵入中药内部所引起的破坏作用。药材被虫蛀后，往往被蛀成孔洞，严重的被蛀成粉末，使形态结构完全破坏。花类药材虫蛀后，可见散瓣；籽粒类药材虫蛀后，常被虫丝缠绕成串、成饼；动物类药材的皮、肉会被虫蛀烂。虫蛀的药材，成分往往损失，药材损耗加大，药效降低，同时还会被害虫的排泄物或蜕皮污染引起发酵，从而产生变色或变味，影响患者用药的安全和疗效。

③ 变色　中药材的变色是指因采收加工、储存保管不当而引起中药自身固有色泽发生改变的现象。颜色的变化可由浅变深，如泽泻、山药等；或由深变浅，如黄柏、黄芪等；或由鲜艳变黯淡，如金银花、大青叶等。颜色的变化既可造成外观的混乱，也可导致药材质量下降。

④ 泛油　也就是我们俗称的"走油"，是指药材中所含挥发油、油脂和糖类等成分，因受热或受潮而在其表面出现油状物质或返软、发黏、颜色加深，发出油败气味的现象。泛油是一种酸败变质的现象，不仅影响疗效，甚至可产生不良反应。某些含植物油脂较多的中药材及其中药饮片，如柏子仁、桃仁、杏仁、火麻仁、郁李仁、白果等，常出现果仁内外色泽暗淡，油脂渗透表皮，并时常产生"哈喇"气味；某些动物类中药材及其中药饮片，如九香虫、鸡内金、蛤蚧等，常出现肢体残缺，色泽加深，表面出现油脂样物质，"哈喇"气味较为强烈；某些糖分含量较多的中药材及其中药饮片，如当归、枸杞子、党参、牛膝等，常出现药品质地变软、表面发黏、表皮内外色泽加深等现象。我们一般把这种中药材及其饮片所含的油脂成分在一些自然因素作用下溢出表面，在表面出现油润状态，或者质地发生变化及内外色泽加深暗淡，或者产生"哈喇"味的现象称之为"泛油"。

⑤ 气味散失　是指一些含有易挥发成分（如挥发油）的中药，由于储存不当而造成固有气味变淡薄或散失的现象，如薄荷、细辛、白芷、荆芥、冰片等。中药的气味是其质量好坏的重要标志之一，如储存环境差，库内闷热，或储存过久，都可引起芳香性成分散失，以致疗效降低。

⑥ 风化　是指含结晶水的无机盐矿物类药材与干燥空气接触，逐渐失去结晶水而变成粉末状态的现象。风化既影响中药的外观形状，又影响其内在质量。如中药芒硝、明矾等。

⑦ 潮解溶化　是指含可溶性糖或无机盐成分的固体中药，吸收潮湿空气中的水分，在湿热条件下，其表面慢慢溶化或成液体状态的现象。潮解溶化不仅影响药材的外观和内在质量，还易黏附包装。易潮解的中药如咸秋石、青盐、硼砂等。

⑧ 粘连　指某些熔点较低的固体树脂类药材及一些动物胶类受热或受潮后粘连或结块的现象。如乳香、没药、阿胶、鹿角胶等。

⑨ 升华　是指在一定温度条件下，中药由固体直接变为气体的现象。如樟脑、冰片、薄荷脑等。

（2）引起中药材质量变异的原因　中药材在储存过程中会发生多种质量变异现象，究其原因有两方面：一是药材本身的性质；二是外界环境因素。

① 自身因素　影响药材变异的自身因素主要是药材的含水量以及药材所含化学成分的性质。

a. 药材含水量　中药含水量是指中药中水分的含量，常以百分比表示。测定中药含水量，可按《中国药典》2015年版取样法取样或测定，亦可用快速水分测定仪测定。含水量直接影响药材的质量与数量，含水量过高可导致发霉、虫蛀、潮解溶化、粘连、腐烂等现象发生；含水量过低又可出现风化、干裂等现象。因此，必须将药材的含水量控制在安全范围内。

药材在采收加工、储存、运输等过程中，不可避免会受到虫害的侵袭和污染，在一般性害虫中，即使有适宜的繁殖条件，但没有害虫所需的水分，那么害虫也不易生存。如在气温25℃，含水量为20%以上的枸杞子发生虫害较严重；而在同样温度下，含水量在16%以内却不易生虫。在气温20℃，含水量为25%以上的当归，虫害较重；而在同样温度下，含水量在15%以下，则没有虫害。在一定条件下，中药含水量愈高，虫害愈严重。

b. 药材化学成分　药材所含化学成分复杂，通常可分为非水溶性物质和水溶性物质两大类。属于非水溶性物质的有纤维素、半纤维素、原果胶、脂肪、脂溶性维生素、挥发油、树脂、蛋白质、淀粉、部分生物碱、不溶性矿物质等；属于水溶性物质的有糖、有机酸、果胶、水溶性维生素、鞣质、部分生物碱、色素、苷类及大部分无机盐类。在加工、炮制和储存过程中可不断发生变化，以致影响疗效。因此，储存过程中要在系统了解药材所含化学成分及其性质的基础上，创造良好的仓储条件，达到防止药材变质的目的。

ⅰ.生物碱类　生物碱是在生物体中存在的一类含氮有机物的总称，大多数具有极强的苦味，对人体有显著的生理作用。生物碱广泛分布于植物界中，双子叶植物中含量较高，其中毛茛科、罂粟科、防己科、茄科、茜草科、小檗科等植物含较丰富的生物碱。中药中生物碱的含量高低也不一致，从万分之几到百分之一二不等。含有生物碱的药材，如干燥的方法不恰当，其含量可能降低，如因长久与空气和日光接触，会有部分氧化、分解而变质。故此类药材应避光储存。

ⅱ.苷类　又名配糖体，是存在于植物体的一种复杂的有机化合物，在植物界中分布也较广。在自然界中存在的苷几乎都是 β-苷，有水存在时被 β-苷酶水解。含有苷的植物大都含有能将苷水解的酶，由于苷和酶不处在同一细胞中，而细胞壁有半渗透性，它们并不接触，因此在植物生存时酶对苷无作用，但当植物组织损伤或死亡时则迅速作用。因为苷类容易酶解，植物药材采收后，必须用适当的温度迅速予以干燥。多数含苷类化合物的植物可在55～60℃干燥，在此温度下酶被破坏而失去作用。有一些含苷类化合物的药材在储存前应先使其发酵，以产生有效成分，如自香荚中制备香荚醛。有的药材在应用时须先加水，放在适当温度下，促使所含的苷与酶进行水解，如从芥子中制取芥子油，从苦杏仁中制取苦杏仁水，此类药材不宜用60℃干燥，以免所含的酶失去作用。总之，含苷类化合物的药材在储存时必须注意干燥，避免湿气的侵入而使苷水解、失效。

ⅲ.鞣质类　鞣质又名单宁，它是一种多元酚，有收敛性，能与蛋白质结合形成不溶于水的沉淀物，在植物界中分布极广，寄生于植物上的昆虫所产生的虫瘿也含有大量的鞣质。鞣质在植物细胞液中呈溶解状态，而且常沉积于细胞壁，有时呈游离状态，有时与其他化合物（如生物碱）结合而存在。鞣质与空气接触时，特别在酶（氧化酶或过氧化酶）的影响下，容易氧化为红棕色或更深色的物质，如新鲜树皮的表面常常是淡色的，但经过一段时间，就会变成棕色或红色。植物受伤、破碎或切开后，稍放置即变色，而且变色的程度与鞣质的含量成正比，植物组织与空气接触时间越久，变色越深。故防止鞣质氧化变色一方面要减少与氧接触，另一方面是破坏或抑制氧化酶的活性。在药材加工过程中，对于含有鞣质的植物，如处理不当，常可形成不同颜色。鞣质遇铁盐变成黑色，与锡长时间加热共煮能生成玫瑰色化合物，以致直接影响加工品的质量。因此，在加工与储存时对容器及用具的选择是十分重要的。

ⅳ.油脂类　脂肪和脂肪油（简称油脂）在植物界中分布也较广，存在于植物的各个部分。叶子中的脂肪含量为0.4%～5.0%，如薄荷叶含脂肪5%（以干重计）；在根和茎中的含量与叶中的相似，如远志等；在果实及种子中，脂肪常常大量积累，特别是在种子中脂肪往往成为主要成分，如橄榄含脂肪50%，蓖麻含脂肪60%，花粉及孢子可含30%～50%的脂肪。脂肪在常温下是固体的，其主要成分多为棕榈酸或硬脂酸等的甘油酯；脂肪油在常温下是液体的，其主要成分则为油酸或亚油酸等的甘油酯，但二者之间并无严格的区别。饱和脂肪是固态的，不饱和脂肪一般是液态的。新鲜的脂肪和脂肪油通常具有愉快的特殊气味，如果保存不当，以致产生臭气和不快的味道，油脂中的游离酸也随之增多，这种现象称为油脂的"酸败"。酸败的原因一是由于空气中的氧与油脂中的不饱和脂肪酸发生作用而生成过氧化物和氧化物，产生特殊臭气；另一种原因是由于脂肪氧化酶和微生物共同的影响，使脂肪分解为甘油和脂肪酸，后者又被氧化而生成酮酸，酮酸再失去二氧化碳而形成低分子酮，使油脂发生不愉快的臭气。光线、温度、水分以及油脂中的杂质等因素均能加速油脂的酸败，所以药材应除去水分与杂质，尽可能存于密闭容器中置于避光、低温、干燥处，防止油脂的酸败。

ⅴ. 挥发油类   挥发油又称精油，植物界分布也较广。存在于植物体的各器官中，如唇形科和桃金娘科的植物多在叶中；含于木质部的如檀香和樟；含于根中的如当归；含于皮中的如桂树；含于果皮中的如柑橘类；含于果实中的如茴香；含于花蕾中的如丁香；含于花瓣中的如玫瑰；含于种子中的如豆蔻等。各种药材的挥发油含量不一，有的药材含量较低，有的含量则可达 20％左右。例如，丁香含丁香油约 18％。挥发油接触空气易氧化变质，油的密度增加，颜色改变，香气也改变，甚至会形成树脂样物质。因此，挥发油应储存于干燥及棕色的密闭玻璃容器中，最好将瓶装满，置于凉爽避光的场所。含挥发油的药材最好是保存在密闭容器中，大量储存时应堆放在凉爽避光的库房中。对温度必须控制，夏季尤须注意，因为温度过高，则使所含挥发油散失或走油，并且堆垛不宜紧密、重压，以免破坏药材的含油组织。在加工时，应采用较低温度干燥，一般不宜超过 35℃，以免挥发油散失。某些含有挥发油的药材，其本身具有杀虫、杀菌的作用，在储存过程中，不仅其在较差的外界条件下可不霉不蛀，与其他药材共同存放，还可使其他药材避免虫蛀，如花椒、大蒜、山鸡椒等。

ⅵ. 植物色素类   植物的各个器官呈现不同的天然色彩，这是由于植物色素的存在。植物中有些色素比较稳定，受加工影响较少；而有些则易于发生变化，加工处理时应特别注意。如花色素的色彩因反应的不同而呈现各种颜色，酸性中为红色，碱性中为蓝色，中性中为紫色；与金属盐类如铁、锡、铜等反应则变蓝以致出现黑色，使色素沉淀；加热也使色素分解、褪色；在日光或氧影响下，也能使色泽发生变化。药材的颜色可从外观上表现出内在的质量，所以颜色也是鉴别药材品质的重要标志之一。故含有色素的药材在干燥以及加工储存时，必须注意其性质，调整适宜的酸度和温度，尽量避免采用铁制工具和容器。干燥时，避免在强烈的日光下曝晒。储存期间应避光及防止氧化，以保持其固有的色泽。

② 环境因素

a. 空气   空气是氮（78％）、氧（21％）、氩（0.93％）和其他气体（氖、臭氧等）的混合物。空气中的氧和臭氧对药材的变质起着积极的作用。臭氧在空气中的含量虽然少（每 100m³ 空气含 2.5mg 臭氧），但是却对药材的质量产生极大的影响。因为臭氧作为强氧化剂，可加速药材中有机物质特别是脂肪油的氧化变质。另外，对于药材颜色的改变，氧也起着很大的作用。因药材成分的结构中，含有酚羟基，在酶的参与下，经过氧化、聚合等作用，形成大分子化合物，故在储存中，中药的色泽往往由浅加深，这种变色是氧化变色。

b. 温度   这里的温度是指一般自然气温，温度对于中药的影响最大。药材对气温有一定的适应范围，在常温（15～20℃）下，药材成分基本稳定，利于储存。当温度升高时，物质分子运动加快，药材水分蒸发，失去润泽，甚至干裂；各种氧化、水解反应加快，中药泛油、气味散失也加快；动物胶类和部分树脂类，会发生变软、变形、黏结、融化等现象。当温度在 0℃ 以下时，某些鲜活中药（如鲜姜、鲜石斛等）所含水分就会结冰，使其药材组织内的细胞间隙结成冰晶，细胞壁及内容物受到损伤，引起局部细胞坏死；某些液体制剂的中成药则会变稠，浓度增大，产生沉淀，甚至凝固。

c. 湿度   湿度是指空气中的水蒸气含量多少的程度。湿度不适宜可引起中药的潮解溶化、糖质分解、霉变等各种变化。中药的含水量一般应控制在 10％左右，室内相对湿度应控制在 70％以内。当空气相对湿度超过 70％以上时，中药的含水量也随之增加。含糖质多的中药，如糖人参及蜜炙品，会吸潮发软发霉乃至虫蛀。盐炙药物（如盐附子等）及钠盐类的矿物药（如芒硝等）会潮解风化。当空气相对湿度在 60％以下时，空气中的水蒸气含量即显著降低，中药的含水量又会减少，含结晶水较多的矿物药，如胆矾（五水硫酸铜

$CuSO_4 \cdot 5H_2O$)、芒硝（硫酸钠 $Na_2SO_4 \cdot 10H_2O$）则易风化（失去结晶水）。叶类、花类、胶类中药因失水而干裂发脆，蜜丸剂类失水发硬，而影响中药质量。

储存时一般要求空气的相对湿度在 60%～70% 之间。

d．日光 日光蕴含大量的能量。不适宜的直射日光会使中药成分发生氧化、分解、聚合等光化反应，如油脂的酸败、苷类及维生素的分解、色素破坏等，从而引起中药变质。例如，含有色素的中药（番红花、红花等）会逐渐变色；绿色的某些全草、叶类等植物药（薄荷、藿香、大青叶等）的颜色也会由深色褪为浅色；含有挥发油类中药会降低或散失芳香味，从而影响中药质量，但光线中的紫外线有较强的杀菌作用，可以利用日光曝晒杀灭微生物和害虫。

e．霉菌 霉菌是丝状真菌的俗称，常寄生于有机体或腐生于粮食、食品、药材或其他产品上使之发霉变质，有的霉菌还可产生毒素，危害人和动物的健康。霉菌的生长繁殖深受环境因素的影响，一般室温在 20～35℃ 之间，相对湿度在 75% 以上，霉菌繁殖的环境最为适宜。

f．虫害 中药的害虫是指在储存保管中危害中药材的昆虫。由于它们常在仓库内为害，所以又称"仓虫"。根据世界各国的记录资料已定名的仓虫有 300 多种，国内已发现的有五六十种。常见的仓虫有谷象、米象、大谷盗、药谷盗、烟草甲虫、粉螨、日本标本虫等。这些害虫分布面广，繁殖能力强，因此一旦气候环境适宜，它们就会大量生长繁殖，降低中药质量。一般来讲，温度在 18～35℃ 之间，药材含水量在 13% 以上，空气的相对湿度在 75% 以上，最适宜害虫的生长繁殖。所以药材入库储存，一定要充分干燥，密闭或密封保管。

另外，仓鼠在药材储存保管过程中，可盗食、污染药材，破坏包装，传播病毒和致病菌，也是导致药材质量变异的原因之一。

（3）中药材的储存保管 中药材的储存保管是药材流通的重要环节之一。由于中药成分复杂、性质各异，储存要求也不同。因此，必须采用针对性强的保管措施，以达到保证药材质量的目的。根据上述原则，企业通常把入库药材根据性质和药用部位的不同进行分类储存保管。

① 根及根茎类药材 根及根茎类药材个体肥大，干燥后多质地坚实，耐压性强。由于其来源不同，所含成分复杂，多易受外界因素影响而变异。由于很多中药材同时具有根和根茎两部分，两者又互有联系，储藏养护的方法相似，故归类在一起介绍。

a．储存条件

ⅰ．库房选择 均须选择阴凉干燥库房，具备通风吸湿、熏蒸等设施。高温梅雨季节前要进行熏仓防霉、杀虫，有些品种可移至气调、密封库房或低温库房。

ⅱ．温湿度管理 对于易霉变、虫蛀、泛油的药材，库温应控制在 25℃ 以下，相对湿度 60%～70%。

ⅲ．货垛管理 货垛应经常检查，防倾斜倒塌。易泛油药材的货垛，不宜过高和过大，注意通风散潮；含淀粉、糖分和黏液质的药材，要保持空气流畅，如地黄、天冬、黄精、玉竹、山药、天花粉等。

b．储存实例

【三七】本品为五加科植物三七的干燥根和根茎。水分不得超过 14%，置于阴凉干燥处，防蛀。本品含人参皂苷、三七皂苷以及黄酮类化合物。三七的干燥品置干燥通风处，每年夏季曝晒 1～2 次，较易保管。但受潮容易发霉，亦可生虫，所以在夏季最好储存于石灰密封箱或坛中，切忌受潮。

三七储存小经验：

将三七密封于箱内,每箱装 20kg,内放木炭 0.5kg、明矾 1.5kg,另加 1.5～2kg 石灰,同时置于箱内,可安全度夏 3 年以上。少量药材防治害虫可直接喷洒酒精或高度白酒,然后将木箱密封,也很有效。

【黄芪】本品为豆科草本植物蒙古黄芪、膜荚黄芪的干燥根部。含水量 11％～12％,在相对湿度 75％的条件下可安全度夏;但含水量超过 15％时,应摊晒干燥。预防霉变、虫蛀,每逢 5 月、立秋前后,用硫黄熏一次及摊晒。上档货最好储存于冷藏库中,以防霉变。

② 花类药材　花类药材多呈不同颜色,且色泽鲜艳,有芳香气味。如储存不当可吸湿返潮,质地疏松的花还易"散瓣"。所以宜采用阴干或晾晒法干燥,避免火烤、曝晒。

a. 储存条件

ⅰ. 库房选择　宜采用干燥阴凉的库房,既保持色香,又要防止串味。可设花类专用库房,用木箱或纸箱包装,分类储存,注意洁净,防止污染,避免硫黄熏仓。

ⅱ. 温湿度管理　注意防潮,相对湿度控制在 70％以下,温度不超过 25℃。

ⅲ. 货垛管理　货垛不宜过高,应适当通风,避免重压,避免阳光直射,防止花朵受损,垛温升高,引起"冲烧"。一般垛温高于库温 4℃时,即应倒垛降温散湿,防止引起"冲烧"。

b. 储存实例

【菊花】本品为菊科植物菊的干燥头状花序。水分不得超过 15％,置于阴凉干燥处,密闭保存,防霉,防蛀。

本品含挥发油等成分,受潮后极易生虫,梅雨季节更易霉烂、变色、变味;透风则易散瓣。宜储藏于干燥、阴凉的库房中,相对湿度最好在 70％以下,可采用石灰干燥法保存。

【红花】本品为菊科植物红花的干燥花。水分不得超过 13％,置阴凉干燥处,防潮防蛀。本品含红花苷、新红花苷、色素等,易变色、生虫,受潮堆压易发热,甚至毁损变质。仓虫吐丝易使花被相互粘连结串。为了防止变质,多在雨季之前进行检查,如果受潮可开箱晾晒,热气凉透,装于木箱或铁桶内,梅雨季节不再开箱,免受湿气影响,发生变质现象。但应注意不宜曝晒,更不可用硫黄熏。

③ 果实种子类药材　果实类药材组织结构变化大,成分复杂,性能各异,尤其浆果、核果富含糖分,故易黏结、泛油、霉变和虫蛀。果皮含挥发油,易散失香气、变色;种子类含淀粉、蛋白质和脂肪等营养物质,易酸败、泛油、生虫。

a. 储存条件

ⅰ. 库房选择　存放于干燥通风的库房。

ⅱ. 温湿度管理　库房温度不超过 30℃,相对湿度控制在 75％以下。对于易泛油品种,温湿度管理更应严格控制,库温不应超过 25℃。

ⅲ. 货垛管理　货垛不宜过高,不宜靠近门窗,避免日光直射。对枸杞子、桂圆肉、大枣等质地软润、不耐重压的中药,宜用硬质材料包装盛放。

b. 储存实例

【枸杞子】为茄科植物宁夏枸杞的干燥成熟果实。本品含枸杞多糖、甜菜碱、氨基酸等成分。储存保管不当易泛油变色,返潮致水分析出外表或高温糖分外渗,出现霉蛀、泛油变质。安全含水量 13％以下。置阴凉干燥处,防闷热,防潮,防蛀。

枸杞子难以保管,极易霉蛀泛油变黑,大量过夏宜冷藏,少量可晒干后,以纸包封储于石灰缸内。

④ 全草类药材　含挥发油的药材如薄荷、紫苏等久储挥发油挥发,香气变淡。

a. 储存条件　不宜曝晒或高温干燥,储存的库房应干燥通风,光照勿过强。堆垛应注意垫底防潮，保持清洁，避免重压破碎，定期检查，倒垛，散潮，以减少变质和损耗。

b. 储存实例

【薄荷】干燥地上部分。水分不宜超过 15%，置于阴凉干燥处。受潮后可摊晾，忌曝晒，久晒则绿叶变黄，香气挥散，不宜久储。

【麻黄】本品为麻黄科植物草麻黄、木贼麻黄、中麻黄的草质茎。

将药材理顺，内用麻绳捆紧、外用篾席包装，最好储藏于密闭的木箱中，避免有效成分的损失。

⑤ 树脂、干膏类药材　此类药材具有受热熔化、变软、黏结的特点。

a. 储存条件　置于干燥、阴凉、避光的库房，库温控制在 30℃ 以下。定期检查包装，防止破损、受热外溢。

b. 储存实例

【乳香】乳香树树皮渗出的树脂。遇热会软化变色，置于阴凉干燥处。

⑥ 动物类药材　此类药材来源复杂，主要为皮、肉、甲、角和虫体，富含脂肪、蛋白质等营养物质。如果储存不当，极易滋生真菌或出现虫蛀、泛油、酸败、异臭、脱足、断尾，导致药材品质降低。

储存条件：

可采用带空调的专库存放，具备防潮、通风和熏仓防虫的条件。库温一般不超过 20℃，相对湿度控制在 70% 左右，储存于专用容器中或拌花椒同储，存放于小型密闭库房或分层存放于货架上，避免与其他药材串味。

⑦ 特殊中药材储存

a. 细贵中药材　如西洋参、番红花、冬虫夏草等价格较高，存放于专用库房和容器内，注意防变质、防盗以保证安全储存。

b. 易燃中药材　硫黄、樟脑、海金沙等，必须按照消防管理的要求，储存在阴凉、安全的专用库房，并配有专职消防安全员和消防设施，以防止火灾和其他事故的发生。

c. 毒性、麻醉类中药　如生半夏、马钱子、雄黄等，在储存保管中必须专库、专柜、专账、双人双锁保管，严格记账、出入库、复核损耗各项手续。

2. 中药饮片的质量变异现象和原因

中药饮片是指在中医理论的指导下，根据辨证施治和调剂、制剂的需要，对中药材进行特定加工炮制的制成品。其加工过程包括净制、切制、炮炙。

中药材经炮制加工制成饮片，改变了原药材的形状，增加了与空气和微生物的接触面积，因此更易发生泛油、霉变、虫蛀、变色等质量变异现象。仓储工作者应针对饮片质量变异的原因采取科学的防治措施。

① 净制　即净选加工。净制可根据具体情况，分别采用挑选、风选、水选、筛选、剪、切、刮削、剔除、刷、擦、碾串、火燎及泡洗等方法达到质量标准。

② 切制　切制是将净选后的药材软化，再根据要求切制成片、段、块、丝等。其厚薄、长短、大小、宽窄通常为：极薄片 0.5mm 以下，薄片 1～2mm，厚片 2～4mm；短段 5～10mm，长段 10～15mm；方块 8～12mm；细丝 2～3mm，粗丝 5～10mm。其他不宜切制的药材，一般应捣碎用。

③ 炮炙　除另有规定外，常用的炮炙方法有炒（清炒、麸炒、土炒）、烫、煅（明煅、煅淬）、制炭（炒炭、煅炭）、蒸、煮、炖、酒制（酒炙、酒炖、酒蒸）、醋制（醋炙、醋煮、醋蒸）、盐制（盐炙、盐蒸）、姜汁炙、蜜炙、油炙、制霜、水飞等。

（1）切制类饮片　切制类饮片有薄片或厚片、丝、段、块等几类，由于饮片表面积增大，与空气接触面增大，更易吸收水分；与微生物接触增多更易污染，极易吸潮、霉变和虫蛀。

① 含淀粉较多的饮片　如山药、葛根、白芍等。切片后要及时干燥，防止污染，宜置于通风阴凉干燥处。防虫蛀、霉变。

② 含糖分及黏液质较多的饮片　如熟地黄、天冬、党参等，切片后不易干燥，若储存温度高、湿度大均易吸潮变软发黏、霉变和虫蛀。故宜置于通风干燥处，密封储存，防霉蛀，防堆垛过高。

③ 含挥发油较多的饮片　如当归、川芎、木香、薄荷、荆芥等切片后，一般在 60℃ 以下干燥。储存温度不宜过高，防止香气散失或泛油。受潮则易霉变和虫蛀，故宜置于阴凉干燥处，防蛀。

（2）炮制类饮片

① 炒制类　炒黄、炒焦、麸炒、土炒等均可使饮片香气增加，如麸炒薏苡仁、土炒山药等，若包装不严，易被虫蛀或鼠咬。故宜储于干燥容器内，置于通风干燥处，防蛀。

② 酒、醋炙饮片　如酒大黄、酒黄芩、酒当归等酒炙饮片；醋香附、醋元胡、醋芫花等醋炙饮片，不仅表面积增大，且营养增加，易污染霉变或遭虫害。应储于密闭容器中，置于通风干燥处，防蛀。

③ 盐炙饮片　如盐知母、盐泽泻、盐黄柏等，空气相对湿度过高时，易吸湿受潮；库温过高或空气相对湿度过低时，盐分则从表面析出。故应储于密闭容器内，置于通风干燥处，防潮。

④ 蜜炙饮片　如蜜甘草、蜜黄芪、蜜冬花等。蜜炙后糖分大，较难干燥，易吸潮发黏；营养增加，易污染霉变或遭虫害或发霉变质。通常储于缸、罐内，密闭，置于通风干燥处，防霉、防蛀、防潮。蜜炙品每次制备不宜过多，储存时间不宜过长。

⑤ 蒸煮类　常含有较多水分，如熟地、制黄精、制玉竹等。蒸煮后易受霉菌侵染，饮片表面附着霉菌菌丝体。宜储于干燥容器内，密闭，置于通风干燥处，防霉，防蛀。

⑥ 矿物加工类　如芒硝、硼砂、明矾等，在干燥空气中易失去结晶水而风化，在湿热条件下又易潮解。故宜储于缸、罐中，密闭，置于阴凉处，防风化、潮解。

综上所述，储存中药饮片的库房应保持通风、阴凉、干燥，避免日光直射，库温 30℃ 以下、相对湿度 75% 以下为宜，勤检查、勤翻晒，经常灭鼠。饮片储存容器必须合适，一般可储存于木箱、纤维纸箱中，尤以置密封的铁罐、铁桶为佳。亦可置瓷罐、缸或瓮中，并置石灰或硅胶等吸湿剂。中药房饮片柜置药格斗要严密，对于流转缓慢的饮片，应经常检查，以防霉变、虫蛀。

中药饮片养护技术是运用现代科学方法研究中药饮片的保管和影响中药储存质量的因素及其养护防患措施的一门综合性技术。仓储工作者应在继承祖国医药学遗产和前人长期积累的中药饮片储存经验的基础上，运用现代自然科学的知识和方法对中药饮片加以养护，以提高中药饮片的质量。

（3）常用养护方法

① 清洁安全养护法　清洁卫生是饮片养护的基础，主要包括饮片加工各个环节注意卫生、仓库及其周围环境保持清洁、无尘，防止有害生物的入侵（防虫、防鼠害），做好库房安全工作（防火、防盗），这是一项最基本的养护措施。

② 除湿养护法　是利用通风、吸湿等方法来改变库房的湿度起到抑制霉菌和害虫活动的作用。通风是利用空气自然风或机械产生的风，把库房内潮湿的空气置换出来，达到除湿

的目的。吸湿是利用自然系实物或空气去湿机，来降低库内空气湿度，以保持仓库凉爽而干燥的环境。传统常用的吸湿物有生石灰、木炭、草木灰等，现在发展到采用氯化钙、硅胶等干燥剂除湿，也可用空调除湿吸潮。

③ 干燥养护法　干燥可以除去中药饮片中过多的水分，同时可杀死霉菌、害虫及虫卵，达到防虫、防霉，久储不变质的效果。常用的干燥方法有曝晒、烘干、摊晾、微波干燥法及远红外加热干燥法等。

其中，曝晒是利用太阳热能和紫外线杀灭害虫和霉菌，此法在生产实践中应用甚广，适用于较难干燥、晒后对质量影响不大的饮片。高温烘干法适合大多数饮片。量大可用烘干机烘干，量少可在烘箱内烘烤。尤其是饮片入库前，或雨季前后，均可采用此方法。摊晾法则适用于芳香性叶类、花类、果皮类等，如紫苏、红花、陈皮。对于颗粒较小的粉末状饮片，可采用微波干燥或远红外加热干燥。

④ 密封（包括密闭）养护法　该法是通过将饮片储于缸、坛、罐、瓶、箱等容器内，与外界隔离，以尽量减少外界因素对其影响。适用于易泛油、溢糖、发霉、虫蛀，吸潮后不宜曝晒、烘干的品种，如人参、枸杞等。该法常与吸湿法相结合，效果更好。现常用密封性能更高的新材料，如塑料薄膜帐、袋真空密封，或用密封库等密封储存。

饮片品种单一而数量多，库房面积又小的，宜采用仓库密封法或小室密封法；饮片品种数量较多，而库房面积又大的，则宜采用薄膜塑料包装袋真空密封、分开堆垛的方法；若药房的库存量小，则宜采用缸、坛、罐、玻璃瓶、塑料箱等容器密闭储存；细贵饮片除可采用容器密封储存外，还可采用复合薄膜材料包装袋真空密封储存。夏季气温升高，空气中相对湿度增大，各种霉菌、害虫生长繁殖旺季宜采用密封法或密闭法。

⑤ 对抗同储养护法　是用两种以上的药物同储或采用一些有特殊气味的物品与药物同储而起到相互克制作用，抑制虫蛀、霉变、泛油的养护方法。此法仅适用于少数药物养护。如丹皮分别与泽泻、山药、白术、天花粉、冬虫夏草等同储；花椒分别与白花蛇、蛤蚧、海马等同储；大蒜分别与薏苡仁、土鳖虫、白花蛇等同储；胶类药物与滑石粉或米糠同储；三七与樟脑同储；澄茄、丁香与人参、党参、三七等同储，均可达到防虫蛀、霉变或泛油的目的。

另外，对于易虫蛀、霉变、泛油的饮片，可采用喷洒少量95％乙醇或高度白酒，密封储存，达到对抗同储的目的。

⑥ 冷藏养护法　是指采用低温方法储存中药饮片，从而有效防止不宜烘、晾的中药饮片发生虫蛀、发霉、变色等变质现象。常用的方法如安装空调，使用冰箱，建冷库、阴凉库等。贵重中药饮片多采用冷藏法。例如：蛤士蟆油、人参等。梅雨季节，可将价格偏高的中药如人参、西洋参、枸杞子、蛤蚧等储藏于阴凉库中以防虫蛀、防霉，保证质量。

⑦ 化学药剂养护法　是利用无机或有机的防霉、杀虫剂与仓虫接触，从而杀灭霉菌和害虫的方法。应用此法要求高效低毒，环保无污染，易推广使用。目前最常用的是磷化铝熏仓养护法。

磷化铝是近年来应用较广泛的一种新型杀虫剂。它具有使用简便、用量少、渗透力强、杀虫效率高、排毒散发快、不易被药吸附而且可杀灭微生物等多种优点。

使用磷化铝应注意分散施药，专人保管。严禁遇水遇火、日光曝晒，以免引起火灾及对人员造成毒害。

⑧ 气调养护法　原理是将饮片置于密闭的容器内，对影响其变质的空气中的氧的浓度进行有效控制，人为地造成低氧或高浓度二氧化碳状态，抑制害虫和微生物的生长繁殖及饮片自身的氧化反应，以保留中药品质的一种方法。该法具有无残毒、适用范围广、操作安

全、无公害、成本低的优点，而且能保持饮片原有的气味和色泽，明显优于化学熏蒸法。

⑨ 无菌包装技术　首先将中药饮片灭菌，然后装入一个霉菌无法生长的容器内，避免了再次污染，在常温条件下，不需任何防腐剂或冷冻设施，在规定的时间内不会发生霉变。

另外，气幕防潮养护法、气体灭菌养护法、蒸气加热养护法以及挥发油熏蒸防霉养护法都是实际生产中常用的养护技术。

3. 中成药的质量变异现象和原因

中成药是指以中药材、饮片为原料，以中医药理论为指导，按照法定处方、工艺和标准，制成一定剂型的药物。常见中成药剂型：丸剂、散剂、颗粒剂、片剂、糖浆剂、合剂、胶囊剂、膏药、注射剂、栓剂。

随着我国中医药事业的蓬勃发展，许多新剂型、新品种的中成药不断涌现，加之生产制备工艺技术的不断更新，产量大幅上升，中成药的流通量也不断增加，如何根据中成药剂型的特性和储存条件，进行科学、合理的储存保管，保证其在流通中的质量，成为首要问题。

（1）中成药的分类储存　中成药的储存通常采用分类储存，即把储存地点划分为若干区，每个区又划分为若干货位，依次编号，设立货位卡，保证卡、货、账相符。按剂型和药物自身特性要求，根据内服、外用的原则，尽可能将性质相同的药物储存在一起，然后根据具体储存条件，选择每一类中成药最适宜的货位。

① 一般固体中成药　宜储存于密封库房，防止吸潮霉变，并控制库温25℃以下，相对湿度75%以下。

② 注射剂　宜储存于20℃以下的阴凉库，避光、避热、防冻保存。货件堆垛不宜过高，避免重压。

③ 其他液体及半固体制剂　宜储存于阴凉干燥库房，避热、避光、防冻，储存于仓库的低层，以便于进出库。

④ 胶剂、膏药等中成药　储存时宜将内服、外用及不同性质的中成药分别储存于阴凉、密封较好的小库房或容器内，防热、防潮。

（2）中成药稳定性　中成药稳定性是评价中成药质量的基本要素之一。中成药在制备、运输、储存、临床用药的每一个环节中均有可能发生变化，影响其质量。造成中成药不稳定的因素可以归纳为以下几方面：

① 化学方面　在外界环境的影响下，有可能发生化学反应而导致中成药主要成分发生氧化、水解、还原、变色或聚合等变化，影响质量。

② 物理方面　某些物理因素可使混悬液中的微粒粗化、沉降和结块。

（3）中成药常见的变质现象

① 霉变　中成药在温度、湿度的影响下，容易发生霉变。蜜丸发霉后，常带有灰绿或灰白色的斑点；糖浆剂发霉后，还可以见到白色的絮状物。

② 皱皮、干裂和硬结　大蜜丸由于包装不严，储存时间过久，储存温度过高，导致水分散失、药丸过于干燥，出现皱皮、干裂的情况。

③ 虫蛀　水蜜丸、大蜜丸等，在储存过程中由于空气相对湿度偏高，导致药品受潮，容易出现虫蛀的情况。

④ 发酵　含糖较多的中成药易感染酵母菌，导致发酵。

（4）中成药易变品种的养护

① 中成药的储存与养护工作应贯彻预防为主的原则。

② 在质量管理部门的技术指导下，依照分类储存的要求合理存放药品，实行色标管理。

③ 做好库内温湿度监测、记录工作。当温度、湿度超出规定范围时，应采取降温、保温、除湿、增湿等措施。

④ 每年对库房内中成药进行 1~2 次全面质量检查。

⑤ 平时应定期进行循环质量检查；一般品种每季检查一次，易变品种酌情增加检查次数。

⑥ 认真填写库存药品养护记录，建立药品养护档案。

总之，中药的储存保管是一项比较复杂和技术性相当强的工作。只有在明确中药材的变异现象和原因的基础上，采取科学的储存方法，才能保证药材质量，从而保证临床用药安全、有效，提高企业的社会效益和经济效益。

（三）霉菌对中药的危害

霉菌是一类有细胞壁，不含叶绿素，无根茎叶，有菌丝体或单细胞，以寄生或腐生的方式生存，能进行有性或无性繁殖的生物。

1. 霉菌对中药材、中药饮片的危害

中药材、中药饮片发霉后，有效成分含量下降。中药材、中药饮片霉变，是霉菌通过分解和吸收药材成分而实现自身营养代谢及繁殖的过程。霉菌可分泌酶类酵素溶蚀药材内部组织，将蛋白质、多糖、脂肪等有机成分分解成氨基酸、葡萄糖、有机酸等，然后，霉菌将这些降解产物作为营养物质而吸收，从而降低了中药材中药效成分的含量，并生成许多与治疗无关或有毒的成分。

中药材、中药饮片储藏中，虫蛀和霉变往往相互作用，虫蛀导致中药材、中药饮片受到排泄物的污染，局部温湿度升高，给霉菌滋生提供了极佳的生长环境，从而迅速生长蔓延。俗话说"蛀药不蛀性、霉药不治病"，在有些时候霉药非但不治病，反而会危害人的生命，如黄曲霉菌生长缓慢，潜伏期长，厌氧，能够寄生人体内，释放毒素，激活人体癌细胞组织，尤其对免疫系统有抑制作用，导致癌变。

2. 霉菌对中成药的危害

中成药一旦被微生物污染，在一定条件下微生物就会生长繁殖，导致药剂变质、腐败，使疗效降低或丧失，甚至可能产生一些对人体有害的物质，应用后不仅不能达到预期的治疗疾病的目的，而且往往会引起机体感染、发热，甚至产生中毒等不良反应。

中成药的发霉除与本身性质和含水量有关外，温度、湿度也是引起霉变的重要因素，故在梅雨季节，不少中成药因为加工制作和包装不严、储藏条件不适宜而造成霉变。

3. 霉菌对其他药品的危害

对于直接注入人体，用于创口表面、眼部和外科手术的灭菌产品，如注射剂、眼用制剂、止血剂、人血制剂及血浆代用品等，不应该含有微生物，至少不得含有活的微生物；而对于一些口服的非灭菌产品，如合剂、糖浆剂、丸剂、颗粒剂、片剂等，虽然允许在一定范围内含有微生物，但不得有致病性微生物存在。如果微生物指标超标，则不能作为药品使用。

（四）中药霉变的防治

药品生产、储藏、运输、流通过程中，由于管理不当，在外界条件和自身因素的综合作用下，会出现发霉变异现象，直接影响药品的质量和安全。常见的霉菌有黑霉菌、白霉菌、绿霉菌、蓝霉菌、毛霉菌、青霉菌、根霉菌、黄曲霉菌等。

霉菌是丝状真菌的俗称，意即"发霉的真菌"，霉菌菌落的特征是形态较大，质地疏松，外观干燥，不透明，呈现或松或紧的形状。在温暖潮湿的地方，很多物品上长出一些肉眼可见的绒毛状、絮状或蛛网状的菌落，那就是霉菌。尤其在我国南方的"梅雨季节"，很多药品都易霉变，霉变后的药品只能弃掉，造成巨大的浪费和经济损失。

1. 霉菌的种类

霉菌约有数万种，属于真菌门，可分为藻状菌纲、子囊菌纲、担子菌纲和半知菌纲等。影响药品质量安全的霉菌主要是藻状菌纲和子囊菌纲。

（1）藻状菌纲　此纲中一些菌的形态和结构与藻类相似，大多数藻状菌由发达的菌丝体构成营养体，它们为分枝、无隔、多核的菌丝体。根状菌丝常常深入寄主体内吸收营养，体表菌丝长且分枝，在寄主体表生长。

（2）子囊菌纲　子囊菌纲是包含有真菌最多的一个纲，已知的数目约有15000种，包括曲霉菌、酵母菌、青霉菌等。除酵母菌外，全为多细胞的有机体，有隔分枝或不分枝的丝状体，单核或多核。出芽繁殖（单细胞）；分生孢子。单细胞种类子囊裸露，多细胞种类常由子囊和侧丝构成子实层，并由营养菌丝集结于子实层之外，形成子囊果。

子囊菌中，如曲霉菌、青霉菌、酵母菌对人类生活和防治疾病是有益的，但是有时也能起相反作用，引起中药变质。曲霉是危害中药材的主要真菌之一，它分布广泛，生长繁殖能力强，能够利用多种不同的基质作为养料，其体表颜色有黄色、橙色、绿色等，菌丝有隔，为多细胞。无性生殖发达，由菌丝体上产生大量分生孢子梗，其顶端膨大成球状为孢囊，在孢囊的整个表面生出很多放射状排列的单层或双层小梗，顶端长出一串串球形的分生孢子。

酵母菌是单细胞真核微生物。酵母菌细胞的形态通常有球形、卵圆形、腊肠形、椭圆形等，比细菌的单细胞个体要大得多。酵母菌无鞭毛，不能游动。酵母菌本身的含水量高，一般为75%～85%，水分在酵母细胞中的作用大，参与原生质的胶体组成以及代谢过程中的生物化学反应。因此，含糖汁多的药品如蜜丸剂、糖浆剂、内服膏剂等，在防腐不善的情况下，发酵常常影响药品质量。

① 黄曲霉　黄曲霉分布广，菌丝生长繁殖迅速，初生时菌丝为浅黄色，后为黄绿色，最后为棕褐色。

黄曲霉能分泌淀粉酶、纤维素酶等多种酶，产生的有机酸和热量使中药变异，更重要的是，黄曲霉毒素的危害性在于对人及动物肝脏组织具有破坏作用，严重时，可导致肝癌甚至死亡。

② 灰绿曲霉　灰绿曲霉最富破坏性，菌落灰绿色、鲜黄色或橙黄色，菌丝密集，绒毛状。灰绿曲霉嗜干性强。

③ 青霉菌　其菌丝为多细胞分枝。无性繁殖时，菌丝发生直立的多细胞分生孢子梗。梗的顶端不膨大，每枝顶端有2～3个瓶状细胞，其上各生一串灰绿色分生孢子。分生孢子脱落后，在适宜的条件下萌发产生新个体。

青霉菌与曲霉菌共生，多在中温条件下生长，水分要求高，孢子萌发相对湿度80%～90%。

2. 霉菌的生长繁殖条件

霉菌有着极强的繁殖能力，而且繁殖方式也是多种多样的。虽然霉菌菌丝体上任意片段在适宜条件下都能发展成新个体，但是霉菌生长一样深受环境的影响，外界条件的改变既可以影响霉菌的生长速率，也可以抑制其生命活动。影响霉菌生长繁殖的条件有营养物质条件和外界自然条件。

（1）营养物质条件　霉菌在生长繁殖过程中从外界环境获取营养物质，通过新陈代谢作用，以获得能量，合成新的细胞物质，故营养物质是霉菌生命活动的物质基础。

① 碳源　凡可构成微生物细胞和代谢产物中碳架来源的营养物质称为碳源。碳源（碳素化合物）是构成菌体成分的重要物质，又是产生各种代谢产物和细胞内储藏物质的主要来源。微生物对含碳化合物的需要极其广泛，从简单的无机含碳化合物到复杂的天然有机含碳化合物都能被不同的微生物所利用。

② 氮源　凡构成微生物细胞物质或代谢产物中氮素来源的营养物质称为氮源。氮源是构成微生物细胞蛋白质、核酸等重要物质的主要营养物质。

③ 水　水是微生物体的重要组成部分，在代谢过程中也占有极重要的地位。水分是原生质胶体的一个结构部分。水是良好的溶剂，微生物细胞通过水才能吸收营养物质，进行一系列代谢反应并排泄废物。

④ 生长素　凡能调节微生物代谢活动的微量有机物质，称生长素。广义的生长素包括氨基酸、嘌呤、嘧啶、维生素等；狭义来说生长素主要指 B 族维生素，B 族维生素是构成辅酶的重要组成成分。

（2）外界条件　霉菌等微生物侵入药品并生长繁殖，除霉菌所需要的营养物质外，还与外界条件有密不可分的关系，二者缺一不可。影响霉菌生长的外界条件主要有温度、湿度、光线、空气等。

① 温度　温度能够影响霉菌的生长、孢子的萌发和繁殖等活动，霉菌都生活在适宜的温度范围内，离开该温度生长繁殖减缓；一般霉菌生长最旺盛的温度范围称为该霉菌的生长最适宜温度。依照霉菌生长的最适温度和霉菌生长温度的高低分为三种类型：低温型、中温型、高温型。根据霉菌能够生长的温度又可分为三个温度基点：生长最低温度、最适温度、最高致死温度（表 6-1）。

影响药品安全的霉菌以中温型居多，高温和低温对霉菌的影响不同。低温抑制酶的活性，减弱体内新陈代谢，使其处于休眠状态。高温使霉菌细胞蛋白质凝固，短时间内死亡。

表 6-1　不同类型的霉菌

霉菌类型	最低生长温度/℃	最适生长温度/℃	最高生长温度/℃	致死温度/℃
低温型	0	5～10	20～30	40～50
中温性	5	25～37	45～50	60～70
高温型	30	50～60	70～80	90～120

② 湿度　湿度是霉菌生长必不可少的条件，新陈代谢过程中进行的全部化学反应都是在有水的情况下进行的。霉菌生长繁殖不但要求侵染的药品有适宜的含水量，而且空气中的相对湿度对霉菌的生长繁殖也有影响。

③ 光线　霉菌经日光曝晒数小时，大部分可被光线抑制和杀死。日光曝晒杀菌的原理：一是可以使含水量降低，破坏霉菌体内生存环境；二是日光中的紫外线可以使霉菌细胞质的蛋白质变性，破坏其活动能力。

④ 空气　微生物根据对氧气要求不同可以分为好氧型微生物、厌氧型微生物、兼性厌氧型微生物三种类型。霉菌和部分酵母菌多属于好氧型微生物，在生长过程中除湿度外，空气中的氧气是必不可少的条件，没有氧气就不能进行繁殖，不能形成孢子。实验证明，人工

将二氧化碳的浓度加大到 20％可杀死霉菌 50％～70％；二氧化碳的浓度达到 80％～90％
时，就可将霉菌全部杀死。

3. 药品霉变的防治方法

造成药品被微生物污染的原因极其复杂，应根据实际情况，本着"防治结合，预防为
主"的方针，采取相应的措施。

中药材尤其是植物性药材和动物性药材，大都带有大量泥土和微生物。含有大量
的蛋白质、糖类、油脂和盐类等营养成分的药材在保存过程中，微生物还可能继续
生长繁殖。在药剂生产的过程中，首先应对药物原料做必要的前期处理，尽量减少
或杀灭微生物，确保药剂的质量。同时药物原料在保存时应加强管理，保证原料药
的质量。

（1）控制中药材的含水量　中药含水量高低对霉菌生长有着直接影响，水是一切生
物体中不可缺少的组成部分，占细胞的 70％～85％，它参与微生物原生质的胶体组成
和物质新陈代谢，没有水就没有微生物的生命活动。据报道，在高湿低温储藏的条件
下，有霉菌生长；而在低湿高温的条件下，霉菌生长受抑制。实践证明，中药材的含
水量超过 15％有利于霉菌生长。控制中药材含水量通常采用的方法为密封法、吸潮法、
通风除湿法。

① 密封法　密封是把一定范围的空间与外界隔绝起来，对空气进行温湿度控制与调节，
从而达到防止中药霉变的传统方法。此法是利用导热性能差、隔潮性能好的或不透性能好的
材料，把中药尽可能封闭起来，防止储存环境的温湿度发生急剧变化，减弱外界的不良影
响，达到安全储存的目的。

② 吸潮法　当中药储存的密封环境中，由于潮湿空气侵入或商品、墙壁、地面等水分
蒸发，相对湿度超过中药安全储存的范围，而库外气候又不具备通风或晾晒的条件，为保证
中药的安全，必须设法降湿。常用的吸潮剂有石灰、木炭、无水氯化钙等。

③ 通风除湿法　利用空气自然流动的规律，或人为地机械振动产生风，使库内外的空
气交换，达到调节库内温湿度而保持中药干燥的目的。

④ 晾晒法　晾晒法有曝晒和摊晾两种方法。凡曝晒不影响质量的药材，可在阳光
下直晒。曝晒时应按药材的不同潮湿程度，有选择地进行整件或者拆件曝晒。要随时
注意药材的水分变化，以防止水分过低而引起的药材脆裂情况出现。曝晒完成后，根
据药材的不同性质，选择趁热装箱（如麦冬、枸杞子等）或者散热后打包装箱（如党
参、丹皮等）。

有些药材曝晒后会导致挥发性成分降低，则不宜采用曝晒法，这时可以选用摊晾法进行
养护。即将药材置于室内或阴凉处，借助温热空气的流动，除去水分的方法。适用于花类、
芳香叶类、果皮类等药材。

（2）控制库内的相对湿度　霉菌生长发育所需的相对湿度在 75％以上，若将库房的相
对湿度控制在 70％左右，就可以防止药材发霉。否则，即使药材是干燥的，也会由于相对
湿度大而逐渐吸潮，引起发霉。常用的方法有吸潮剂吸湿、机械通风除湿等。

（3）控制库内的温度　霉菌生长最佳温度在 20～35℃左右，控制储藏温度在 20℃以下
甚至能达到 5～15℃更佳，这样可以有效地防止药材霉变。常用的方法有：通风法；避光降
温；排冷降温；保温。

4. 药品储运流通环节的要求

（1）仓库的温湿度管理：冷库、阴凉库、常温库，相对湿度 35％～75％。

（2）完善的进出库的检查验收制度、巡查制度，及时发现药品在储藏中发生的异常现象。

（3）具有必要的药品检验、验收、养护设备，检验和调节温湿度的设备。

（4）防尘、防潮、防污染、防虫、防鼠、防霉等设备。

（5）保持药品与地面之间有一定距离。

五、工作任务实施

任务一　中药及中成药的在库养护

（一）实训目的

使学生初步掌握中药储存与养护的基础知识，熟练掌握中药常用养护技术。

（二）实训内容

砂糖包埋法储存人参，对抗储存法储存蛤蚧。

（三）实训步骤

1. 砂糖包埋法储存人参

人参肉质、含油，有时浸糖，在储存过程中容易受潮、发霉、生虫及返糖，必须保持干燥。选用可密封的玻璃、搪瓷容器洗净、干燥，将干燥、无结块的白砂糖铺于容器底部 2～3cm 厚，上面平列一层人参，用白糖覆盖使其超过参面 1～2cm，糖面又置一层人参，再覆以白砂糖。如此一层层排列，最后用白砂糖铺面，加盖密封，置阴凉处。使用时，可按需要量取用，然后加盖密封即可。此法储存小批量人参能确保此类药固有的色泽和气味，为理想、简便、有效的方法。它主要适用于新开河参、高丽参、普通红参、西洋参、一般生晒参。

2. 对抗储存法储存蛤蚧

蛤蚧极易受潮发霉虫蛀，蛤蚧尾部是药用的主要成分，尤其要特别注意保护。选用可密封的玻璃、搪瓷容器洗净、干燥，将生石灰用透气性较好的纸包裹好放在容器的四角，上面用草纸覆盖，然后在容器的底部撒一层花椒或吴茱萸（花椒的效果较好）。将干燥的蛤蚧均匀地摆放在上面，如果蛤蚧较多，可摆放几层蛤蚧后再撒一层花椒，摆放完后密封容器，置阴凉干燥处储存。

（四）实训提示

① 人参在夏季最好储存于冷藏库中，能防虫防霉，并保持色泽不变，但必须注意容器的严密，避免潮气侵入。

② 人参可储于石灰缸中保存，石灰约占容器的 1/4。该法干燥效果较好，但石灰为强碱性干燥剂，储存时间长则易导致人参碎裂，色泽改变，失去香气，使外观和内在质量均受到影响。

③ 蛤蚧除对抗储存外，也可采用密封储存。选用密封塑料袋放入蛤蚧，然后放入小袋包装的吸潮剂和除氧剂进行密封即可。

（五）工作记录

1. 砂糖包埋法储存人参

商品规格	数量	质量状况	盛装容器	砂糖用量	养护结论

2. 对抗储存法储存蛤蚧

商品规格	数量	质量状况	盛装容器	花椒用量	养护结论

（六）实训思考

① 当人参储存量较大时采用什么方法储存才能较好地保证人参的质量？
② 人参储存时应注意什么问题？
③ 列举一些常见的中药易变品种，并简述其储存方法。

任务二　××药的销后退回处理

（一）工作目标

加强入库药品的管理工作，保证入库药品质量，减少差错，防止不合格药品和不符合包装规定的药品进入库房。

（二）工作内容及要求

对销后退回的药品，验收人员应按进货验收的规定验收，对于包装破损、标识不清等无法判定其质量的需抽样送检验部门检验。

核收药品时必须做到：数量准确、质量完好、说明书符合规定、包装无损、记录完整、交接清楚。

（三）工作流程

1. 不合格药品处理

不合格药品是指不符合国家食品药品监督管理总局质量要求的药品。医药企业的不合格药品的管理，主要是要求企业建立不合格药品的控制性管理程序，规范不合格药品的管理工作。

2. 不合格药品的发现

不合格药品的发现包括三次机会：

（1）收货验收时发现　收货验收时是不合格药品的第一次发现机会。药品验收人员根据药品法定标准和购进合同规定的质量条款对购进药品进行验收，遇到以下药品质量问题，基本可以判定为不合格药品，需填写"药品拒收报告单"，报质量管理人员确认：①破损、污染、短少；②包装、标签、说明书不符合规定；③批号、有效期不符合规定；④进口通关单不符合规定；⑤假药、劣药。

（2）在库养护时发现　在库养护时是发现不合格药品的第二次机会。在库发现以下质量可疑药品，基本可以判定为不合格药品，需填写"药品质量复核单"，报质量管理部门确认：①保管人员发现的质量可疑药品；②养护人员对在库药品养护检查中发现质量有疑问的药品；③超过有效期的药品。

（3）销售后发现　销售部门对售后药品发现质量问题或疑问应填写"药品质量复核单"，报质量管理部门确认。一般而言，售后药品发现不合格主要是以下几种情况：购货单位发现质量不合格或有疑问而以口头、电话、书面函件等形式向销售人员或销售部门反映的药品；供货单位发现留样有质量问题而通知购货单位回收的药品；药品监督管理部门发文要求停止使用或回收的药品。

3. 不合格药品的报告程序

（1）验收人员填写"药品拒收报告单"后，向质量管理人员报告。

（2）养护人员、出库复核人员填写"药品质量复核单"后，向质量管理部门报告。

（3）销售人员填写"药品质量复核单"后，向质量管理部门报告。

（4）验收人员、销售人员在发生以下情况时，应立即向质量管理部门报告：药品经营过程中发现假劣药品；销售人员被购货单位口头、电话或书面告之药品发生新的或严重的不良反应以及发生临床事故。

4. 不合格药品的存放与处理

已经确定为不合格药品的，应由质量管理部门负责处理，并做好不合格药品处理记录。

（1）不合格药品存放　质量管理部门进行现场复核，确认为不合格药品后，填写"移库单"，通知保管人员将药品移入不合格药品库（区）存放。

（2）不合格药品处理

① 换货与退货

a. 在收货验收中发现的不合格药品属于药品包装质量不合格的，质量管理部门通知购进人员联系供货单位进行换货，购进人员负责办理退（换）货事宜。

b. 销后退回的不合格药品属于药品包装质量不合格且购货单位要求退（换）货的，质量管理部门填写"退（换）货单"进行退货和换货；所退药品由质量管理部门通知保管人员存放于不合格药品库（区），通知购进人员联系供货单位办理退（换）货。

c. 在库养护质量检查中发现的不合格药品，经质量管理部门与供货单位协商且质量责任属于供货单位的，由质量管理部门通知购进人员联系供货单位办理退（换）货。

② 处理

a. 索赔　在库和已销售出库的药品所发现的不合格药品，经质量管理部门与供货单位协商确认质量责任属供货单位的，由质量管理部门通知购进人员办理具体索赔事宜。

b. 报损　企业发生的不合格药品报损必须由企业主要负责人审批。

c. 销毁　由质量管理部门会同仓储部门监督销毁，销毁记录签名存查。销毁特殊管理药品必须由质量管理部门报请当地药品监督管理部门批准，并有当地药品监督管理部门派人在场监督销毁，销毁记录签名存查。

5. 药品销后退回药品的处理

（1）销后退回药品的收货程序

① 核实退回药品确实是本企业原来销售出的药品。

② 将销后退回的药品储存于符合药品储存条件的退货药品库中，并标示。

③ 核对销后退回药品的品名、规格、数量和包装等情况。

④ 将签收回单送交质量管理部门和有关业务部门处理。

（2）销后退回医药商品的收货处理

① 由验收员或质检员查阅出库复核记录或销售记录与原始凭证进行核对，检查所列内容是否与实物相符，如不符应与退货方联系妥善解决。

② 销后退回药品应同购进药品一样进行入库验收。复验无质量问题、内外包装完好的，验收员在入库凭证上签字或加盖"质量验收专用章"，由保管员通知业务部门开单入库，财务部门办理退款手续。如有质量问题应查清不合格原因，再依据相关制度处理。

③ 填写退货记录。对销后退回的药品，凭销售公司开具的退货凭证收货，存放于退货药品库（区），由专人保管并做好退货记录。

退货记录内容包括：退回日期、销后退货药品名称、规格、数量、批号、批准文号、有效期、生产企业、外观质量、退回单位、退货原因、接收人、验收人、处理意见、备注。退货记录保存5年。

（四）工作记录

药品退回通知单　　　　　　年　　月　　日

品名		规格		数量	
供货单位		生产企业			
批号		批准文号			
退回原因（质量不合格应附药品检验报告书）：					
处理情况：					
经手人意见（签字）：					
复核人意见（签字）：					
质检负责人意见（签字）：					
备注：					

（五）实训思考

1. 针对任务进行中遇到的问题，分析原因并提出整改措施。

2. 若退回药品是冷藏冷冻药品，该如何进行处理？

任务三　中药及中成药的运输

（一）工作目标

医药商品运输的基本原则是"及时、准确、安全、经济"。

（二）工作内容及要求

医药商品运输的基本要求是：认真执行国家有关医药商品流通的方针、政策，根据医药商品运输的基本原则，结合产品特点，按市场规律办事，用最短的时间，走最近的路线，花最低的费用，安全地把商品运到目的地。

（三）工作流程

1. 运输员提货

运输员依据提货单提货，提货时对配送线路、收货单位、件数等信息一一核对，做到票货相符、票货同行；货物装车前应按发运单核对发送标志和产品标志有无错漏，件数有无差错，运输标志选用是否正确；办好运输交接手续，作出详细记录，并向运输部门有关人员讲清该批产品的搬运装卸注意事项。

2. 装车

（1）轻拿轻放　医药商品装卸搬运应轻拿轻放。

（2）堆放整齐　严格按照外包装图示标志要求堆放整齐和采取保护措施。不得将产品包装倒置、重压，堆放高度要适中。

（3）检查标识和数量　装运产品应标识清晰、包装牢固、数量准确。

3. 发运前检查

发运前必须检查产品、名称、规格、单位、数量是否与随货同行发票相符，若是药品还应检查有无液体药品与固体药品合并装箱的情况，包装是否牢固和有无破漏，衬垫是否妥实，包装大小、重量是否符合运输部门的规定。

4. 运输

运输途中要采取遮雨防晒措施，防止药品受潮湿、光、热影响，需冷藏保存的药品，运输途中应注意置于相应的冷藏设施中。

5. 交货

货物到达目的地后，应收取有收货单位签章的回执。如进货单位自提药品，在发货凭证上由发货人和提货人共同签章。

（四）注意事项

对有温度要求的药品的运输，应根据季节的温度变化和运程在运输途中采取必要的保温或冷藏措施。

1. 怕冻药品运输要求

怕冻药品是指在低温下容易冻结，冻结后易变质或冻裂容器的药品。怕冻药品在冬季运往寒冷地区时应注意做好以下工作：

（1）拟定防寒发运期　由于我国地区广阔，各地气候差异很大，寒季时段和起止日期亦不一致，所以应根据实际情况，拟定有关省、市的防寒发运期，以保证防冻药品的安全运输，减少运输防冻措施的费用。

（2）提前调运　在防寒发运期前，怕冻药品应按先北方后南方、先高寒地区后低寒地区的原则提前安排调运。

（3）采取相应措施　在防寒发运期，怕冻药品的发运，如不加防寒包装，水运只发直达港，铁路以保温车为主。保温车发运时，应有押运员押送，要有安全措施。

（4）标注字样　在防寒发运期，怕冻药品的发货单及有关的运输单据上应注明"怕冻药品"字样。

2. 怕热药品运输要求

怕热药品是指受热易变的药品。由于怕热药品超过要求的温度运输时药品性能不稳定，有的要求冷藏（如胰岛素、人血清蛋白、三磷酸腺苷针剂等应于 2～10℃保存），因此在夏季炎热时的运输应做好以下工作：

（1）拟定怕热药品品种和怕热发运期限　根据各地区夏季气温的情况，按照怕热药品对温度的要求，分别拟定具体品种和怕热发运期限。

（2）提前调运　在怕热药品发运期前，怕热药品应按先南方后北方、先高温地区后一般地区的原则尽可能提前安排调运。

（3）采取相应措施　在怕热药品发运期间，对温度要求严格的药品（如要求储藏在10℃以下的品种）应暂停开单发运，如少量急救或特殊需要，可发快件或空运，而且在运输途中必须采取冷藏措施。

（4）标注字样　在怕热药品发运期间，怕热药品的发货单上应注明"怕热药品"字样，并注意妥善装车（船），及时发运，快装快卸，尽量缩短途中运输时间。

（五）工作记录

提货单

本单合计：

送货单号：　　　配送路线：　　　日期：

客户名称	开票单据编号	类型	件数	袋数	金额	备注
小计						

制单人：　　　配送员：　　　库房确认：　　　经手人：

车辆号：　　　司机：　　　周转箱出库：　　　交回数量：　　　仓储：

货运货物托运单

No：

卡号：　　　日期：　　年　　月　　日　　到站：

收货人		电话		地址			
货物名称	包装	数量	运费	代收款（小写）			
				大写　万　仟　佰　拾元			
		送货费		备注			
保价		保费		合计（小写）			
提付	现付	回付		合计（大写）　万　仟　佰　拾元			
注意事项	严禁在托运货物中夹带一切违禁易爆品,如发生意外后果自负,损失自理。本部实行保价运输,理赔以此单为据,货主不投保险,损失按3倍运费赔偿。托运货物必须包装完好,不得虚报货名、数量和货值,否则由托运人承担责任。托运人需提供合法托运手续托运货物,否则遇有关执法部门扣货、罚款或因货物本身质量问题造成的损失,由托运人承担。易损品只保丢失不保损坏。自开票之日起,有效期为一个月。				业务电话：查款电话：返货电话：投诉电话：			
收货人签字		身份证号					

发货人姓名：　　　电话：　　　开票人：

（六）实训思考

1. 若运输的是特殊管理类药品，该如何进行运输的操作？

2. 运输方式如选择铁路、水路或航空运输，运输单据有何不同？

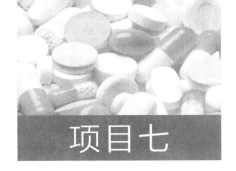

项目七

特殊管理药品的储运管理

一、职场环境

从狭义上来说，特殊管理药品是指"麻精毒放"，即麻醉药品、精神药品、毒性药品和放射性药品。从广义上说，特殊管理药品是指特殊药品（包括麻醉药品、精神药品、医疗用毒性药品、放射性药品）、药品类易制毒化学品原料或单方制剂、罂粟壳、蛋白同化剂和肽类激素。国家食品药品监督管理总局（China Food and Drug Administration，简称 CFDA）对特殊药品的监管目标是"管得住，用得上"。特殊管理药品是国家实行比其他药品更加严格的管制的药品，加强对特殊管理药品的管理，有效地控制其购、存、销行为，确保对特殊管理药品的合法经营，以保障患者用药的合理、安全、有效，防止药品滥用、流入非用药渠道。所以，此类药品在储运中应有专用仓库并具有相应的安全保卫措施。

（一）环境、场地

1. 特殊管理药品仓库定置要求

对到企业入库的所有特殊管理药品，必须定置存放在相应的仓库区域内，对易燃、易爆的特殊类药品，应存放于危险品库中。药品储存仓库内、外环境要好。外环境良好，指仓库选点远离居民区，无大量粉尘、有害气体、污水和杂草等严重污染源，库房地势高，地质坚固、干燥；内环境良好，指库房内墙壁顶棚和地面光洁平整、门窗结构严密。库区应有符合规定要求的消防安全措施。

2. 特殊管理药品库存条件要求

（1）必须存于阴凉库的特殊管理药品，应按要求保存在阴凉库中。

（2）将易燃、易爆、毒性大、腐蚀性强的危险品储存于危险品库内，并且严格执行国家有关危险品的运输、储存、使用的安全管理规定。

（3）将毒性药品（材）、精神药品、麻醉药品储存在特殊药品仓库中，同时遵循其相应的管理制度，实行双人双锁，严加保管。

（4）将经过炮制、整理加工后的净药材用清洁容器盛装，并且储存在净料库中。

（5）将细贵药材（品）存放在细贵药品库（柜）中，双人双锁保管，并且做好相应的记录；若需要出库使用时，必须有监投人在场监投。

（6）特殊管理类药品尽量放置在仓库的阴暗处保存。

（7）特殊管理类药品储存的仓库应设有防鼠、防虫的装置，但不能设鼠药或喷洒杀虫剂等。

（8）特殊管理类药品仓库严禁用明火照明和取暖，同时严禁使用无特殊保护装置的电器，严禁在未获得批准的情况下动火和进车等情况发生。

3. 特殊管理药品仓库清洁卫生要求

（1）特殊管理药品仓库保管员应按时清扫库房，保持库内地面整洁，门窗、玻璃、墙面、货架、货柜清洁；保持库区周围环境卫生整洁、无积水、无杂物、无污染源；并且做好清洁记录。

（2）特殊管理仓库每次有人出入库结束后，仓库保管员应马上对仓库卫生进行清理，使货位本身及货位之间保持整齐和整洁。

（3）特殊管理药品仓库办公室应保持整洁，与办公用品无关的物品不得存放在桌面上。

（4）特殊管理药品库区内人员应保持个人卫生，穿着清洁，进库前应清理身上的灰尘。

4. 特殊管理药品安全、保卫和消防要求

（1）特殊管理药品库内及周边杜绝一切火源，杜绝一切电设备在库房内使用。

（2）特殊管理库内工作人员不得擅自带领其他人员进入仓库。

（3）企业内其他部门人员到库领取特殊药品时，仓库管理人员房应严格监督其行为，防止任何意外情况发生。

（4）特殊药品仓库管理员要经常检查库房的环境，及时发现安全隐患，并做好检查记录。

（5）特殊药品库房管理员应熟知消防设施的摆放位置，并能够熟练使用消防设施。

（6）对易燃易爆危险品应张贴醒目的警示标识。

（7）断绝特殊药品库房的一切水源，防止造成危害。

（8）对于易燃和易爆的特殊管理药品，应该存放在温度较低、通风良好的库房，性质相互抵触、灭火方法不同的特殊药品不能混存。

（9）特殊管理药品仓库一旦发生火灾，应立即组织人员奋力抢救，同时迅速报警，指定专人保护现场。

5. 特殊管理药品仓库温湿度要求

（1）特殊管理药品储存温度要求与普通药品一致，冷库温度应达到 2～10℃，阴凉库温度不超过 20℃，常温库温度为 0～30℃。各库房相对湿度应保持在 45%～75%。

（2）特殊管理药品仓库应设置能有效调控温湿度的设备，一旦库房内温湿度平均值接近规定的上下限临界值或超出规定范围时，系统应能实现就地及指定地点声光报警功能。

（3）特殊管理药品库在断电状态下仍能正常监测、记录各测点温湿度状况，并在断电情况发生时在指定点声光报警及对指定人员通讯提示。

6. 特殊管理药品环境安全要求

（1）麻醉药、第一类精神药品专库

① 安装专用防盗门（钢门），实行双人双锁管理。

② 具有相应的防火设施。

③ 具有监控设施和报警装置，报警装置应当与公安机关报警系统联网。

（2）易制毒化学品专库

① 必须具有独立的专库（柜）储存药品类易制毒化学品。

② 专库应当设有防盗设施，专柜应当使用保险柜；专库和专柜应当实行双人双锁管理，

设置电视监控设施，安装报警装置并与公安机关联网。

③ 麻醉药品全国批发企业、区域性批发企业可在其麻醉药品和第一类精神药品专库中设专区存放药品类易制毒化学品。

④ 药品类易制毒化学品入库应当双人验收，出库应当双人复核，做到账物相符。

（3）蛋白同化制剂、肽类激素专库

① 蛋白同化制剂、肽类激素必须存放在具有安全设施的专用仓库（专柜）内，专用仓库应该按照规定设立合格品区、不合格品区、退货区，并由专人实行双人双锁管理。

② 药品养护人员进入专库进行养护检查时，应有专职保管员在场。

（4）医疗用毒性药品专库

① 毒性药品批发企业必须设置毒性药品专库，严禁与其他药品混放，专库或专柜单独存放，必须双人双锁，并有安全报警、防盗措施。

② 毒性药品运输过程中，应当采取有效措施，防止发生事故。

（二）设备、用具

1. 入库验收环节

检查计算器具与称量的范围是否相符，是否洁净完好，是否有检查合格证并在使用有效期内。

2. 仓储管理环节

（1）防鼠器材　仓库内应配备相应的防鼠器材，严禁在库内投入杀鼠的有毒饲料。

（2）仓库办公桌　保持仓库办公室的整洁，与办公用品无关的物品不得存放于桌面上。

（3）计算器具　检查计算器具与称量的范围是否相符，是否清洁完好，定期校验的合格证是否在使用有效期内。

（4）库存货位卡　货物必须按定置管理要求分类定置存放，设立库存货位卡，储存系统采用计算机管理的除外，不得露天堆放。

3. 在库养护环节

（1）养护仪器定期检定　用于药品养护的仪器应保持性能良好，有使用和定期检定的记录。

（2）温湿度调节设备　较常用的是抽湿机和空调。

（3）防火设施　相应的灭火器材和设施。

（4）监控设施和报警装置　报警装置应与公安机关报警系统联网。

（5）防盗门　具备专用的防盗门。

4. 出库复核环节

（1）库区设施　库区布局、面积、卫生合格，符合设计及 GSP 要求。

（2）库内温湿度设施　根据需要设置控制温湿度设施并做好记录。

（3）设备、计算器　设备计算器具有法定计量单位检定的"合格证"，应为"合格"方可处于使用状态。

5. 运输配送环节

（1）便携式温湿度记录仪　通过携带便携式温湿度记录仪，随时掌握运输车或运输设备的温度，能记录运输全程的温度，并能下载、打印。

（2）冷藏设备　运输冷藏、冷冻药品的冷藏车及车载冷藏箱、保温箱应当符合药品运输过程中对温度控制的要求。冷藏车具有自动调控温度、显示温度、存储和读取温度监测数据的功能；冷藏箱及保温箱具有外部显示和采集箱体内温度数据的功能。

（3）温湿度自动监测系统　应当至少每隔1min更新一次测点温湿度数据，在运输过程中至少每隔5min自动记录一次实时温度数据。当监测的温湿度值超出规定范围时，系统应当至少每隔2min记录一次实时温湿度数据。

二、工作目标

（1）牢固树立特殊管理药品仓储配送工作安全意识。

（2）能够清楚特殊管理药品对仓储环境、场地的特殊性要求。

（3）能够熟悉特殊管理药品仓库设备、用具的使用。

（4）熟悉特殊管理药品的分类。

（5）熟悉特殊管理药品入库验收流程和注意事项，能够正确完成特殊管理药品的入库和验收。

（6）能够根据不同特殊管理药品的仓储保管办法，合理储存特殊管理药品。

（7）熟悉特殊管理药品养护知识和办法，正确进行特殊管理药品的养护。

（8）熟悉特殊管理药品出库复核流程，顺利完成出库复核操作。

（9）熟悉特殊管理药品运输配送的过程和注意事项，能够顺利完成运输配送的模拟操作。

三、岗位人员要求

特殊管理药品岗位人员在具备对一般药品仓储管理知识的基础上，还需要熟悉特殊管理药品的分类和储存注意事项。因此，对特殊管理药品库区的验收仓储配送人员提出了更高的要求。一般情况下，特殊管理库区的人员应该具有药学相关专业背景学历，上岗之前应经过严格的培训，考核合格后方可持证上岗。

另外，和一般药品管理人员相似，特殊管理药品岗位人员也应定期进行健康检查，并建立健康档案。发现患有精神病、传染病或者其他可能污染药品疾病的患者，应调离直接接触特殊药品的岗位。

（一）特殊管理药品验收人员要求

① 验收人员应能按照《中华人民共和国药典》对所验特殊管理药品品种的质量标准进行内在质量或外观质量检查。

② 验收人员应能按照GSP标准中对特殊药品管理规定的内容对所在企业特殊管理药品进行管理。

③ 验收人员应熟练检查特殊管理药品包装、药品说明书以及产品合格证。

④ 验收人员应熟悉进口特殊管理药品的审核和质量检查。

⑤ 验收人员应能够熟练完成特殊管理药品首营品种的检验和管理。

⑥ 验收人员应对特殊管理药品不合格品进行合适的处理。

（二）特殊管理药品仓储保管人员要求

① 保管人员应具有丰富的特殊管理药品知识，对企业所经营的特殊药品充分熟悉，能够掌握其物理化学性质和保管要求。

② 保管人员应掌握现代仓储管理技术，对特殊药品库仓储管理设备设施能充分熟悉，并能熟练使用。

③ 由于特殊管理药品中有些品种是易燃易爆的，要求保管人员应该具有敏锐的观察能力，对仓库内的安全隐患能很快察觉并能分清轻重缓急、有条有理地处理事务。

④ 保管人员应该熟悉特殊管理药品仓库的结构、布局、技术定额，熟悉药品仓库规划，熟悉堆码、苫垫技术。掌握堆垛作业要求，能够妥善安排货位，合理高效利用仓容，堆垛整齐、稳固，间距合理，方便作业、清数、保管、检查、收发。

⑤ 保管人员应严格遵守特殊管理药品仓库的规章制度和工作规范，及时做好特殊管理药品的入库验收、保管养护和出库发运工作；严密各项手续制度，做到收有据、发有凭，及时准确登记小账，手续完备，账物相符，把好收、发、管三关。

⑥ 保管人员应熟悉仓储药品的特性、保管要求，能有针对性地进行保管，防止特殊管理药品损坏，提高仓储质量；应能熟悉地填写表账、制作单证，妥善处理各种单证业务；了解仓储合同的义务约定，完整地履行义务。

⑦ 保管人员应严格执行仓库安全管理的规章制度，时刻保持警惕，做好防水、防盗、防破坏、防虫鼠害等安全保卫工作，防止各种灾害和人身伤亡事故，确保人身、物资、设备的安全。

⑧ 保管人员应经常加强业务学习和训练，不断提高仓储的管理水平。

（三）特殊管理药品养护人员要求

① 养护人员应指导保管人员对特殊管理药品进行合理储存。

② 养护人员应经常检查在库药品的储存条件，配合保管人员进行仓间温、湿度等管理。

③ 养护人员应定期对库存特殊管理药品进行质量检查，并做好检查记录。

④ 养护人员应能够按照特殊管理药品品种的不同特性采取不同的方法养护。

⑤ 养护人员应对检查中发现的问题及时通知质量管理机构复查处理。

⑥ 养护人员应定期汇总、分析和上报养护检查、近效期或长时间储存的药品等质量信息。

⑦ 养护人员应负责养护用仪器设备、温湿度检测和监控仪器、仓库在用计量仪器及器具等的管理工作。

⑧ 养护人员应建立特殊管理药品养护档案。

⑨ 养护人员应每天对特殊管理药品仓库的设施设备进行巡查，及早发现异常，及早处理。

（四）特殊管理药品出库复核人员要求

① 出库复核人员应按发货凭证（或配送凭证）对特殊管理药品进行质量检查和数量、项目的核对。

② 出库复核人员应能够掌握一定的装箱拼箱技术。

③ 出库复核人员应能够识别不能出库发货的特殊管理药品。

④ 出库复核人员应能够对不合格药品进行合理处理。

（五）特殊管理药品运输配送人员要求

① 运输配送人员应能够选择适合特殊管理药品的运输路线和运输工具。

② 运输配送人员应识别运输条件符合特殊管理药品要求。

③ 运输配送人员应对所选的运输工具进行出车前检查，查看是否有防晒、防雨、防虫等设施设备，保证药品运输过程中的质量，运输工具应符合卫生要求。

四、基础知识及法规

（一）特殊管理药品的概念和分类

1. 特殊管理药品的概念

根据《药品管理法》相关规定，国家对麻醉药品、精神药品、医疗用毒性药品、放射性药品实行特殊管理。国务院发布并实施了《麻醉药品和精神药品管理条例》《医疗用毒性药品管理办法》《放射性药品管理办法》。因此，麻醉药品、精神药品、医疗用毒性药品、放射性药品是法律规定的特殊管理药品，简称为"麻精毒放"。

除此之外，对蛋白同化制剂、肽类激素和药品类易制毒性化学品也纳入特殊管理的范畴。

麻醉药品（narcotics）指具有依赖性潜力，不合理使用或者滥用可以产生生理依赖性和精神依赖性（即成瘾性）的药品、药用原植物或者物质，包括天然、半合成、合成的阿片类、可卡因、大麻类等。如临床上使用的止痛药马飞哌替啶、枸橼酸芬太尼等；止咳药阿桔片、磷酸可待因糖浆等。

精神药品（psychotropic substances）指作用于中枢神经系统使之兴奋或者抑制，具有依赖性潜力，不合理使用或者滥用可以产生药物依赖性的药品或者物质，包括兴奋剂、致幻剂、镇静催眠剂等。如去氧麻黄碱、三唑仑、地西泮、咖啡因等。

【备注1】麻醉药品和精神药品目录：由原国家食品药品监督管理局会同国务院公安部、原卫生部制定、调整并公布。目前我国（2007年版）规定管制的麻醉药品有123种，精神药品132种。国际药物管制公约列入管理的麻醉药品118种，精神药品116种。

毒性药品（toxic drug）是医疗用毒性药品的简称，系指毒性剧烈，治疗剂量与中毒剂量相近，使用不当致人中毒或死亡的药品。如毒性西药品种有阿托品、洋地黄毒苷、三氧化二砷等；毒性中药品种有生附子、生巴豆、生马钱子、砒霜、水银、雄黄等。

【备注2】国务院1988年发布并实施《医疗用毒性药品管理办法》中的毒性药品管理品种有：毒性中药品种（27种），如砒石（红、白）、砒霜、水银、生马钱子、生川乌、生草乌、生白附子、生半夏、生南星、生巴豆、斑蝥、青娘子、红娘子、生甘遂、生狼毒、生藤黄、生千金子、生天仙子、闹羊花、雪上一枝蒿、白降丹、蟾酥、洋金花、红粉、轻粉、雄黄；毒性西药品种（11种），如去乙酰毛花苷丙、阿托品、洋地黄毒苷、氢溴酸后马托品、三氧化二砷、升汞、水杨酸毒扁豆碱、亚砷酸钾、氢溴酸东莨菪碱、士的宁。

【备注3】毒品是指某些被国家管制的、被滥用的、有依赖性或成瘾性的物质或药物，如鸦片、海洛因、吗啡、摇头丸等麻醉药品和精神药品，其使用与医疗目的无关，而是为了使滥用者对该物质产生依赖，迫使他们无止境地追求用药，由此造成健康损害，并带来严重的社会、经济甚至政治问题。可见毒品必须具备依赖性、危害性和非法性三要素。毒性药品虽毒性剧烈，但不产生依赖性，不属于毒品。

联合国麻醉药品委员会将毒品分为六大类：①吗啡类药物，包括鸦片、吗啡、可卡因、海洛因和罂粟等最危险的毒品；②可卡因和可卡叶；③大麻；④安非他明等人工合成兴奋剂；⑤安眠镇静剂，包括巴比妥药物和安眠酮；⑥精神药物，即安定类药物。从毒品对人中枢神经的作用看，可分为抑制剂、兴奋剂和致幻剂等。

放射性药品（radiopharmaceuticals）是指用于临床诊断或治疗疾病的放射性核素制剂或者其标记化合物。放射性药品与其他药品的不同之处在于，放射性药品含有的放射性核素能放射出射线。因此，凡在分子内或制剂内含有放射性核素的药品都称为放射性药品。放射性药品在使用过程中除注意公众防护外，还应注意工作人员本身的防护，尽量减小对工作人员的辐射剂量，防止污染环境。放射性药品是一类特殊药品，它释放出的射线具有穿透性，当其通过人体时，可与组织发生电离作用，因此对它的质量要求比一般药品更严格，更需严加监督检查。

上述四大类药品均具有两重性：合理使用是医疗必需品，解除患者病痛；使用不当或滥用会影响到公众身心健康和生命安全。因此，必须对其生产、供应和使用等实施特殊管理。

"蛋白同化制剂"又称同化激素，俗称合成类固醇，是合成代谢类药物，具有促进蛋白质合成和减少氨基酸分解的特征，可以促进肌肉增生，提高动作力度和增强男性的性特征。"肽类激素"（peptide hormones）由氨基酸通过肽键连接而成，最小的肽类激素可由三个氨基酸组成，如促甲状腺激素释放激素（thyrotropin releasing hormone）。多数肽类激素可由十几个、几十个或乃至上百及几百个氨基酸组成。有代表性的两种肽类激素类兴奋剂是促红细胞生成素（EPO）及其类似物；生长激素（hGH）及其类似物。

蛋白同化制剂在医疗实践活动中常用于慢性消耗性疾病及大手术、肿瘤化疗、严重感染等对机体严重损伤后的康复治疗，但如果不正当使用则会给生理和心理带来不良的严重后果。同时，滥用这类药物还会形成强烈的心理依赖。肽类激素是通过刺激肾上腺皮质生长、红细胞生成等实现促进人体的生长发育的功能和作用，大量摄入会降低自身内分泌水平，损害身体健康，还可能引起心血管疾病、糖尿病等。同时，滥用肽类激素也会形成较强的心理依赖。

【备注4】蛋白同化制剂品种：①雄烯二醇；②雄烯二酮；③雄烯二醇异构体；④雄-4-烯-3α,17β-二醇；⑤雄-4-烯-3β,17α-二醇；⑥雄-5-烯-3α,17α-二醇；⑦雄-5-烯-3α,17β-二醇；⑧雄-5-烯-3β,17α-二醇；⑨雄-4-烯二醇；⑩雄烯二酮异构体；⑪阿法雄烷二醇；⑫倍他雄烷二醇异构体；⑬雄烷二醇异构体；⑭倍他雄烷二醇；⑮勃拉睾酮；⑯勃地酮；⑰1,4-雄二烯-3,17-二酮；⑱卡普睾酮；⑲克仑特罗；⑳氯司替勃；㉑达那唑；㉒脱氢氯甲基睾酮；㉓雄-1-烯-3,17-二酮；㉔雄烯二醇；㉕普拉雄酮（DHEA）；㉖去氧甲基睾酮；㉗双氢睾酮；㉘屈他雄酮；㉙5α-雄烷-3β,17β-二醇；㉚表双氢睾酮；㉛乙烯雌醇；㉜氟甲睾酮；㉝甲酰勃龙；㉞夫拉扎勃；㉟孕三烯酮；㊱4-羟基睾酮；㊲4-羟基诺龙；㊳3α-羟基-5α-雄烷-17-酮；㊴3β-羟基-5α-雄烷-17-酮；㊵美雄诺龙；㊶美睾酮；㊷美雄酮；㊸2α,17α-二甲基-5α-雄烷-3-酮-17β-醇；㊹17α-甲基-17β-羟基雌-4,9(10)-二烯-3-酮；㊺甲基-1-睾酮；㊻甲基去甲睾酮；㊼17α-甲基-17β-羟基雌-4,9,11-三烯-3-酮；㊽美替诺龙；㊾美雄醇；㊿甲睾酮；51米勃龙；52诺龙；53 19-去甲雄烯二醇；54 19-去甲雄烯二酮；55去甲雄酮；56诺勃酮；57诺司替勃；58诺乙雄龙；59 19-去甲本胆烷醇酮；60羟勃龙；61氧雄龙；62羟甲睾酮；63羟甲烯龙；64 ［3,2-c］吡唑-5α-苯别胆烷-17β-四氢吡喃醇；65奎勃龙；66司坦唑醇；67司腾勃龙；68 1-睾酮；69睾酮；70四氢孕三烯酮；71替勃龙；72群勃龙；73折仑诺；74齐帕特罗。

肽类激素品种：75促皮质素；76促红细胞生成素（EPO）；77促性腺激素（LH hCG）；78生长激素（hGH）；79胰岛素；80胰岛素样生长因子（IGF-1）；81生长因子素（MGF）。

易制毒化学品就是指国家规定管制的可用于制造麻醉药品和精神药品的原料和配剂，既能广泛应用于工农业生产和群众日常生活，流入非法渠道又可用于制造毒品。我国列管了三类 24 个品种，第一类主要是用于制造毒品的原料，第二类、第三类主要是用于制造毒品的配剂。药品类易制毒化学品是其中能制造药品的易制毒化学品，主要包括麦角酸、麻黄素等物质。

【备注 5】 药品类易制毒化学品品种目录：①麦角酸；②麦角胺；③麦角新碱；④麻黄素、伪麻黄素、消旋麻黄素、去甲麻黄素、甲基麻黄素、麻黄浸膏、麻黄浸膏粉等麻黄素类物质。

2. 特殊管理药品的分类方法

（1）麻醉药品分类

① 按来源及化学成分分类

阿片类：如阿片粉、阿片酊、阿桔片。

可卡因类：如新可卡因注射剂。

吗啡类：如吗啡阿托品注射液、吗啡片剂。

大麻类：如大麻与大麻树脂。

合成麻醉药类：杜冷丁。

② 按剂型分类　注射剂、片剂、糖浆剂、散剂、透皮贴剂、栓剂等。

③ 按临床应用分类　镇痛用的，如双氢可待因；镇咳用的，如阿桔片；麻醉用的，如舒芬太尼。

（2）精神药品分类　按使人体产生的依赖性和危害人体健康的程度分为：

第一类精神药品：如氯胺酮、去氧麻黄碱、三唑仑、三甲氧基安非他明、苯丙胺。

第二类精神药品：如地西泮、咖啡因、去甲伪麻黄碱、异戊巴比妥、阿普唑仑等。

第一类精神药品的管理和麻醉药品管理一样，不能零售，只能在具有麻醉药品和第一类精神药品用印鉴卡的医疗机构，由具有处方权的执业药师开具处方后方可使用。第二类精神药品可以由具有销售资格的药店，凭执业药师出具的处方，按规定剂量销售，处方保存 2 年备查；一般医疗机构也可以凭处方使用。

（3）医疗用毒性药品分类

① 毒性中药（27 种）　见前文备注 2。

② 毒性化学药

a. 毒药化学药原料药品种（11 种）：见前文备注 2。

b. 毒药化学药制剂品种：亚砷酸注射液（主要成分为三氧化二砷）。

（4）放射性药品分类

① 按核素分类　放射性核素本身即是药物的主要组成部分，如^{131}I、^{125}I 等，是利用其本身的理化特性和对人体产生的生理、生化作用，达到诊断或治疗目的。

利用放射性核素标记的药物如^{131}I-邻碘马尿酸钠，其示踪作用是通过被标记物本身的代谢过程来体现的。

② 按医疗用途分类　用于诊断，即利用放射性药品对人体各脏器进行功能、代谢的检查以及动态或静态的体外显像：甲状腺吸^{131}I 试验、^{131}I-邻碘马尿酸钠肾图及甲状腺、脑、肝、肾显像等。这类用途的放射性药品较多。

用于治疗，如治疗甲亢，^{32}P、^{90}Sr 敷贴治疗皮肤病等。这类用途的放射性药品较少。

对于蛋白同化制剂、肽类激素和药品类易制毒化学品的分类，在此不再赘述。

（二）特殊管理药品的储存要求和保管

国家对麻醉药品、精神药品、医疗用毒性药品、放射性药品、蛋白同化制剂、肽类激素和药品类易制毒化学品实行特殊管理、发布《麻醉药品和精神药品管理条例》（以下简称条例），具体规定麻醉药品药用原植物的种植，麻醉药品和精神药品的实验研究、生产、经营、使用、储存、运输等活动以及监督管理；《医疗用毒性药品管理办法》具体规定毒性药品的生产、收购、经营、供应、调配和违反的处罚并列出毒性药品品种；《放射性药品管理办法》具体规定放射性药品的研究、生产、经营、运输、使用、检验、监督管理；《蛋白同化制剂和肽类激素进出口管理办法》规定了蛋白同化制剂和肽类激素的使用范围和审核管理程度等；《药品类易制毒化学品管理办法》规定了药品类易制毒化学品的生产、经营、购买以及监督管理等细则等。

《药品管理法》《药品经营质量管理规范》要求药品经营企业要建立特殊管理药品的管理制度。对特殊管理药品的验收要实行双人验收制度；特殊管理药品包装的标签或说明书上必须印有规定的标识和警示说明；特殊管理药品的储存要专库或专柜存放，双人双锁保管，专账记录，账物相符；储存麻醉药品、一类精神药品、医疗用毒性药品、放射性药品的专用仓库应具有相应的安全保卫措施。特殊管理药品的购进、销售、运输、使用按国家对特殊管理的有关规定办理。

（三）对特殊管理药品储存和保管的一般要求

1. 入库验收要求

（1）收货人员在收到特殊管理药品后应尽快检查包装是否受潮、破损、标签是否完好，与货物是否一致等。凡不符合要求，应予拒收。收货人员主要检查外观、批号、生产厂家是否与采购订单和随货通行单相符，初验后，应立即通知验收员前来验货，无论是收货员还是验收员必须保证双人在场，应双人收货、双人验收。对特殊管理药品应设置专柜、双人双锁、专账记录和专人保管，专柜应配备安全防盗措施。

（2）验收人员对包装质量检查包括外包装检查和内包装检查。外包装检查包括包装箱是否牢固、干燥；封签、封条有无破损；包装箱有无渗液、污损。外包装上应清晰注明药品名称、规格、生产批号、生产日期、有效期、贮藏、包装、批准文号、生产企业及运输注意事项或其他标记，是否有外用药品和非处方药标识，有关特定储运图示标志的包装印刷应清晰。内包装检查内容包括容器应用合理、清洁、干燥、无破损；封口严密；包装印字清晰，瓶签粘贴牢固。数量验收清点到最小包装。

验收人员对包装质量检查还包括能够对标签和说明书进行检查。检查内容包括特殊药品包装必须按照规定印有或者贴有标签并附有说明书。标签或者说明书上应注明药品的通用名称、成分、规格、生产企业、批准文号、产品批号、生产日期、有效期、适应证或者功能主治、用法、用量、禁忌、不良反应和注意事项。

同时验收人员能够对特殊药品合格证进行识别，药品的每个整件包装中，应有产品合格证；合格证的内容一般包括药品的通用名称、规格（含量及包装）、生产企业、生产批号、化验单号、检验依据、出厂日期、包装人、检验部门和检验人员盖章等。

如果是进口药品，验收人员能够查看进口特殊药品应具备的手续文件，如应有"进口药品注册证"或"医药产品注册证"、"进口药品检验报告书"或"进口药品通关单"。同时，进口药品包装应附有中文说明书；进口预防性生物制品、血液制品应有"生物制品进口批件"复印件。进口药材应有"进口药材批件"复印件，且以上文件应加盖供货单位质量管理机构原印章。

如果是首营品种，验收人员还应该检查特殊药品首营品种检验报告书。首营品种的首批到货药品入库验收时应有生产企业同批号药品的检验报告书。

总之，对特殊药品的验收内容包括质量检查、药品合格证识别、进口药品手续文件的审查、首营品种检验报告书检查等方面。

2. 储存养护要求

验收合格的特殊管理药品，方可入库。仓库保管员严禁将没有经过质量验收的药品放入合格品库。对特殊管理药品的管理实行批号管理和追踪，明确责任。对进出专库（专柜）的麻醉药品、精神药品建立专用账册，每批次均有记录，内容齐全，双人签字，做到账、物、批号相符。

养护员对在库特殊管理药品定期进行查看和检验，保证麻醉药品、精神药品质量，保持库内适宜温度和湿度，注意库房通风换气，做好库房温度和湿度检查记录。特殊管理药品入库后按生产批号存放，并按照先进先出、近期先出、易变先出的原则发放。麻醉药品、一类精神药品、毒性药品、仓库中放射性药品、药品中的危险品按规定分别存放。检查时要做好详细记录，要求检查一个品种记录一个，依次详细记录检查日期、药品存放货位、品名、规格、厂牌、批号、单位、数量、质量情况和处理意见，做到边检查边整改，发现问题及时处理。检查结束后还要对检查情况进行汇总，写出质量检查小结。

对于养护员来说还有两项主要任务，是对特殊管理药品的近效期检查和重点养护品种的养护。

有效期药品应做到先进先出、近期先出，以免过期失效。养护人员对近效期药品每月养护检查一次，在有效期尚有一年时，应按月填报"有效期特殊药品催销表"，内容应列品名、规格、单位、数量、件数、储存地点、有效期、生产企业等，催促业务部门加快销售，以免过期损失。

特殊管理药品中有一些容易出现问题的药品、易变质的药品、已发现质量问题的相邻批号的药品、储存时间较长的药品、近效期的品种以及其他一些需要重点养护的药品等，须重点养护，不同的企业重点养护品种有所不同。对重点养护品种，养护员应至少每月养护检查一次，并填写"药品养护检查记录"。一般来说，分剂型进行养护，比如：针对注射剂，检查的重点是避光、防热、防冻和防潮；针对片剂，检查重点是防潮、避光和防热；针对胶囊剂，检查的重点是防潮、防热和避光；针对水溶液剂，检查的重点是密闭、避光和防冻；针对软膏剂，检查的重点是密闭、避光和防冻，并且温度控制在25℃以下，以及要防止重压；针对栓剂，检查的重点是20℃以下、密闭、防热、防潮和避光。

对特殊管理药品出现质量问题的处理方法：养护员在养护过程中发现有质量问题，应通知仓库管理员暂停发货，仓库管理员填写"药品质量复检通知单"，报质管部门复检，确认后，仓库保管员将结论反馈给养护员，养护员做好"药品养护检查记录"。

3. 出库复核要求

特殊管理药品出库按出库单核对后，检查包装是否受潮、破损、标签是否完好，与货物是否一致等。凡不符合要求的，应予拒发。出库时应双人复核。复核记录应保存至超过药品有效期1年，但不得少于3年。

（1）出库时，如发现以下问题应停止发货，并报有关部门处理：

① 过期失效、霉烂变质、虫蛀、鼠咬及淘汰药品以及内包装破损的特殊管理药品，不

得出库销售。

② 有退货通知或药检部门通知暂停销售的特殊管理药品。

③ 特殊管理药品包装内有异常响动和液体渗漏。

④ 外包装出现破损、封口不牢、衬垫不实、封条严重破损等现象。

⑤ 包装标识模糊不清或脱落。

⑥ 怀疑质量发生变化，未出检验报告加以确认的特殊管理药品。

⑦ 特殊管理药品已超过有效期。

（2）对销后退回特殊管理药品的处理

① 暂收待检　保管员清点实物，仓库凭"退货申请单"及"退货通知单"暂收货物，并放在特殊管理药品待检专柜等待质检。

② 质检员复核　由质检员检阅出库复核记录（或销售记录）与原始凭证进行核对，看其所列内容是否与退回实物相符，如不符应与退货方联系，查清原因，妥善解决。为有效地发现非正常原因引起的意外质量问题，对销后退回药品的质量验收，重点核实退回药品是否为本企业售出药品。加大抽样量，进行必要的外观检查等。

③ 验收员入库验收　销后退回特殊管理药品应同进货一样进行入库验收。复核无质量问题，内外包装完好，验收员在入库凭证上加盖"质量验收专用章"，由保管员通知业务部门开单（药品入库，由财务部门办理退款手续。如有质量问题，应查清不合格原因协商解决）。

④ 详细记录　销后退回药品的入库、验收及处理各流程都应有详细记录、正式凭证。

⑤ 存档　有关部门或人员将各项记录建档留存 3 年备查。

4. 运输配送要求

（1）特殊管理药品运输前，应将车辆预冷货预热至预定产品载货所需的运输温度。货物在装车前，应检查并记录冷藏货物的温度。

（2）出库温度应不高于特殊管理药品所需要的运输温度。特殊管理药品在运输过程中，应在厢体内回风通道中放置至少一台经校准的温度记录仪。温度记录仪应在车辆装运货前开启并进行记录。车辆运输途中应监控车内温度变化情况，发现温度异常，应采取措施，确保药品的运输温度。

（3）车辆装运货物时，应保证厢体内的气流循环畅通，以消除厢体内个别部位由于传热或货物本身发热而产生的热负荷。货物与厢体顶板、前板距离不小于 150mm，与后板、侧板、底板间应保持足够距离，宜采用不小于 50mm 的导流槽。厢体门宜装门帘。在户外货场装卸货物时应关闭制冷机组。

（4）车辆装载、码放完毕，应及时关闭厢门，并检查门密闭情况。完成装载后检查制冷机组设定温度，确保符合货物要求的温度。

（5）车辆卸货时，应尽快操作。分卸时，应及时关闭厢门，以维持车厢温度，必要时应控制分卸次数。

（6）在交货时，应出示收货时的记录，并将运输过程中的温度数据交给收货方。

（四）对于不同类别的特殊管理药品的特殊要求

1. 麻醉药品、精神药品的储养管理要求

麻醉药品、精神药品的储存保管流程：入库验收—储存养护—出库复核。

（1）购销管理要求　国家对麻醉药品和谨慎药品实行定点经营制度。医疗机构应当根据医疗需要，在麻醉药品和精神药品定点批发企业采购此类药品。麻醉药品和第一类精神药品不得零售，并且由全国性批发企业和区域性批发企业将药品送至医疗机构，医疗机构不得自行提货。第二类精神药品定点批发企业可以向医疗机构或者经市级药监部门批准实行统一进货、统一配送、统一管理的药品零售连锁企业销售第二类精神药品。

（2）入库验收管理要求　麻醉药品、第一类精神药品入库验收必须货到即验；至少双人开箱验收；验收检查至最小包装，入库验收应当采用专用账册记录，记录的内容包括：日期、凭证号、品名、剂型、规格、单位、数量、批号、有效期、生产单位、供货单位、质量情况、验收结论、验收人员双人签字。

在验收中发现缺少、缺损的麻醉药品、第一类精神药品应当双人清点登记，报医疗机构负责人批准并加盖公章后向供货单位查询、处理。专用账册的保存期限应当自药品有效期期满之日起不少于 5 年。

（3）储存养护管理要求

① 麻醉药品药用原植物种植企业、定点生产企业、全国性批发企业和区域性批发企业以及国家设立的麻醉药品储存单位，应当设置储存麻醉药品和第一类精神药品的专库，专库应当符合以下要求：安装专用防盗门，实行双人双锁管理；具有相应的防火设施；具有监控设施和报警装置，报警装置应当与公安机关报警系统联网。麻醉药品定点生产企业应当将麻醉药品原料药和制剂分别存放。

② 麻醉药品和第一类精神药品的使用单位应当设立专库或者专柜储存麻醉药品和第一类精神药品。专库应当设有防盗设施并安装报警装置；专柜应当使用保险柜。专库和专柜应当双人双锁管理。

③ 第二类精神药品经营企业应当在药品库房中设立独立的专库或者专柜储存第二类精神药品。

④ 以上单位应当配备专人负责储存养护管理工作，并建立储存麻醉药品、第一类精神药品、第二类精神药品的专用账册。专用账册的保存期限应当自药品有效期期满之日起不少于 5 年。

（4）出库管理要求　药品出库双人复核，对进出专库的麻醉药品、第一类精神药品建立专用账册，出库逐笔记录。记录的内容包括：日期、凭证号、领用部门、品名、剂型、规格、单位、数量、批号、有效期、生产单位、发药人、复核人和领用人签字，做到账、物、卡相符。

（5）过期、损坏药品的处理要求　生产、经营企业及医疗机构对过期、损坏的麻醉药品、第一类精神药品应当登记造册，并向所在地县级药品监督管理部门及卫生主管部门申请销毁、管理部门应当到场监督销毁。

2. 毒性药品的储养管理要求

（1）《医疗用毒性药品管理办法》中的相关要求

① 收购、经营、加工、使用毒性药品的单位必须建立健全保管、验收、领发、核对等制度。

② 严防收假、发错，严禁与其他药品混杂，做到划定仓间或仓位，专柜加锁并由专人保管。

③ 毒性药品的包装容器上必须印有毒药标志，在运输毒性药品的过程中，应当采取有效措施，防止发生事故。

（2）毒性药品的储存保管流程　入库验收—储存养护—出库复核。

（3）毒性药品的储存养护要求　毒性药品必须储存于专用仓库或专柜内，实行"五专管理"，同时实行色标管理和效期管理。仓库内应有安全措施，如报警器、监视器等，并严格实行双人、双锁管理制度。毒性药品应坚持双人验收、双人收货、发货制度，并共同在单据上签名盖章，严防错收、错发。

毒性药品严禁与其他药品混存，应建立毒性药品收支账目，每日盘点与定期盘点相结合，做到账物相符，发现问题应立即报告上级和当地药品监督管理部门。专用账册的保存期限应当自药品有效期期满之日起不少于 5 年。对不可药用的毒性药品，经单位领导审核，报当地有关主管部门批准后方可撤销，并建立销毁档案，包括销毁日期、时间、地点、数量、方法等，销毁批准人、销毁人员、监督人员均应签字盖章。

毒性药品的在库养护检查应严格遵守《仓库保管、养护和出库复核的管理制度》，药品养护人员对此类药品进行养护检查时，必须有专职保管人员在场。

毒性药品的出库坚持"四不发"和"四核对"原则，发货时实行双人复核。

3. 放射性药品的储养管理要求

放射性药品应严格实行专库（柜），双人双锁保管，专账记录。放射性药品的储存应有与放射剂量相适应的防护装置；放射性药品置放的铅容器应避免拖拉或撞击。

放射性药品的储存保管流程：入库验收—储存养护—出库复核。

（1）入库验收　收到放射性药品时，应认真核对名称、出厂日期、放射性浓度、总体积、总强度、容器号、溶液的酸碱度与物理性状等，注意液体放射性药品有无破损、渗漏，注意发生器是否已做细菌培养、热源检查。注意放射性药品的包装是否安全实用，是否符合放射性药品质量要求，是否具有与放射性剂量相适应的防护装置。包装是否分内包装和外包装两部分，外包装是否贴有商标、标签、说明书和放射性药品标志，内包装是否贴有标签。查看标签上的药品品名、放射性比活度、装量。查看说明书上的生产单位、批准文号、批号、主要成分、出厂日期、放射性核素半衰期、适应证、用法、用量、禁忌证、有效期和注意事项等，做好放射性药品入库登记。

（2）储存养护管理要求　放射性药品应由专人负责保管；建立放射性药品登记表册，在记录中认真按账册项目要求逐项填写，并做永久性保存。放射性药品应放在铅罐内，置于贮源柜内保管，严防丢失。储存放射性药品容器应贴好标签，常用放射药品应按不同品种分类放置在通风橱贮源槽内，标志要鲜明，以防发生差错。

（3）出库管理要求　要有专人对品种、数量进行复查，出库复核记录表双人签名确认。

（4）特殊情况处理　发现放射性药品丢失时，应立即追查去向，并报告上级机关。过期失效而不可供药用的药品，必须按国家有关规定妥善处置。

4. 蛋白同化制剂、肽类激素的储养管理要求

（1）购进管理　购进时，必须遵循药品购进的一般规定，选择具有生产或经营资质的企业购进，不得从非法渠道或资质不全的企业采购此类药品。蛋白同化制剂、肽类激素的采购人员，应严格按照质量管理职责的规定履行购进职责。

（2）验收管理　除了要按照药品验收的一般通则进行验收之外，还要双人进行质量和数量的验收工作。同时，验收时，应仔细核对进货凭证，进货手续不全或整件无合格证的产品不得验收。应按照《药品质量验收管理制度》和《药品验收标准》中的规定进行验收。验收过程中，对于拆封检查后的药品，应该及时复原，并尽可能地保持药品原貌。和一般药品记录规定相同，做好保存记录。对于验收合格后的蛋白同化制剂、肽类激素，应该按规定程序入库。

（3）储存养护管理　对于验收合格的药品，必须按其性质和对温度的要求专库或专柜存放，双人双锁管理。堆码和存放时，不同药品品种之间应保持一定的间距。对药品效期应按照规定填写相应报表。蛋白同化制剂、肽类激素和一般药品一样，实行色标管理。确保标识、标志准确无误。此类药品实行专账管理，做到账货相符。

（4）销售管理　不得将蛋白同化制剂、肽类激素品种销售给不具备经营或使用资格的单位或个人。蛋白同化制剂、肽类激素品种的胰岛素可以销售给药品零售企业。除此之外的其他品种，不得向药品零售企业销售。应将企业经营的蛋白同化制剂、肽类激素在电脑信息系统中单独列出，销售制票应该由专人负责。

（5）出库复核管理　和一般药品相同，出库时坚持先产先出、近期先出、按批号发货的原则。蛋白同化制剂、肽类激素实行双人发货、双人复核管理，同时双人签字或签章。出库后，应与送货人完善交接手续。同时蛋白同化制剂、肽类激素品种的出库复核记录应该单列。蛋白同化制剂、肽类激素品种的出库复核记录应该保存至超过有效期1年，但不得少于3年。

另外，对于蛋白同化制剂、肽类激素的报损审批按照一般药品的报损审批要求执行，严格履行报损审批手续。对于此类药品的销毁，应该在当地食品药品监督管理部门的监管下完成。同时做好销毁记录。

5. 药品类易制毒化学品药品储养管理要求

（1）购进管理　药品类易制毒化学品的采购必须与供应单位签订采购合同，在合同中应明确质量条款。采购合同应该保存5年备查。采购合同如果不是以书面形式确立的，购销双方应签订质量保证协议书，并双方签字，在协议书中明确有效期。对于购进的特殊管理药品应开具合法票据，并能够建立购进记录，做到票、账和货相符。

（2）验收管理　药品类易制毒化学品的验收是双人验收。对不符合规定和要求的药品有权拒绝收货。对于药品类易制毒化学品在验收一结束，应马上清点整理入库，并且认真做好验收记录。验收记录应该内容完整，字迹清晰，并且结论明确不含糊。两位验收员在入库凭证上均要签字盖章，并同时均注明验收结论。仓库保管人员凭两位验收员签字或盖章的入库凭证方可办理入库手续。

（3）储存养护管理　药品类易制毒化学品应该存放于专库或专柜中，并应该有明显的标识。储存过程中实行"双人双锁"进行"专库"管理。必须由两人同时到场方可打开，钥匙应该由两人分开保管，确保一人无法打开专柜或专库。药品类易制毒化学品仓库应设有监控设施和自动报警设备，一旦出现意外，外界能及时获取信息。仓库保管人员必须凭两位验收人员的签章的验收单作为入库凭证。仓库保管人员对货单不符、质量异常、包装不牢、标志模糊等药品有权拒绝入库，并在入库凭证上双人盖章确认。

养护人员应不断加强库房的温湿度管理，定期对在库的药品类易制毒化学品进行养护与检查，做好养护记录。一旦发现质量问题，应及时与企业的质量管理部门联系，对有问题的品种设置明显标志并暂停发货，并及时上报质量管理部门。

（4）出库复核管理　药品类易制毒化学品必须经双人发货、双人复核手续才能出库。保管人员认真核对单据与实货后，在发货清单上签字，将货交给复核人员复核。复核人员必须按复核清单逐一核对，确认无误后，复核人员再复核清单上签字或盖章。出库复核过程中，一旦发现质量异常应停止发货，并及时报告质量管理部门处理。

（5）销售管理　药品类易制毒化学品应该由经营部门指定的专门人员负责销售，并且保证专门人员队伍相对稳定。对于药品批发企业而言，只能将药品类易制毒化学品销售给持有购买许可证的单位。销售人员在销售时应仔细核对客户档案和客户资质。对于药品类易制毒化学品的销售，应直接送至客户单位，不允许客户单位人员自行到企业提货。对药品类易制毒化学品的销售应建立专账并做好销售记录。对于药品类易制毒化学品销售，不能和其他药品搭配销售，不得零售，禁止用现金进行交易。原则上药品类易制毒化学品销售后不能退货，特殊情况确实要退货的须规范履行各项手续，经审批同意后，方可办理退货手续。药品类易制毒化学品的退货验收，必须由双人进行。

（6）运输管理　药品类易制毒化学品应采取道路运输方式，而且是厢式封闭货车运输，并伴有专人押运。药品类易制毒化学品到货后，承运部门应当严格按照有关规定和收货单位办理交货手续，双方对此药品应该进行现场检查验收，检查无误办理交付手续。如果在运输中出现包装破损，运输人员要及时采取相应的保护措施。一旦发生被盗、被抢或丢失情况，应立即报告当地公安机关，并及时通知收货单位，收货单位则应立即报告当地的药品监督管理部门。

五、工作任务实施

任务一　特殊管理药品的储养管理

【任务引入】惠康医药批发企业是专业从事各类医药产品、保健品、医疗器械、中成药、中药材、中药饮片、化学药制剂、化学原料药、抗生素、生化药品、生物制品、麻醉药品、精神药品、医疗用毒性药品等批发经营的大型医药流通企业，拥有现代化的医药物流中心，年营业额数十亿元。现公司采购了三件磷酸可待因糖浆，请各小组请按照 GSP 要求，完成这三件货品的入库仓储配送工作。

分组要求安排：10 人一组，每组拟定 2 位收货员、2 位验收员、2 位保管员、2 位复核员、2 位养护员。请明确各自职责，顺利完成药品的入库验收和仓储配送操作。

【分析结果】磷酸可待因糖浆属于特殊药品，所以在入库验收储存的过程中保证双人在场，双人保管，否则无法完成该药品的合法性储存。

磷酸可待因糖浆属于特殊药品中的麻醉药品，且是糖浆剂药品，应储存在糖浆剂区域，储存时应防止倒立，否则容易洒漏。

各小组每个人应完成一个操作任务，整个过程注意操作任务的规范性和职责的明确性。

（一）工作目标

1. 各小组分工明确，每个人应明确所在岗位的工作操作流程和规范。
2. 确保每组的每位成员按照 GSP 要求中对特殊管理药品的规定完成相关操作。
3. 指出各小组在操作中存在的问题以及解决方案。

（二）工作内容及要求

除遵循一般药品的入库验收、储存、保管、养护程序与工作要求外，根据特殊管理药品的要求，各环节的特殊操作如下：

1. 入库验收

货到即验；双人验收；数量点收时，要双人验收并清点到最小包装。验收记录使用特殊管理药品入库验收记录单，记录内容包括日期、凭证号、品名、剂型、规格、单位、数量、批号、有效期、生产单位、供货单位、质量情况、验收结论、验收和保管人员签字。外包装标识检查，要有麻醉药品标志。

2. 分类储存

按药品特性、剂型、仓储管理要求进行入库分类，在仓库特殊管理药品区域选择麻醉药品且是糖浆剂区域，再根据入库药品数量、包装（如形状、体积、重量、内外包装材料特性）与包装标识（如可堆层数、储藏项下要求：遮光，密封，置阴凉处保存等）选择存储位置（阴凉库），结合储位条件（地面荷重定额及库房高度）确定堆码层数、堆码方式并进行堆码操作（注意符合"五距"要求，底座要稳固，避免过密、过高）或选择货架进行上架操作（注意安全操作）。然后设置货位卡，对货垛或货架堆放药品进行标识，记录入库信息（品名、规格、数量等）。专人保管，库房加锁。

3. 在库保管与养护

根据磷酸可待因的理化特性（光照易变质）及糖浆剂（高温易发酵酸败等）的质量特性，确定储存条件为避光、密闭、阴凉处曝光。在库检查时注意药品有无渗漏、受微生物污染、发酵酸败或光解；储存条件是否符合药品储藏项下要求，调控库房温湿度等储存条件使之符合储存要求；在库药品品种、数量是否与账、卡相符等。

4. 出库复核

按出库单证进行拣单操作，所拣出药品实行双人复核，复核记录内容包括日期、凭证号、收货单位或部门、品名、剂型、规格、单位、数量、批号、有效期、生产单位（或供货单位）、拣单人、复核人等，做到账、物、卡相符。专用账册的保存期限应当自药品有效期满之日起不少于 5 年。

（三）工作流程

1. 首先对三件磷酸可待因糖浆进行入库操作，对药品的外包装进行检查，把好药品仓储管理的第一道关口。做好入库记录，并和验收人员做好交接。

2. 其次是对三件磷酸可待因糖浆的验收，验收人员应按照抽样原则检查到最小包装，确保进入仓库之前的药品没有质量问题，并做好相关验收记录，和仓储保管人员做好交接。

3. 仓库保管人员对三件磷酸可待因糖浆的日常管理，确保药品放在合适的区域并定期对其进行检查，防止药品近效、损伤等。

4. 三件磷酸可待因糖浆在库过程中，质量管理部门的养护人员应定期到仓库对药品进行养护，配合仓库保管人员做好药品在库的管理。

5. 最后是对三件磷酸可待因糖浆的出库复核，药品出库应注意双人复核，如果是拆零药品，应把握拼箱原则，把好药品在库管理的最后一关。

（四）工作记录

工作记录包括：小组成员表、储养操作记录表、初检表、验收记录表、养护检查列表等。

小组成员 表

项 目	姓名	职务	职责	联系电话
组长				
副组长				
成员				
成员				
成员				
成员				
...				

磷酸可待因糖浆储养操作 记录表

操作内容		操作地点		任务编号
参加人员				
操作依据				
实施情况				
实施过程				
结果评审				
存在问题及改进措施				

以验收记录为例说明，特殊管理药品验收记录表如下所示：

序号	名称	型号	规格	数量	生产日期	保质期	质量标准	生产厂家	经销商	验收结果	备注

（五）工作总结及评价

磷酸可待因糖浆储养操作 工作总结

任务布置者： （教师姓名）		部门：		时间：	
任务承接者： （学生姓名）		部门：			
任务总结：					
教师点评：					
任务编号:20××××××××××				任务评分：	

任务二　特殊管理药品的运输管理

【任务引入】仁爱大药房现向惠康医药批发企业采购 1 件磷酸可待因糖浆、1 件苯酚，订单编号是 001，请各小组请按照 GSP 要求，完成该订单的运输管理工作。

分组要求安排：3～4 人一组，每组拟定 1 位司机、1～2 位配送员，请明确各自职责，顺利完成药品的运输配送操作。

【分析结果】磷酸可待因糖浆属于特殊药品，特殊药品在配送过程中应该注意什么？

司机出行前应检查运输车中的各种设备是否正常运转。

各小组应配合完成运输操作任务，整个过程注意操作任务的规范性和职责的明确性。

（一）工作目标

1. 各小组分工明确，每个人应明确所在岗位的工作操作流程和规范。
2. 确保每组的每位成员按照 GSP 要求中对特殊管理药品的运输相关规定完成操作。
3. 指出各小组在操作中存在的问题以及解决方案。

（二）工作内容及要求

1. 苯酚运输管理

苯酚属于常温保管药品，运输过程中应注意药品运输路线与运输工具选择：

（1）减少运输途中停留，缩短货物在途时间。

（2）减少中转环节，减少装卸搬运次数，以减少货物损失和运输差错，降低药品损耗和运输费用。

（3）加速运输工作的周转，提高运输工作的使用效率，节约运费开支，发挥各运输工作的运输效能。

（4）运输条件应符合药品运输标识要求。药品运输的原则：及时、准确、安全、经济。从有利于保证药品质量、有利于市场供应出发，采取综合对比方法对各条运输路线、各种运输工具、时间、环节、安全程度等进行分析比较，找出最合适方案。

（5）运输工具要有防晒、防雨、防虫等设施设备，保证药品运输过程中的质量，运输工具应符合卫生要求。

（6）药品运输时，针对运送药品的包装条件及道路状况，采取相应措施，防止药品的破损和混淆，还应根据药品理化性质选择合适的运输方式，铁路运输不得使用敞车。水路运输不得配装在仓面。公路运输应遮盖严密、捆扎牢固，防止破损、污染及混药事件发生。

（7）药品运输过程中要轻装轻卸，杜绝野蛮装卸。

（8）药品运输要合理堆码，妥善苫垫，在堆码时应注意堆放高度和宽度限制，并注意分类堆放。

（9）药品中转运输过程中应保证包装牢固，标识清楚。

（10）如果发现药品有残缺、洒漏、污染、短少、批次混乱等情况，应及时反映给供货单位。

（11）特殊管理药品运输按照国家有关规定执行，在运输过程中有完善的保证药品安全的措施。

（12）药品运输过程中必须各种手续完整，责任分明，防止发生事故，提高药品运输质量。各种凭证字迹清楚，项目齐全，单位相符，交接手续完备。

（13）运输有温湿度要求的药品，应根据季节变化采取相应的保暖或冷藏措施。

2. 磷酸可待因糖浆运输管理

磷酸可待因糖浆属于冷藏药品，冷藏药品应指定专业人员负责冷藏药品的发货、拼箱、装车工作，并选择适合的运输方式。

拆零拼箱应在冷藏药品规定的储藏温度下进行。

（1）配送分货　经过捡取的药品需要根据不同的客户或送货路线分类集中。有些需要进行流通加工的商品还需根据加工方法进行分类，加工完毕再按一定方式分类出货。

分货作业大体可分为人工分货和自动分货两种方式。

① 人工分货是指分货作业过程全部由人工完成。分货作业人员根据订单或其他方式传递过来的信息进行分货作业，分货完成后，由人工将各客户订购的商品放入已标识好的各区域或容器中，等待出货。

② 自动分货是利用自动分类机来完成分货工作的一种方式。自动分货系统一般应用于自动化仓库，适用于多品种、业务量大且业务稳定的场合。具体步骤如下：

步骤1：认真阅读材料，总结出整体的操作方式。

步骤2：结合分货的几种方式，比较一下人工分货和自动化分货的区别和联系，看看上述材料符合哪一种。

步骤3：描述常用的自动化分货方式。

配送人员在送货之前需要仔细阅读订单明细表，认真检查货物的种类、数量、生产日期，保证送货的准确无误。

（2）配送的包装、打捆具体步骤

① 仔细分析订单内容；

② 根据通常情况下各类商品的包装规格，合理地合并商品进行打捆包装，以防止在配送过程中发生碰撞等；

③ 糖浆类不能和丸剂放在一起，外包装上应写明商品名和数量信息。

（3）冷链配送运输　在运输过程中采用冷藏设备，设备上装有温度自动监控设备，以便实时监测，保证在运输过程中能够符合规定的温度要求。

配送过程：

① 装载冷藏药品时，冷藏车或保温箱应预冷至符合药品储藏运输温度。

② 冷藏药品由库区转移到符合配送要求的运输设备的时间，冷藏药品应在 30min 内，冷冻药品应在 15min 内。

③ 需要委托运输冷藏药品的单位，应与受托方签订合同，明确药品在储藏运输和配送过程中的温度要求。

（4）冷藏药品运输管理

① 应配备有确保冷藏药品温度要求的设施、设备和运输工具。

② 采用保温箱运输冷藏药品时，保温箱上应注明储藏条件、启运时间、保温时限、特殊注意事项或运输警告。

③ 采用冷藏车运输冷藏药品时，应根据冷藏车标准装载药品。

④ 应制定冷藏药品发运程序。发运程序内容包括出运前通知、出运方式、线路、联系人、异常处理方案等。

⑤ 运输人员出行前应对冷藏车及冷藏车的制冷设备、温度记录显示仪进行检查，要确保所有的设施设备正常并符合温度要求。在运输过程中，要及时查看温度记录显示仪，如出现温度异常情况，应及时报告并处置。

⑥ 采用冷藏车运输时，应至少有一个温度记录仪随货发运；采用冷藏（保温）箱运输时，每种规格的冷藏箱中应至少放置一个温度记录仪随货发运。温度记录仪应摆放在所记录的温度数据具有代表性的位置。

⑦ 放置冷藏药品不得直接接触控温物质，防止对药品质量造成影响。

（5）冷藏药品温度控制和监测管理

① 冷藏药品应进行 24h 连续、自动的温度记录和监控，温度记录间隔时间设置不得超过 10min/次。

② 冷库内温度自动监测布点应经过验证，符合药品冷藏要求。

③ 自动温度记录设备的温度监测数据可读取存档，记录至少保存 3 年。

④ 温度报警装置应能在临界状态下报警，应有专人及时处置，并做好温度超标报警情况的记录。

⑤ 制冷设备的启停温度设置：冷藏应在 3～7℃，冷冻应在 -3℃ 以下。

⑥ 冷藏车在运输途中要使用自动监测、自动调控、自动记录及报警装置，对运输过程中进行温度的实时监测并记录，温度记录时间间隔设置不超过 10min，对有温度要求的药品的运输，应根据季节温度变化和运程采取必要的保温或冷藏措施。

（6）麻醉药品、一类精神药品、医疗用毒性药品和危险品的运输　应按有关规定办理。

（7）直调药品的发运　由生产企业直调药品时，须经经营单位质量验收合格后方可发运。

（8）搬运、装卸药品　应轻拿轻放，严格按照外包装图示标志要求堆放和采取防护措施。

（三）工作流程

1. 司机检查运输车上所有设备是否能够正常使用。采用冷藏设备，设备上装有温度自动监控设备，以便实时监测，保证在运输过程中能够符合规定的温度要求。

2. 在运输过程中，配送员不定时检查车内温度是否满足磷酸可待因糖浆的储存温度，并做好温度记录。

3. 将行车过程中的监控数据和到货接货员进行交接。

（四）工作记录

小组成员　表

项目	姓名	职务	职责	联系电话
组长				
副组长				
成员				
成员				
成员				
成员				
...				

001 订单运输配送操作　记录表

操作内容		操作地点		任务编号	
参加人员					
操作依据					
实施情况					
实施过程					
结果评审					
存在问题及改进措施					

（五）工作总结及评价

<u>001 订单运输配送操作</u>　**工作总结**

任务布置者： （教师姓名）	部门：		时间：
任务承接者： （学生姓名）	部门：		
任务总结：			
教师点评：			
任务编号:20××××××××		任务评分：	

附 录

中华人民共和国药品管理法

（1984 年 9 月 20 日第六届全国人民代表大会常务委员会第七次会议通过，2001 年 2 月 28 日第九届全国人民代表大会常务委员会第二十次会议修订，根据 2013 年 12 月 28 日第十二届全国人民代表大会常务委员会第六次会议《关于修改〈中华人民共和国海洋环境保护法〉等七部法律的决定》、2015 年 4 月 24 日第十二届全国人民代表大会常务委员会第十四次会议通过关于修改《中华人民共和国药品管理法》的决定修正）

第一章 总 则

第一条 为加强药品监督管理，保证药品质量，保障人体用药安全，维护人民身体健康和用药的合法权益，特制定本法。

第二条 在中华人民共和国境内从事药品的研制、生产、经营、使用和监督管理的单位或者个人，必须遵守本法。

第三条 国家发展现代药和传统药，充分发挥其在预防、医疗和保健中的作用。

国家保护野生药材资源，鼓励培育中药材。

第四条 国家鼓励研究和创制新药，保护公民、法人和其他组织研究、开发新药的合法权益。

第五条 国务院药品监督管理部门主管全国药品监督管理工作。国务院有关部门在各自的职责范围内负责与药品有关的监督管理工作。

省、自治区、直辖市人民政府药品监督管理部门负责本行政区域内的药品监督管理工作。省、自治区、直辖市人民政府有关部门在各自的职责范围内负责与药品有关的监督管理工作。

国务院药品监督管理部门应当配合国务院经济综合主管部门，执行国家制定的药品行业发展规划和产业政策。

第六条 药品监督管理部门设置或者确定的药品检验机构，承担依法实施药品审批和药品质量监督检查所需的药品检验工作。

第二章 药品生产企业管理

第七条 开办药品生产企业，须经企业所在地省、自治区、直辖市人民政府药品监督管理部门批准并发给"药品生产许可证"。无"药品生产许可证"的，不得生产药品。

"药品生产许可证"应当标明有效期和生产范围，到期重新审查发证。

药品监督管理部门批准开办药品生产企业，除依据本法第八条规定的条件外，还应当符合国家制定的药品行业发展规划和产业政策，防止重复建设。

第八条　开办药品生产企业，必须具备以下条件：

（一）具有依法经过资格认定的药学技术人员、工程技术人员及相应的技术工人；

（二）具有与其药品生产相适应的厂房、设施和卫生环境；

（三）具有能对所生产药品进行质量管理和质量检验的机构、人员以及必要的仪器设备；

（四）具有保证药品质量的规章制度。

第九条　药品生产企业必须按照国务院药品监督管理部门依据本法制定的《药品生产质量管理规范》组织生产。药品监督管理部门按照规定对药品生产企业是否符合《药品生产质量管理规范》的要求进行认证；对认证合格的，发给认证证书。

《药品生产质量管理规范》的具体实施办法、实施步骤由国务院药品监督管理部门规定。

第十条　除中药饮片的炮制外，药品必须按照国家药品标准和国务院药品监督管理部门批准的生产工艺进行生产，生产记录必须完整准确。药品生产企业改变影响药品质量的生产工艺的，必须报原批准部门审核批准。

中药饮片必须按照国家药品标准炮制；国家药品标准没有规定的，必须按照省、自治区、直辖市人民政府药品监督管理部门制定的炮制规范炮制。省、自治区、直辖市人民政府药品监督管理部门制定的炮制规范应当报国务院药品监督管理部门备案。

第十一条　生产药品所需的原料、辅料，必须符合药用要求。

第十二条　药品生产企业必须对其生产的药品进行质量检验；不符合国家药品标准或者不按照省、自治区、直辖市人民政府药品监督管理部门制定的中药饮片炮制规范炮制的，不得出厂。

第十三条　经省、自治区、直辖市人民政府药品监督管理部门批准，药品生产企业可以接受委托生产药品。

第三章　药品经营企业管理

第十四条　开办药品批发企业，须经企业所在地省、自治区、直辖市人民政府药品监督管理部门批准并发给"药品经营许可证"；开办药品零售企业，须经企业所在地县级以上地方药品监督管理部门批准并发给"药品经营许可证"。无"药品经营许可证"的，不得经营药品。

"药品经营许可证"应当标明有效期和经营范围，到期重新审查发证。

药品监督管理部门批准开办药品经营企业，除依据本法第十五条规定的条件外，还应当遵循合理布局和方便群众购药的原则。

第十五条　开办药品经营企业必须具备以下条件：

（一）具有依法经过资格认定的药学技术人员；

（二）具有与所经营药品相适应的营业场所、设备、仓储设施、卫生环境；

（三）具有与所经营药品相适应的质量管理机构或者人员；

（四）具有保证所经营药品质量的规章制度。

第十六条　药品经营企业必须按照国务院药品监督管理部门依据本法制定的《药品经营质量管理规范》经营药品。药品监督管理部门按照规定对药品经营企业是否符合《药品经营质量管理规范》的要求进行认证；对认证合格的，发给认证证书。

《药品经营质量管理规范》的具体实施办法、实施步骤由国务院药品监督管理部门规定。

第十七条　药品经营企业购进药品，必须建立并执行进货检查验收制度，验明药品合格证明和其他标识；不符合规定要求的，不得购进。

第十八条　药品经营企业购销药品，必须有真实完整的购销记录。购销记录必须注明药品的通用名称、剂型、规格、批号、有效期、生产厂商、购（销）货单位、购（销）货数量、购销价格、购（销）货日期及国务院药品监督管理部门规定的其他内容。

第十九条　药品经营企业销售药品必须准确无误，并正确说明用法、用量和注意事项；调配处方必须经过核对，对处方所列药品不得擅自更改或者代用。对有配伍禁忌或者超剂量的处方，应当拒绝调配；必要时，经处方医师更正或者重新签字，方可调配。

药品经营企业销售中药材，必须标明产地。

第二十条　药品经营企业必须制定和执行药品保管制度，采取必要的冷藏、防冻、防潮、防虫、防鼠等措施，保证药品质量。

药品入库和出库必须执行检查制度。

第二十一条　城乡集市贸易市场可以出售中药材，国务院另有规定的除外。城乡集市贸易市场不得出售中药材以外的药品，但持有"药品经营许可证"的药品零售企业在规定的范围内可以在城乡集市贸易市场设点出售中药材以外的药品。具体办法由国务院规定。

第四章　医疗机构的药剂管理

第二十二条　医疗机构必须配备依法经过资格认定的药学技术人员。非药学技术人员不得直接从事药剂技术工作。

第二十三条　医疗机构配制制剂，须经所在地省、自治区、直辖市人民政府卫生行政部门审核同意，由省、自治区、直辖市人民政府药品监督管理部门批准，发给"医疗机构制剂许可证"。无"医疗机构制剂许可证"的，不得配制制剂。

"医疗机构制剂许可证"应当标明有效期，到期重新审查发证。

第二十四条　医疗机构配制制剂，必须具有能够保证制剂质量的设施、管理制度、检验仪器和卫生条件。

第二十五条　医疗机构配制的制剂，应当是本单位临床需要而市场上没有供应的品种，并须经所在地省、自治区、直辖市人民政府药品监督管理部门批准后方可配制。配制的制剂必须按照规定进行质量检验；合格的，凭医师处方在本医疗机构使用。特殊情况下，经国务院或者省、自治区、直辖市人民政府的药品监督管理部门批准，医疗机构配制的制剂可以在指定的医疗机构之间调剂使用。

医疗机构配制的制剂，不得在市场销售。

第二十六条　医疗机构购进药品，必须建立并执行进货检查验收制度，验明药品合格证明和其他标识；不符合规定要求的，不得购进和使用。

第二十七条　医疗机构的药剂人员调配处方，必须经过核对，对处方所列药品不得擅自更改或者代用。对有配伍禁忌或者超剂量的处方，应当拒绝调配；必要时，经处方医师更正或者重新签字，方可调配。

第二十八条　医疗机构必须制定和执行药品保管制度，采取必要的冷藏、防冻、防潮、防虫、防鼠等措施，保证药品质量。

第五章　药　品　管　理

第二十九条　研制新药，必须按照国务院药品监督管理部门的规定如实报送研制方法、质量指标、药理及毒理试验结果等有关资料和样品，经国务院药品监督管理部门批准后，方可进行临床试验。药物临床试验机构资格的认定办法，由国务院药品监督管理部门、国务院卫生行政部门共同制定。

完成临床试验并通过审批的新药，由国务院药品监督管理部门批准，发给新药证书。

第三十条　药物的非临床安全性评价研究机构和临床试验机构必须分别执行药物非临床研究质量管理规范、药物临床试验质量管理规范。

药物非临床研究质量管理规范、药物临床试验质量管理规范由国务院确定的部门制定。

第三十一条　生产新药或者已有国家标准的药品的，须经国务院药品监督管理部门批准，并发给药品批准文号；但是，生产没有实施批准文号管理的中药材和中药饮片除外。实施批准文号管理的中药材、中药饮片品种目录由国务院药品监督管理部门会同国务院中医药管理部门制定。

药品生产企业在取得药品批准文号后，方可生产该药品。

第三十二条　药品必须符合国家药品标准。中药饮片依照本法第十条第二款的规定执行。

国务院药品监督管理部门颁布的《中华人民共和国药典》和药品标准为国家药品标准。

国务院药品监督管理部门组织药典委员会，负责国家药品标准的制定和修订。

国务院药品监督管理部门的药品检验机构负责标定国家药品标准品、对照品。

第三十三条　国务院药品监督管理部门组织药学、医学和其他技术人员，对新药进行审评，对已经批准生产的药品进行再评价。

第三十四条　药品生产企业、药品经营企业、医疗机构必须从具有药品生产、经营资格的企业购进药品；但是，购进没有实施批准文号管理的中药材除外。

第三十五条　国家对麻醉药品、精神药品、医疗用毒性药品、放射性药品，实行特殊管理。管理办法由国务院制定。

第三十六条　国家实行中药品种保护制度。具体办法由国务院制定。

第三十七条　国家对药品实行处方药与非处方药分类管理制度。具体办法由国务院制定。

第三十八条　禁止进口疗效不确、不良反应大或者其他原因危害人体健康的药品。

第三十九条　药品进口，须经国务院药品监督管理部门组织审查，经审查确认符合质量标准、安全有效的，方可批准进口，并发给进口药品注册证书。

医疗单位临床急需或者个人自用进口的少量药品，按照国家有关规定办理进口手续。

第四十条　药品必须从允许药品进口的口岸进口，并由进口药品的企业向口岸所在地药品监督管理部门登记备案。海关凭药品监督管理部门出具的"进口药品通关单"放行。无"进口药品通关单"的，海关不得放行。

口岸所在地药品监督管理部门应当通知药品检验机构按照国务院药品监督管理部门的规定对进口药品进行抽查检验，并依照本法第四十一条第二款的规定收取检验费。

允许药品进口的口岸由国务院药品监督管理部门会同海关总署提出，报国务院批准。

第四十一条　国务院药品监督管理部门对下列药品在销售前或者进口时，指定药品检验机构进行检验；检验不合格的，不得销售或者进口：

（一）国务院药品监督管理部门规定的生物制品；

（二）首次在中国销售的药品；

（三）国务院规定的其他药品。

前款所列药品的检验费项目和收费标准由国务院财政部门会同国务院价格主管部门核定并公告。检验费收缴办法由国务院财政部门会同国务院药品监督管理部门制定。

第四十二条　国务院药品监督管理部门对已经批准生产或者进口的药品，应当组织调查；对疗效不确、不良反应大或者其他原因危害人体健康的药品，应当撤销批准文号或者进口药品注册证书。

已被撤销批准文号或者进口药品注册证书的药品，不得生产或者进口、销售和使用；已经生产或者进口的，由当地药品监督管理部门监督销毁或者处理。

第四十三条 国家实行药品储备制度。

国内发生重大灾情、疫情及其他突发事件时，国务院规定的部门可以紧急调用企业药品。

第四十四条 对国内供应不足的药品，国务院有权限制或者禁止出口。

第四十五条 进口、出口麻醉药品和国家规定范围内的精神药品，必须持有国务院药品监督管理部门发给的"进口准许证""出口准许证"。

第四十六条 新发现和从国外引种的药材，经国务院药品监督管理部门审核批准后，方可销售。

第四十七条 地区性民间习用药材的管理办法，由国务院药品监督管理部门会同国务院中医药管理部门制定。

第四十八条 禁止生产（包括配制，下同）、销售假药。

有下列情形之一的，为假药：

（一）药品所含成分与国家药品标准规定的成分不符的；

（二）以非药品冒充药品或者以他种药品冒充此种药品的。

有下列情形之一的药品，按假药论处：

（一）国务院药品监督管理部门规定禁止使用的；

（二）依照本法必须批准而未经批准生产、进口，或者依照本法必须检验而未经检验即销售的；

（三）变质的；

（四）被污染的；

（五）使用依照本法必须取得批准文号而未取得批准文号的原料药生产的；

（六）所标明的适应证或者功能主治超出规定范围的。

第四十九条 禁止生产、销售劣药。

药品成分的含量不符合国家药品标准的，为劣药。

有下列情形之一的药品，按劣药论处：

（一）未标明有效期或者更改有效期的；

（二）不注明或者更改生产批号的；

（三）超过有效期的；

（四）直接接触药品的包装材料和容器未经批准的；

（五）擅自添加着色剂、防腐剂、香料、矫味剂及辅料的；

（六）其他不符合药品标准规定的。

第五十条 列入国家药品标准的药品名称为药品通用名称。已经作为药品通用名称的，该名称不得作为药品商标使用。

第五十一条 药品生产企业、药品经营企业和医疗机构直接接触药品的工作人员，必须每年进行健康检查。患有传染病或者其他可能污染药品的疾病的，不得从事直接接触药品的工作。

第六章 药品包装的管理

第五十二条 直接接触药品的包装材料和容器，必须符合药用要求，符合保障人体健康、安全的标准，并由药品监督管理部门在审批药品时一并审批。

药品生产企业不得使用未经批准的直接接触药品的包装材料和容器。

对不合格的直接接触药品的包装材料和容器，由药品监督管理部门责令停止使用。

第五十三条　药品包装必须适合药品质量的要求，方便储存、运输和医疗使用。

发运中药材必须有包装。在每件包装上，必须注明品名、产地、日期、调出单位，并附有质量合格的标志。

第五十四条　药品包装必须按照规定印有或者贴有标签并附有说明书。

标签或者说明书上必须注明药品的通用名称、成分、规格、生产企业、批准文号、产品批号、生产日期、有效期、适应证或者功能主治、用法、用量、禁忌、不良反应和注意事项。

麻醉药品、精神药品、医疗用毒性药品、放射性药品、外用药品和非处方药的标签，必须印有规定的标志。

第七章　药品价格和广告的管理

第五十五条　依法实行市场调节价的药品，药品的生产企业、经营企业和医疗机构应当按照公平、合理和诚实信用、质价相符的原则制定价格，为用药者提供价格合理的药品。

药品的生产企业、经营企业和医疗机构应当遵守国务院价格主管部门关于药价管理的规定，制定和标明药品零售价格，禁止暴利和损害用药者利益的价格欺诈行为。

第五十六条　药品的生产企业、经营企业、医疗机构应当依法向政府价格主管部门提供其药品的实际购销价格和购销数量等资料。

第五十七条　医疗机构应当向患者提供所用药品的价格清单；医疗保险定点医疗机构还应当按照规定的办法如实公布其常用药品的价格，加强合理用药的管理。具体办法由国务院卫生行政部门规定。

第五十八条　禁止药品的生产企业、经营企业和医疗机构在药品购销中账外暗中给予、收受回扣或者其他利益。

禁止药品的生产企业、经营企业或者其代理人以任何名义给予使用其药品的医疗机构的负责人、药品采购人员、医师等有关人员以财物或者其他利益。禁止医疗机构的负责人、药品采购人员、医师等有关人员以任何名义收受药品的生产企业、经营企业或者其代理人给予的财物或者其他利益。

第五十九条　药品广告须经企业所在地省、自治区、直辖市人民政府药品监督管理部门批准，并发给药品广告批准文号；未取得药品广告批准文号的，不得发布。

处方药可以在国务院卫生行政部门和国务院药品监督管理部门共同指定的医学、药学专业刊物上介绍，但不得在大众传播媒介发布广告或者以其他方式进行以公众为对象的广告宣传。

第六十条　药品广告的内容必须真实、合法，以国务院药品监督管理部门批准的说明书为准，不得含有虚假的内容。

药品广告不得含有不科学的表示功效的断言或者保证；不得利用国家机关、医药科研单位、学术机构或者专家、学者、医师、患者的名义和形象作证明。

非药品广告不得有涉及药品的宣传。

第六十一条　省、自治区、直辖市人民政府药品监督管理部门应当对其批准的药品广告进行检查，对于违反本法和《中华人民共和国广告法》的广告，应当向广告监督管理机关通报并提出处理建议，广告监督管理机关应当依法作出处理。

第六十二条 药品价格和广告，本法未规定的，适用《中华人民共和国价格法》《中华人民共和国广告法》的规定。

第八章 药 品 监 督

第六十三条 药品监督管理部门有权按照法律、行政法规的规定对报经其审批的药品研制和药品的生产、经营以及医疗机构使用药品的事项进行监督检查，有关单位和个人不得拒绝和隐瞒。

药品监督管理部门进行监督检查时，必须出示证明文件，对监督检查中知悉的被检查人的技术秘密和业务秘密应当保密。

第六十四条 药品监督管理部门根据监督检查的需要，可以对药品质量进行抽查检验。抽查检验应当按照规定抽样，并不得收取任何费用。所需费用按照国务院规定列支。

药品监督管理部门对有证据证明可能危害人体健康的药品及其有关材料可以采取查封、扣押的行政强制措施，并在七日内作出行政处理决定；药品需要检验的，必须自检验报告书发出之日起十五日内作出行政处理决定。

第六十五条 国务院和省、自治区、直辖市人民政府的药品监督管理部门应当定期公告药品质量抽查检验的结果；公告不当的，必须在原公告范围内予以更正。

第六十六条 当事人对药品检验机构的检验结果有异议的，可以自收到药品检验结果之日起七日内向原药品检验机构或者上一级药品监督管理部门设置或者确定的药品检验机构申请复验，也可以直接向国务院药品监督管理部门设置或者确定的药品检验机构申请复验。受理复验的药品检验机构必须在国务院药品监督管理部门规定的时间内作出复验结论。

第六十七条 药品监督管理部门应当按照规定，依据《药品生产质量管理规范》《药品经营质量管理规范》，对经其认证合格的药品生产企业、药品经营企业进行认证后的跟踪检查。

第六十八条 地方人民政府和药品监督管理部门不得以要求实施药品检验、审批等手段限制或者排斥非本地区药品生产企业依照本法规定生产的药品进入本地区。

第六十九条 药品监督管理部门及其设置的药品检验机构和确定的专业从事药品检验的机构不得参与药品生产经营活动，不得以其名义推荐或者监制、监销药品。

药品监督管理部门及其设置的药品检验机构和确定的专业从事药品检验的机构的工作人员不得参与药品生产经营活动。

第七十条 国家实行药品不良反应报告制度。药品生产企业、药品经营企业和医疗机构必须经常考察本单位所生产、经营、使用的药品质量、疗效和反应。发现可能与用药有关的严重不良反应，必须及时向当地省、自治区、直辖市人民政府药品监督管理部门和卫生行政部门报告。具体办法由国务院药品监督管理部门会同国务院卫生行政部门制定。

对已确认发生严重不良反应的药品，国务院或者省、自治区、直辖市人民政府的药品监督管理部门可以采取停止生产、销售、使用的紧急控制措施，并应当在五日内组织鉴定，自鉴定结论作出之日起十五日内依法作出行政处理决定。

第七十一条 药品生产企业、药品经营企业和医疗机构的药品检验机构或者人员，应当接受当地药品监督管理部门设置的药品检验机构的业务指导。

第九章 法 律 责 任

第七十二条 未取得"药品生产许可证""药品经营许可证"或者"医疗机构制剂许可证"生产药品、经营药品的，依法予以取缔，没收违法生产、销售的药品和违法所得，并处违法生产、销售的药品（包括已售出的和未售出的药品，下同）货值金额二倍以上五倍以下的罚款；构成犯罪的，依法追究刑事责任。

第七十三条 生产、销售假药的，没收违法生产、销售的药品和违法所得，并处违法生产、销售药品货值金额二倍以上五倍以下的罚款；有药品批准证明文件的予以撤销，并责令停产、停业整顿；情节严重的，吊销"药品生产许可证""药品经营许可证"或者"医疗机构制剂许可证"；构成犯罪的，依法追究刑事责任。

第七十四条 生产、销售劣药的，没收违法生产、销售的药品和违法所得，并处违法生产、销售药品货值金额一倍以上三倍以下的罚款；情节严重的，责令停产、停业整顿或者撤销药品批准证明文件、吊销"药品生产许可证""药品经营许可证"或者"医疗机构制剂许可证"；构成犯罪的，依法追究刑事责任。

第七十五条 从事生产、销售假药及生产、销售劣药情节严重的企业或者其他单位，其直接负责的主管人员和其他直接责任人员十年内不得从事药品生产、经营活动。

对生产者专门用于生产假药、劣药的原辅材料、包装材料、生产设备，予以没收。

第七十六条 知道或者应当知道属于假劣药品而为其提供运输、保管、仓储等便利条件的，没收全部运输、保管、仓储的收入，并处违法收入百分之五十以上三倍以下的罚款；构成犯罪的，依法追究刑事责任。

第七十七条 对假药、劣药的处罚通知，必须载明药品检验机构的质量检验结果；但是，本法第四十八条第三款第（一）、（二）、（五）、（六）项和第四十九条第三款规定的情形除外。

第七十八条 药品的生产企业、经营企业、药物非临床安全性评价研究机构、药物临床试验机构未按照规定实施《药品生产质量管理规范》、《药品经营质量管理规范》、药物非临床研究质量管理规范、药物临床试验质量管理规范的，给予警告，责令限期改正；逾期不改正的，责令停产、停业整顿，并处五千元以上二万元以下的罚款；情节严重的，吊销"药品生产许可证""药品经营许可证"和药物临床试验机构的资格。

第七十九条 药品的生产企业、经营企业或者医疗机构违反本法第三十四条的规定，从无"药品生产许可证""药品经营许可证"的企业购进药品的，责令改正，没收违法购进的药品，并处违法购进药品货值金额二倍以上五倍以下的罚款；有违法所得的，没收违法所得；情节严重的，吊销"药品生产许可证""药品经营许可证"或者医疗机构执业许可证书。

第八十条 进口已获得药品进口注册证书的药品，未按照本法规定向允许药品进口的口岸所在地的药品监督管理部门登记备案的，给予警告，责令限期改正；逾期不改正的，撤销进口药品注册证书。

第八十一条 伪造、变造、买卖、出租、出借许可证或者药品批准证明文件的，没收违法所得，并处违法所得一倍以上三倍以下的罚款；没有违法所得的，处二万元以上十万元以下的罚款；情节严重的，并吊销卖方、出租方、出借方的"药品生产许可证""药品经营许可证""医疗机构制剂许可证"或者撤销药品批准证明文件；构成犯罪的，依法追究刑事责任。

第八十二条 违反本法规定，提供虚假的证明、文件资料样品或者采取其他欺骗手段取得"药品生产许可证""药品经营许可证""医疗机构制剂许可证"或者药品批准证明文件的，吊销"药品生产许可证""药品经营许可证""医疗机构制剂许可证"或者撤销药品批准证明文件，五年内不受理其申请，并处一万元以上三万元以下的罚款。

第八十三条 医疗机构将其配制的制剂在市场销售的，责令改正，没收违法销售的制剂，并处违法销售制剂货值金额一倍以上三倍以下的罚款；有违法所得的，没收违法所得。

第八十四条　药品经营企业违反本法第十八条、第十九条规定的，责令改正，给予警告；情节严重的，吊销"药品经营许可证"。

第八十五条　药品标识不符合本法第五十四条规定的，除依法应当按照假药、劣药论处的外，责令改正，给予警告；情节严重的，撤销该药品的批准证明文件。

第八十六条　药品检验机构出具虚假检验报告，构成犯罪的，依法追究刑事责任；不构成犯罪的，责令改正，给予警告，对单位并处三万元以上五万元以下的罚款；对直接负责的主管人员和其他直接责任人员依法给予降级、撤职、开除的处分，并处三万元以下的罚款；有违法所得的，没收违法所得；情节严重的，撤销其检验资格。药品检验机构出具的检验结果不实，造成损失的，应当承担相应的赔偿责任。

第八十七条　本法第七十三条至第八十七条规定的行政处罚，由县级以上药品监督管理部门按照国务院药品监督管理部门规定的职责分工决定；吊销"药品生产许可证""药品经营许可证""医疗机构制剂许可证"、医疗机构执业许可证书或者撤销药品批准证明文件的，由原发证、批准的部门决定。

第八十八条　违反本法第五十五条、第五十六条关于药品价格管理的规定的，依照《中华人民共和国价格法》的规定处罚。

第八十九条　药品的生产企业、经营企业、医疗机构在药品购销中暗中给予、收受回扣或者其他利益的，药品的生产企业、经营企业或者其代理人给予使用其药品的医疗机构的负责人、药品采购人员、医师等有关人员以财物或者其他利益的，由工商行政管理部门处一万元以上二十万元以下的罚款，有违法所得的，予以没收；情节严重的，由工商行政管理部门吊销药品生产企业、药品经营企业的营业执照，并通知药品监督管理部门，由药品监督管理部门吊销其"药品生产许可证""药品经营许可证"；构成犯罪的，依法追究刑事责任。

第九十条　药品的生产企业、经营企业的负责人、采购人员等有关人员在药品购销中收受其他生产企业、经营企业或者其代理人给予的财物或者其他利益的，依法给予处分，没收违法所得；构成犯罪的，依法追究刑事责任。

医疗机构的负责人、药品采购人员、医师等有关人员收受药品生产企业、药品经营企业或者其代理人给予的财物或者其他利益的，由卫生行政部门或者本单位给予处分，没收违法所得；对违法行为情节严重的执业医师，由卫生行政部门吊销其执业证书；构成犯罪的，依法追究刑事责任。

第九十一条　违反本法有关药品广告的管理规定的，依照《中华人民共和国广告法》的规定处罚，并由发给广告批准文号的药品监督管理部门撤销广告批准文号，一年内不受理该品种的广告审批申请；构成犯罪的，依法追究刑事责任。

药品监督管理部门对药品广告不依法履行审查职责，批准发布的广告有虚假或者其他违反法律、行政法规的内容的，对直接负责的主管人员和其他直接责任人员依法给予行政处分；构成犯罪的，依法追究刑事责任。

第九十二条　药品的生产企业、经营企业、医疗机构违反本法规定，给药品使用者造成损害的，依法承担赔偿责任。

第九十三条　药品监督管理部门违反本法规定，有下列行为之一的，由其上级主管机关或者监察机关责令收回违法发给的证书、撤销药品批准证明文件，对直接负责的主管人员和其他直接责任人员依法给予行政处分；构成犯罪的，依法追究刑事责任：

（一）对不符合《药品生产质量管理规范》、《药品经营质量管理规范》的企业发给符合有关规范的认证证书的，或者对取得认证证书的企业未按照规定履行跟踪检查的职责，对不符合认证条件的企业未依法责令其改正或者撤销其认证证书的；

（二）对不符合法定条件的单位发给"药品生产许可证""药品经营许可证"或者"医疗机构制剂许可证"的；

（三）对不符合进口条件的药品发给进口药品注册证书的；

（四）对不具备临床试验条件或者生产条件而批准进行临床试验、发给新药证书、发给药品批准文号的。

第九十四条 药品监督管理部门或者其设置的药品检验机构或者其确定的专业从事药品检验的机构参与药品生产经营活动的，由其上级机关或者监察机关责令改正，有违法收入的予以没收；情节严重的，对直接负责的主管人员和其他直接责任人员依法给予行政处分。

药品监督管理部门或者其设置的药品检验机构或者其确定的专业从事药品检验的机构的工作人员参与药品生产经营活动的，依法给予行政处分。

第九十五条 药品监督管理部门或者其设置、确定的药品检验机构在药品监督检验中违法收取检验费用的，由政府有关部门责令退还，对直接负责的主管人员和其他直接责任人员依法给予行政处分。对违法收取检验费用情节严重的药品检验机构，撤销其检验资格。

第九十六条 药品监督管理部门应当依法履行监督检查职责，监督已取得"药品生产许可证""药品经营许可证"的企业依照本法规定从事药品生产、经营活动。

已取得"药品生产许可证""药品经营许可证"的企业生产、销售假药、劣药的，除依法追究该企业的法律责任外，对有失职、渎职行为的药品监督管理部门直接负责的主管人员和其他 直接责任人员依法给予行政处分；构成犯罪的，依法追究刑事责任。

第九十七条 药品监督管理部门对下级药品监督管理部门违反本法的行政行为，责令限期改正；逾期不改正的，有权予以改变或者撤销。

第九十八条 药品监督管理人员滥用职权、徇私舞弊、玩忽职守，构成犯罪的，依法追究刑事责任；尚不构成犯罪的，依法给予行政处分。

第九十九条 本章规定的货值金额以违法生产、销售药品的标价计算；没有标价的，按照同类药品的市场价格计算。

第十章 附 则

第一百条 本法下列用语的含义是：

药品，是指用于预防、治疗、诊断人的疾病，有目的地调节人的生理机能并规定有适应证或者功能主治、用法和用量的物质，包括中药材、中药饮片、中成药、化学原料药及其制剂、抗生素、生化药品、放射性药品、血清、疫苗、血液制品和诊断药品等。

辅料，是指生产药品和调配处方时所用的赋形剂和附加剂。

药品生产企业，是指生产药品的专营企业或者兼营企业。

药品经营企业，是指经营药品的专营企业或者兼营企业。

第一百零一条 中药材的种植、采集和饲养的管理办法，由国务院另行制定。

第一百零二条 国家对预防性生物制品的流通实行特殊管理。具体办法由国务院制定。

第一百零三条 中国人民解放军执行本法的具体办法，由国务院、中央军事委员会依据本法制定。

第一百零四条 本法自 2001 年 12 月 1 日起施行。

参 考 文 献

[1] 刘岩. 药品储存与养护技术 [J]. 药品的入库验收, 2013, (7): 128.

[2] 徐世义. 药品储存与养护 [J]. 仓库的温湿度管理, 2013, (12): 137.

[3] 宫淑秋. 药品储存与养护技术 [J]. 药品的出库与运输, 2015, (7): 226.

[4] 须建. 生物药品 [M]. 北京: 人民卫生出版社, 2015.

[5] 杨玉茹. 医药商品储运员职业资格培训教程 [M]. 北京: 中国医药科技出版社, 2014.

[6] 颜仁梁. 中药储存与养护 [M]. 重庆: 重庆大学出版社, 2014.

[7] 陈文, 刘岩. 中药储存与养护 [M]. 北京: 中国医药科技出版社, 2015.

[8] 邓东海. 医药企业经营与管理 [M]. 北京: 中国医药科技出版社, 2008.

[9] 陈玉文. 实用药品 GSP 认证技术 [M]. 北京: 化学工业出版社, 2004.

[10] 国家药典委员会. 中华人民共和国药典: 二部. 2015 年版. 北京: 中国医药科技出版社.

[11] 徐世义. 药品储存与养护 [M]. 北京: 人民卫生出版社, 2009.

[12] 孙志安. 医药商品储运员实战教程 [M]. 北京: 中国医药科技出版社, 2014.